远离心脑血管病有妙招

宋耀鸿　谢英彪　主编

中国科学技术出版社
·北京·

图书在版编目（CIP）数据

远离心脑血管病有妙招 / 宋耀鸿，谢英彪主编 . —北京：中国科学技术出版社，2021.5

ISBN 978-7-5046-8562-9

Ⅰ．①远… Ⅱ．①宋… ②谢… Ⅲ．①心脏血管疾病 - 中医治疗法 ②脑血管疾病 - 中医治疗法 Ⅳ．① R259.4 ② R277.73

中国版本图书馆 CIP 数据核字（2020）第 027821 号

策划编辑	崔晓荣
责任编辑	张晶晶
装帧设计	华图文轩
责任校对	张晓莉
责任印制	马宇晨

出　　版	中国科学技术出版社
发　　行	中国科学技术出版社有限公司发行部
地　　址	北京市海淀区中关村南大街 16 号
邮　　编	100081
发行电话	010-62173865
传　　真	010-62179148
网　　址	http://www.cspbooks.com.cn

开　　本	720mm×1000mm　1/16
字　　数	230 千字
印　　张	19
版　　次	2021 年 5 月第 1 版
印　　次	2021 年 5 月第 1 次印刷
印　　刷	河北鑫兆源印刷有限公司
书　　号	ISBN978-7-5046-8562-9/R·2519
定　　价	35.00 元

内容提要

　　心脑血管病具有发病率高、致残率高、死亡率高、复发率高，并发症多的特点，目前，我国心脑血管病患者已经超过 2.7 亿人，每年死于心脑血管病的患者近 300 万人，占我国每年总死亡病因的 51%，而幸存下来的患者 75% 不同程度丧失劳动能力。因此，重视心脑血管的保健刻不容缓，本书从高血压病、冠心病、高脂血症、脑卒中这 4 种常见的心脑血管病着手，详细介绍了各种治疗保健的方法，希望能为读者提供一把防治心脑血管病的利器，将其对人体健康的危害降到最低。本书适用于心脑血管病患者及其家属阅读，也可作为基层医疗保健机构的医务工作者参考用书。

编 委 会

主　编　宋耀鸿　谢英彪

副主编　王　静　南京市红十字医院

　　　　　蔡　辉　东部战区总医院

　　　　　尚文斌　南京中医药大学

编　委　曹守沛　南京市中医院

　　　　　姜　艳　深圳市中医院

　　　　　赵智明　东部战区总医院

　　　　　常文静　东部战区总医院

　　　　　张晓琦　南京中医药大学

　　　　　孙　远　南京中医药大学

　　　　　魏晓峰　南京中医药大学

　　　　　陈永真　南京医科大学

前　言

　　随着生活水平的提高和工作节奏的加快，心脑血管病已成为威胁中老年人健康和长寿的头号杀手。据统计，我国心脑血管病患者的首次发病年龄有 1/3 在 60 岁以下，且每天以 2 万人的速度递增；心脑血管病死亡率高达 45% 左右，占总死亡人数的 50%；致残率高，脑卒中患者致残率高达 75%、冠心病患者丧失一半的劳动力；复发率高，心脑血管病 5 年内复发率高达 42%；由心脑血管意外引发的呼吸系统、消化系统、泌尿系统的病症较多。其中高血压、冠心病和脑卒中是心脑血管病的代表性疾病，高脂血症作为心脑血管病的重要诱因，也难辞其咎。

　　高血压病是以动脉血压升高为特征，伴有心脏、血管、脑和肾等器官功能性或器质性改变的全身性疾病。高血压病常常引起心、脑、肾等重要器官的病变并出现相应的后果。①冠心病：长期的高血压可促使动脉粥样硬化的形成和发展。冠状动脉粥样硬化会阻塞或使血管腔变狭窄，或因冠状动脉功能性改变而导致心肌缺血缺氧、坏死，从而导致冠心病。②脑血管病：包括脑出血、脑血栓、脑梗死、短暂性脑缺血发作。脑卒中病势凶猛，致死率高，幸存者大多数也会致残。③高血压心脏病：高血压患者的心脏改变主要是左心室肥厚和扩大，心肌细胞肥大和间质纤维化。④高血压脑病：主要发生在重症高血压患者中，由于过高的血压超过了脑血流的自动调节范围，脑组织因血流灌注过多而引起脑水肿。⑤慢性肾衰竭：高血压对肾脏的损害是一个严重的并发症，其中高血压合并肾衰竭约占 10%。⑥高血压危象：高血压危象在高血压早期和晚期均可发生，紧张、疲劳、寒冷、突然停服降压药等诱因会导致小动脉发生强烈痉挛，导致血压急剧上升。高血压危象发生时，会出现头痛、烦躁、恶心、呕吐、气急及视物模糊等严重症状。

冠心病是冠状动脉血管发生动脉粥样硬化病变而引起血管腔狭窄或阻塞，造成心肌缺血、缺氧或坏死而导致的心脏病。世界卫生组织将冠心病分为无症状心肌缺血、心绞痛、心肌梗死、缺血性心力衰竭和猝死5种临床类型。冠心病的危险因素包括可改变的危险因素和不可改变的危险因素。了解并干预危险因素有助于冠心病的防治。可改变的危险因素有：高血压、血脂异常、肥胖、糖尿病、不良生活方式、不合理膳食、缺少体力活动、过量饮酒，以及社会心理因素。不可改变的危险因素有：性别、年龄、家族史。此外，本病与感染有关，如巨细胞病毒、肺炎衣原体、幽门螺杆菌等。冠心病的发作常常与季节变化、情绪激动、体力活动增加、饱食、大量吸烟和饮酒等有关。

高脂血症是指血脂水平过高，可直接引起一些严重危害人体健康的疾病。高脂血症不仅在中老年人中发病率高，而且近年来开始影响到年轻人。高脂血症可分为原发性和继发性两类。原发性与先天性和遗传有关，是由于单基因缺陷或多基因缺陷，使参与脂蛋白转运和代谢的受体、酶或载脂蛋白异常所致，或由于环境因素（饮食、营养、药物）和通过未知的机制而致。继发性多发生于代谢性紊乱疾病，或与年龄、性别、季节、饮酒、吸烟、饮食、体力活动、精神紧张、情绪活动等其他因素有关。高脂血症主要是脂质在真皮内沉积所引起的黄色瘤和脂质在血管内皮沉积所引起的动脉硬化。尽管高脂血症可引起黄色瘤，但其发生率并不很高，而动脉粥样硬化的发生和发展又是一种缓慢渐进的过程。因此，多数患者通常并无明显症状和异常体征。不少人是由于其他原因进行血液生化检验时才发现有血浆脂蛋白水平升高。血脂过高容易在血管壁上沉积，形成动脉粥样硬化。这些沉积物增多、增大，逐渐堵塞血管，使血流变慢，严重时血流被中断。这种情况如果发生在心脏就引起冠心病，如果发生在肾脏就会引起肾动脉硬化、肾衰竭，发生在下肢就会出现肢体坏死、溃烂等。此外，高血脂可引发高血压，诱发胆结石、胰腺炎，加重肝炎，导致男性性功能障碍、老年痴呆等疾病。

脑卒中是一种突然起病的脑血液循环障碍性疾病，又称之为脑血管意外。患者因各种诱因引起脑内动脉狭窄，闭塞或破裂，而造成急性脑血液循环障碍，临床上表现为一次性或永久性脑功能障碍的症状和体征。脑卒中分为缺血性脑卒中和出血性脑卒中。脑卒中会对大脑组织造成突发性损坏，通常发生在向大脑输送氧气和其他营养物的血管爆裂之时，或发生在血管被血凝块或其他颗粒物质阻塞之时。如果神经细胞缺乏足够的氧气供给，几分钟内就会死亡。接着，受这些神经细胞控制的身体功能也会随之失去作用。由于死亡的大脑细胞无法再生，因此脑卒中造成的后果通常是永久的。患有大血管急性缺血性发作的患者，每小时损失1亿2000万个神经细胞、8300亿个神经腱和714千米有髓纤维。每分钟有190万个神经细胞、140亿个神经腱、12千米有髓纤维受损。与因大脑老化而产生的神经细胞的正常死亡速率相比，缺血性大脑如果不接受治疗，则每小时老化3.6年。流行病学研究表明，中国每年有150万～200万名新发卒中的病例，目前我国现存脑血管病患者700余万人，而这些患者当中约70%为缺血性卒中患者，他们有相当的比例伴有多种危险因素，是复发性卒中的高危个体。所以，更需要采取有效措施预防复发。脑卒中给人类健康和生命造成极大威胁，给患者带来极大的痛苦，使家庭及社会负担加重。因此，充分认识脑卒中的严重性，提高脑卒中的治疗与预防水平、降低脑卒中的发病率、致残率和死亡率是当务之急。

心脑血管病具有发病率高、致残率高、死亡率高、复发率高，并发症多的特点，目前，我国心脑血管病患者已经超过2.7亿人，每年死于心脑血管病的患者近300万人，占我国每年总死亡病因的51%，而幸存下来的患者中有75%不同程度地丧失劳动能力。因此，重视心脑血管的保健刻不容缓，本书从高血压病、冠心病、高脂血症、脑卒中这4种常见的心脑血管病着手，详细介绍了各种治疗保健的方法，希望能为读者提供一把防治心脑血管病的利器，把高血压病、冠心病、高脂血症、脑卒中对人体健康的危害降到最低。

衷心祝愿每一位读者开卷有益，幸福生活每一天！

编者

目　录

一、远离高血压病有妙招

1．西药降压有妙招 ……………………………………… 1

2．选用利尿药降压有妙招 ……………………………… 3

3．选用 β 受体阻滞药降压有妙招 ……………………… 4

4．选用钙通道阻滞药降压有妙招 ……………………… 7

5．选用血管紧张素转化酶抑制药降压有妙招 ………… 9

6．选用血管紧张素 Ⅱ 受体阻滞药降压有妙招 ……… 10

7．选用 α 受体阻滞药降压有妙招 …………………… 10

8．选用其他常用降压药有妙招 ……………………… 12

9．联合用药降压有妙招 ……………………………… 13

10．中成药降压有妙招 ………………………………… 17

11．汤药降压有妙招 …………………………………… 19

12．食物降压有妙招 …………………………………… 21

13．饮食调节降压有妙招 ……………………………… 25

14．药茶降压有妙招 …………………………………… 26

15．药粥降压有妙招 …………………………………… 28

16．汤羹降压有妙招 …………………………………… 29

17．药膳降压有妙招 …………………………………… 31

18．主食降压有妙招 …………………………………… 33

19．果蔬汁降压有妙招 ………………………………… 35

20．运动降压有妙招 …………………………………… 37

21．散步和慢跑降压有妙招·· 40

22．体操降压有妙招··· 41

23．太极拳降压有妙招··· 43

24．健身球降压有妙招··· 44

25．针刺降压有妙招··· 45

26．推拿降压有妙招··· 46

27．自我按摩降压有妙招··· 47

28．梳头降压有妙招··· 48

29．足部外治降压有妙招··· 49

30．温泉降压有妙招··· 51

31．药枕降压有妙招··· 52

32．刮痧降压有妙招··· 54

33．拔罐降压有妙招··· 55

34．心理调节的降压妙招··· 57

35．起居养生降压有妙招··· 59

36．音乐降压有妙招··· 60

37．舞蹈降压有妙招··· 62

38．书画降压有妙招··· 63

39．花卉降压有妙招··· 64

40．预防高血压有妙招··· 64

二、远离冠心病有妙招

1．西药防治冠心病有妙招··· 66

2．治疗冠心病的溶栓介入妙招··· 68

3．治疗冠心病的溶栓妙招··· 70

4．治疗冠心病的搭"桥"妙招··· 71

5．中成药防治冠心病有妙招··· 72

6．汤剂防治冠心病有妙招··· 73

7. 食物防治冠心病有妙招 …………………… 75

8. 药茶防治冠心病有妙招 …………………… 78

9. 药粥防治冠心病有妙招 …………………… 79

10. 汤羹防治冠心病有妙招 …………………… 81

11. 药膳防治冠心病有妙招 …………………… 83

12. 主食防治冠心病有妙招 …………………… 85

13. 果菜汁防治冠心病有妙招 ………………… 86

14. 针刺防治冠心病有妙招 …………………… 87

15. 耳压防治冠心病有妙招 …………………… 91

16. 艾灸防治冠心病有妙招 …………………… 92

17. 拔罐防治冠心病有妙招 …………………… 95

18. 刮痧防治冠心病有妙招 …………………… 97

19. 按摩防治冠心病有妙招 …………………… 99

20. 防治冠心病的运动妙招 …………………… 100

21. 防治冠心病的散步妙招 …………………… 104

22. 防治冠心病的倒行妙招 …………………… 105

23. 防治冠心病的慢跑妙招 …………………… 106

24. 健心操防治冠心病有妙招 ………………… 107

25. 八段锦防治冠心病有妙招 ………………… 110

26. 十二段锦防治冠心病有妙招 ……………… 111

27. 爬坡防治冠心病有妙招 …………………… 112

28. 心理保健防治冠心病有妙招 ……………… 113

29. 搓面防治冠心病有妙招 …………………… 115

30. 刷牙防治冠心病有妙招 …………………… 115

31. 梳头防治冠心病有妙招 …………………… 116

32. 洗足防治冠心病有妙招 …………………… 116

33. 沐浴防治冠心病有妙招 …………………… 117

34. 饮水防治冠心病有妙招 …………………… 118

35. 音乐防治冠心病有妙招 …………………… 119

36. 歌吟防治冠心病有妙招···121

37. 舞蹈防治冠心病有妙招···122

38. 弈棋防治冠心病有妙招···123

39. 书画防治冠心病有妙招···124

40. 赏花防治冠心病有妙招···125

41. 预防冠心病有妙招···126

三、远离高脂血症有妙招

1. 西药降脂有妙招···129

2. 使用他汀类药物降脂有妙招·······································131

3. 使用胆酸螯合剂降脂有妙招·······································132

4. 使用烟酸类药物降脂有妙招·······································133

5. 使用贝特类药物降脂有妙招·······································134

6. 使用不饱和脂肪酸类药物降脂有妙招·······························135

7. 使用其他药物降脂有妙招···135

8. 中成药降脂有妙招···136

9. 中草药降脂有妙招···138

10. 汤剂降脂有妙招··140

11. 食物降脂有妙招··142

12. 药茶降脂有妙招··145

13. 药粥降脂有妙招··147

14. 汤羹降脂有妙招··149

15. 菜肴降脂有妙招··151

16. 主食降脂有妙招··154

17. 饮料降脂有妙招··155

18. 果菜汁降脂有妙招··157

19. 步行降脂有妙招··158

20. 跳绳降脂有妙招··161

21. 健美操降脂有妙招 ……………………………………… 162

22. 传统体育降脂有妙招 …………………………………… 163

23. 针刺降脂有妙招 ………………………………………… 164

24. 耳针降脂有妙招 ………………………………………… 166

25. 艾灸降脂有妙招 ………………………………………… 167

26. 足部药浴降脂有妙招 …………………………………… 167

27. 足部按摩降脂有妙招 …………………………………… 168

28. 拔罐降脂有妙招 ………………………………………… 169

29. 起居养生降脂有妙招 …………………………………… 169

30. 心理保健降脂有妙招 …………………………………… 170

31. 预防高脂血症有妙招 …………………………………… 172

四、远离脑卒中有妙招

1. 区分不同的脑卒中有妙招 ……………………………… 174

2. 救治出血性脑卒中有妙招 ……………………………… 175

3. 救治急性缺血性脑卒中有妙招 ………………………… 176

4. 救治短暂性脑缺血发作有妙招 ………………………… 178

5. 药物救治蛛网膜下腔出血有妙招 ……………………… 179

6. 救治缺血性脑卒中有妙招 ……………………………… 180

7. 救治缺血性脑卒中的血液稀释妙招 …………………… 182

8. 救治缺血性脑卒中的溶栓妙招 ………………………… 183

9. 救治缺血性脑卒中的抗凝妙招 ………………………… 185

10. 救治缺血性脑卒中的降纤妙招 ………………………… 186

11. 救治脑卒中患者的神经保护妙招 ……………………… 189

12. 药物救治短暂性脑缺血发作有妙招 …………………… 192

13. 药物治疗慢性脑供血不足有妙招 ……………………… 193

14. 药物治疗脑卒中后顽固性呃逆有妙招 ………………… 194

15. 药物治疗脑卒中后失语有妙招 ………………………… 200

16．药物治疗脑卒中后抑郁有妙招 ································· 201

17．药物治疗脑卒中后睡眠障碍有妙招 ····················· 204

18．药物治疗脑卒中后流涎有妙招 ···························· 206

19．药物治疗脑卒中后智力明显减退有妙招 ··············· 208

20．脑卒中患者选用降压药有妙招 ···························· 209

21．脑卒中患者选用降脂药、降糖药有妙招 ··············· 213

22．脑卒中合并高热有妙招 ····································· 215

23．脑卒中合并上消化道出血有妙招 ························· 216

24．脑卒中合并癫痫有妙招 ····································· 217

25．脑卒中合并肺感染有妙招 ·································· 218

26．脑卒中合并泌尿系感染有妙招 ···························· 219

27．药物治疗脑－心综合征患者有妙招 ····················· 219

28．药物治疗脑卒中合并肾功能不全有妙招 ··············· 220

29．药物治疗脑卒中合并水、电解质紊乱有妙招 ·········· 221

30．药物治疗脑卒中合并下肢静脉血栓形成有妙招 ········ 222

31．中成药防治脑卒中有妙招 ·································· 223

32．汤剂防治脑卒中有妙招 ····································· 232

33．中草药防治脑卒中有妙招 ·································· 236

34．食物防治脑卒中有妙招 ····································· 242

35．药茶防治脑卒中有妙招 ····································· 246

36．药粥防治脑卒中有妙招 ····································· 248

37．汤羹防治脑卒中有妙招 ····································· 250

38．药膳防治脑卒中有妙招 ····································· 251

39．主食防治脑卒中有妙招 ····································· 253

40．药酒防治脑卒中有妙招 ····································· 255

41．针刺防治脑卒中有妙招 ····································· 257

42．温针灸法防治脑卒中有妙招 ······························ 261

43．拔罐防治脑卒中有妙招 ····································· 261

44．刮痧防治脑卒中有妙招 ····································· 263

45．推拿防治脑卒中有妙招 …………………………………… 264

46．中草药贴敷防治脑卒中有妙招 …………………………… 268

47．药浴防治脑卒中有妙招 …………………………………… 269

48．药枕防治脑卒中有妙招 …………………………………… 271

49．散步防治脑卒中有妙招 …………………………………… 272

50．健身操防治脑卒中有妙招 ………………………………… 272

51．心理保健防治脑卒中有妙招 ……………………………… 275

52．起居养生防治脑卒中有妙招 ……………………………… 279

一、远离高血压病有妙招

1. 西药降压有妙招

（1）不同年龄的高血压：青年人有一种称为高循环动力状态的高血压，此种高血压的特点是心排血量增加而总外周阻力不变，β受体阻滞药对心脏有负性收缩和负性传导作用，因此能使心排血量下降，并伴有或不伴有体循环阻力增高，产生降压效果；60岁以上的老年人，应用钙通道阻滞药和利尿药更有效，应避免使用利血平及能进入血－脑屏障的药物以防发生抑郁症或嗜睡。为防止发生直立性低血压，应慎用哌唑嗪及胍乙啶等药物。

（2）缩血管性和容量性高血压：前者包括高肾素性高血压、肾血管性高血压及恶性高血压等；后者包括低肾素性高血压、原发性醛固酮增多症、容量依赖性肾衰竭性高血压等。据报道，利尿药对低肾素性或容量性高血压的效果好，钙通道阻滞药也有轻度利尿排钠作用，故对本型患者可用钙通道阻滞药或钙通道阻滞药与利尿药合用，同时限盐及适当补钙。对高肾素型或缩血管性高血压，用血管紧张素转化酶抑制药或β受体阻滞药效果较好。

（3）高血压心脏病：有高血压心脏损害者，宜用血管紧张素转化酶抑制药、β受体阻滞药和钙通道阻滞药，在降压的同时可使左心室肥厚减轻或逆转；有心动过速、室性期前收缩及劳力性心绞痛者，应用β受体阻滞药可减慢心率、减少室性期前收缩，它还具有减少左室负荷，减少

1

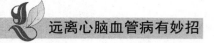

心肌耗氧量，减少心绞痛发作次数及防止心肌梗死复发的作用；对有心力衰竭的宜选用利尿药、血管扩张药、血管紧张素转化酶抑制药、血管紧张素Ⅱ受体阻滞药和α受体阻滞药。

（4）高血压与肾脏病变：对肾功能不全者，可选用对肾功能影响不大的祥利尿药如呋塞米，血管扩张药肼苯达嗪、米诺地尔及经肝脏代谢的β受体阻滞药普萘洛尔、美托洛尔。不宜用经肾脏排泄的β受体阻滞药如阿替洛尔，不宜用降低肾小动脉血流的药物如胍乙啶等，也不宜用反射性收缩肾小动脉和降低肾灌注压的噻嗪类利尿药或者保钾性利尿药。对肾血管性高血压忌用血管紧张素转化酶抑制药和血管紧张素Ⅱ受体阻滞药。

（5）高血压与消化系统疾病：有胃病者忌用利血平或复方降压片、降压0号，因它们能增加胃酸分泌，引起胃肠道出血，加重溃疡病。有肝病者忌用甲基多巴、帕吉林。

（6）高血压与呼吸系统疾病：有支气管哮喘、慢性支气管炎、肺气肿和肺源性心脏病的宜用钙通道阻滞药、α受体阻滞药和利尿药。非选择性β受体阻滞药可诱发哮喘，应避免应用。即使是心脏选择性的β_1受体阻滞药也应谨慎。

（7）高血压与内分泌、代谢病：糖尿病患者宜用血管紧张素转化酶抑制药和β受体阻滞药，且前者可能推迟糖尿病肾病的进展。尽管β受体阻滞药可掩盖降糖药所致的低血糖反应（如心动过速、心悸、焦虑），但小剂量应用可降低冠心病事件的发生。利尿药还可能减少胰岛素分泌和干扰糖的作用，不要大剂量应用。利尿药可产生高尿酸血症，诱发痛风。对于血脂高的人，利尿药可使血甘油三酯和胆固醇升高，β受体阻滞药也可升高甘油三酯、降低高密度脂蛋白，二者均需慎用。甲状腺功能亢进症患者可用β受体阻滞药和利血平。

（8）高血压与神经、精神疾病：缺血性脑血管病应避免使用产生直立性低血压的药物；有雷诺现象的可用钙通道阻滞药、α受体阻滞药和利尿药，避免用β受体阻滞药；有精神抑郁的人不要用利血平和中枢作用药甲基多巴、可乐定及β受体阻滞药，因其可导致和加重抑郁病，甚至自杀；对有偏头痛者可用钙通道阻滞药、β受体阻滞药。

目前国际上公认的第一线降压药有六大类（包括利尿药、β受体阻滞药、钙离子拮抗药、血管紧张素转化酶抑制药、血管紧张素Ⅱ受体阻滞药和受体阻滞药），不同的降压药有不同的治疗对象，要正确掌握各类降压药的性能、用法及注意事项，根据每个高血压患者不同的类型和病理生理变化特征选择。此外，还要讲究降压药的联合使用，使每种药物之间取长补短，发挥最佳疗效。如不少作用强的降压药在长期使用中，可导致体内钠的潴留，降低了药物效果，这时若配以利尿药，问题则迎刃而解。

2. 选用利尿药降压有妙招

（1）噻嗪类：如氯噻嗪、氯噻酮。主要作用在肾脏的远曲小管，抑制钠的重吸收，这样钠被排出去了，水也就跟着排出去了。副作用主要是肾损害，所以有肾脏疾病的不宜使用。其他副作用有低钾低钠血症、低血压、血液抑制。

（2）髓袢利尿药，也称亨氏环利尿药：主要药物是呋塞米，在髓袢抑制钠重吸收。副作用是低钠低钾、胃肠道不适、低血压、血液抑制和耳毒性。

（3）保钾利尿药：大部分的利尿药都排钾，只有几种利尿药是保钾的。最常见的就是螺内酯类的保钾利尿药，如螺内酯。这一类药主要的副作用是高钾血症、血液抑制，使用时宜低钾饮食。

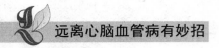

（4）渗透利尿药：有渗透压的晶体到达肾脏把水分带出体外。主要的有甘露醇、尿素。

单药治疗时，按一般推荐剂量，各类抗高血压药物的降压幅度大体相似。任何两种或几种联用，血压下降幅度大于任何一种药物单用。联合药物充分增加降压效应约比单药治疗大2倍，即血压160/95毫米汞柱患者若联合用药可使血压下降8%～15%，即收缩压下降12～22毫米汞柱及舒张压下降8～12毫米汞柱。

口服利尿药注意事项：①噻嗪类利尿药治疗高血压，特别适用于轻中度高血压患者，老年人单纯收缩期高血压、肥胖及高血压合并心力衰竭患者。②根据有无伴随疾病决定是否应用氢氯噻嗪，有糖耐量降低或糖尿病，一般不宜应用氢氯噻嗪；伴有高尿酸血症或有痛风者也不宜应用氢氯噻嗪，否则病情恶化；肾功能不全，血肌酐大于290微摩每升者也不宜应用。③在高血压急症时，宜用短效利尿药如呋塞米。高血压因往往需要终身治疗，常用长效利尿药如吲达帕胺，副作用较少。氢氯噻嗪与钙拮抗药或血管紧张素转化酶抑制药合用，可用小量，每日6.25～12.5毫克。螺内酯常用于高血压合并心力衰竭的患者，氨苯蝶啶利尿作用较弱很少单独使用。④其副作用与剂量相关，因此，剂量宜小。⑤患者不可过度限钠，也不可高钠摄入，一般中度限钠，每日5～8克即可。⑥适量补钾，每日1～3克，或合并使用保钾利尿药。鼓励多吃富含钾的食物及水果，如芹菜、香蕉、橘汁等。综上所述，在高血压长期治疗，利尿药历经40余年的考验，目前仍被作为一线用药。但治疗中，应选择合适的患者，注意可能产生的副作用。

3. 选用β受体阻滞药降压有妙招

（1）普萘洛尔：为脂溶性非选择性β受体阻滞药，无内源性拟交感活性。适用于有高动力循环或心动过速的高血压患者。但该药可阻滞能使冠状动脉血管扩张的 β_2 受体，从而可能加重冠状动脉的收缩或痉挛，因此变异型心绞痛或自发型心绞痛患者不宜单独使用此药。而且此药由于对脂质和糖代谢均有影响，现已较少用于高血压的降压治疗。

（2）阿替洛尔：为选择性 β_1 受体阻滞药，小剂量时 24 小时的药效作用很弱，应每日服用 2 次；较大剂量时可每日服用 1 次而保持 24 小时降压效果。长期应用本药无耐药性，副作用少而轻，对伴有慢性阻塞性肺疾病患者较非选择性 β 受体阻滞药安全。常用剂量每次 25 ～ 50 毫克，每日 1 ～ 2 次，适用于轻至中度高血压患者。

（3）美托洛尔：作用与阿替洛尔相似，无内在拟交感活性及膜稳定作用，血浆半衰期短，仅 3 ～ 4 小时。常用剂量为每次 50 ～ 100 毫克，每日 2 次。

（4）比索洛尔：为高度选择性 β_1 受体阻滞药，可维持 24 小时降压作用。10 毫克比索洛尔相当于 100 毫克阿替洛尔的疗效。本药对外周血管 β_2 受体阻滞作用极弱，在合并外周血管缺血性疾病时，较少引起症状恶化。对支气管 β_2 受体无亲和性，对肺功能的影响只有在剂量大于每千克体重 30 毫克时，才有轻度气道阻力增加。常用剂量 5 ～ 10 毫克，每日 1 次，可平稳降低血压。

（5）拉贝洛尔：为最早发现的兼有 α_1 受体及 β 受体阻滞作用的药物，可使周围血管阻力下降，无内在拟交感活性和膜稳定作用。一般口服剂量每次 100 ～ 300 毫克，每日 3 次；静脉滴注剂量每千克体重 1 ～ 2 毫克，可迅速降低血压，适用于高血压急症的治疗，如嗜铬细胞瘤及妊娠高血压综合征。

（6）塞利洛尔：具有高度血管扩张作用的选择性 β_1 受体阻滞药，可部分激动 β_2 受体，轻度阻滞 α_2 受体和直接扩张周围血管。其降压作用与

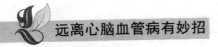

美托洛尔相似，由于具有血管扩张作用，故心排血量和心率均无明显改变。常用剂量每次 200～400 毫克，每日 1 次，对伴有冠心病者更合适。

（7）卡维地洛：具有 β_1 受体及 α_1 受体阻滞与钙拮抗作用，通过 β 受体阻滞及血管扩张作用，可产生协同降压作用。常用降压剂量每次 10～20 毫克，每日 1 次，可维持 24 小时降压疗效。对伴有心力衰竭、肾功能不全及糖尿病者降压较为安全。

β 受体阻滞药是广泛用于治疗高血压的有效、安全并易于耐受的药物。β 受体阻滞药单独应用时降压效力较差，如合并其他降压药则疗效增强，如与利尿药合用，可以减弱利尿药因减少血容量而引起的肾素活性增强；与血管扩张药合用，可以减少后者引起的反射性心动过速、心肌收缩力增强及肾素的释放。β 受体阻滞药适用于下列高血压患者。①合并冠心病：β 受体阻滞药除降低血压外，具有抗心绞痛和抗心律失常的作用，但可使变异型心绞痛病情加重。已发生过心肌梗死或劳力性心绞痛的高血压患者，应首选 β 受体阻滞药。大量临床实验证明，β 受体阻滞药可显著降低心肌梗死患者的再梗死率和病死率。②轻、中度高血压：适用于年龄小、心率快和交感神经兴奋性较高的高动力性高血压，以及伴有偏头痛、青光眼、焦虑和窦性心动过速的患者。与血管扩张药合用可提高降压效果，抵消其副作用。实验证明，β 受体阻滞药可明显降低高血压患者的病死率或心血管意外的发生率，但对女性不如男性那么显著。③老年高血压：β 受体阻滞药在老年高血压的治疗中占有重要地位，降压治疗对降低老年高血压患者的脑卒中和心肌梗死的发生率和病死率大有好处。利尿药和 β 受体阻滞药单独使用或二者联合应用均可减低其发生率和病死率。④应用三环抗抑郁药的高血压患者：不能用利血平和胍乙啶等药物，此时可选用 β 受体阻滞药。⑤左心室肥厚：β 受体阻滞药对高血压引起的左心室肥厚有一定的逆转作用，效果与钙通道阻滞药和利尿药相似。

β受体阻滞药的副作用：①心律失常、低血压；②充血性心力衰竭；③末梢循环障碍；④诱发支气管哮喘；⑤神经及精神症状；⑥停药综合征；⑦首剂综合征；⑧黏膜及皮肤反应；⑨加重肾功能不全；⑩甘油三酯升高、高密度脂蛋白降低。还可使低血糖的恢复延迟。少见的副作用包括恶心、胃部不适、腹泻、便秘及肌肉痉挛等。

4. 选用钙通道阻滞药降压有妙招

钙通道阻滞药适用于治疗以下几种高血压：①盐敏感性高血压；②老年收缩期高血压；③合并冠心病的高血压；④伴有偏头痛、房性心动过速或心房颤动的高血压；⑤其他，如免疫抑制药环孢素等引起的高血压。

（1）硝苯地平：对血管平滑肌作用强，能扩张冠状动脉及外周血管，而负性肌力作用较小。硝苯地平还可以延缓轻、中度冠心病患者粥样斑块的进展，不影响血脂和糖代谢，但有明显的利尿作用。舌下含服3～5分钟起效，口服后20分钟起效，常用剂量为口服每次10～20毫克，每日3～4次。硝苯地平控释片是用特殊辅料与工艺方法制成的新剂型，口服后在消化道内不能迅速崩解，而是按程序、定时、定量地释放吸收，使血药浓度达到理想的治疗水平后保持稳定与持久，血浆清除半衰期为6小时，常用每次20～40毫克，每日1～2次。

（2）地尔硫䓬：商品名恬尔心、合心爽，适用于合并心律失常或心绞痛的高血压患者。在降低外周阻力的同时，维持心排血量水平，降低肾血管阻力及增加肾血流量，极少产生中枢神经系统副作用，无反射性心动过速。常用剂量为30～60毫克，每日3～4次。盐酸地尔硫䓬缓释片，每次45～90毫克，每日1次。

（3）维拉帕米：系罂粟碱的衍生物。能扩张外周血管，降低血压，抑制窦房结与房室结的兴奋性及传导功能，具有负性肌力作用，对冠状动脉的扩张作用较弱。用药量个体差异大，范围为每日 80～480 毫克。适合于合并心绞痛、心动过速、肾血管性高血压和妊娠高血压患者。维拉帕米缓释片是维拉帕米的新剂型，常用每次 120～240 毫克，每日 1 次，服用方便，能控制 24 小时血压。硝苯地平和维拉帕米降压可能通过不同钙通道起作用，合用可增效。应避免与 β 受体阻滞药合用。

（4）氨氯地平：是新一代的长效、碱性二氢吡啶类钙通道阻滞药，与其他钙通道阻滞药相比，具有以下特点。①作用开始缓慢，维持时间长，口服吸收缓慢，6～12 小时血药浓度达峰值，血浆半衰期长达 35～45 小时。②生物利用度高。③在轻、中度高血压患者中，可增加肾血流量和肾小球滤过率，降低肾血管阻力，并有轻度利尿作用。④在降低血管阻力的同时，不伴有反射性心动过速或直立性低血压。⑤可能具有抗动脉粥样硬化、抗血栓形成和逆转左心肥大等作用。为防止高血压或心肌缺血，每日只需服药 1 次，连续服 7～10 日后血药浓度达稳态，可 24 小时有效地保持血管扩张作用，有利于控制夜间或清晨时的心肌缺血发作或血压骤然升高。副作用一般少而轻，停药后有一定的后续效应。每日 2.5～20 毫克呈剂量 - 效应线性关系。

（5）尼群地平：每日 20 毫克时副作用小，而疗效与每日 40 毫克相仿，降压温和而持久，作用长，优于硝苯地平。较少水钠潴留，长期服用无积蓄作用和耐药性，对合并缺血性心脑血管病患者更合适。

（6）非洛地平：为新一代二氢吡啶类钙通道阻滞药，在钙通道阻滞药中对血管平滑肌最具有选择性。扩血管作用较第一代强 40～50 倍。起效快，维持 4～7 小时。多次给药后，在最末次给药后 10～24 小时仍有作用。平均半衰期为 28 小时。能明显升高心率，但不降低心室收缩性，有轻度利尿作用，能抑制血小板聚集，降低血黏度和增加细胞变形性。剂量 - 效应曲线平坦，每日大于 20 毫克，降压作用不再增强。

5. 选用血管紧张素转化酶抑制药降压有妙招

血管紧张素转化酶抑制药可用于治疗下列类型的高血压：①各类型轻、中度高血压；②高血压伴左心室肥厚；③高血压伴；④高血压合并糖尿病伴微蛋白尿；⑤高血压合并周围血管病或雷诺现象；⑥心肌梗死后高血压；⑦除肾动脉狭窄外的慢性肾衰竭；⑧老年高血压。

（1）卡托普利：能抑制血管紧张素转化酶活性，降低血管紧张素 Ⅱ 水平，舒张小动脉等而使血压下降，临床适用于治疗各种类型的高血压。可作为第一线降压药。口服，每次 6.25～25 毫克，每日 2～3 次。

（2）依那普利：为不含巯基的强效血管紧张素转化酶抑制药，它在体内水解为依那普利酯而发挥作用，比卡托普利强 10 倍，且降压作用慢而持久，其降压疗效随轻、中、重度高血压递增（血压越高降压越多），治疗到第 4 周达到谷底。临床用于高血压及充血性心力衰竭的治疗。常用 5～10 毫克，每日 1～2 次，最大剂量为每日 40 毫克。

（3）地拉普利：在体内转化成活性代谢物，具有高亲脂性及弱促缓激肽作用，抑制血管壁血管紧张素转化酶的作用强于依那普利与卡托普利，干咳发生率较依那普利低。每次 30～60 毫克，每日 1 次。

（4）贝那普利：为不含巯基的强效、长效血管紧张素转化酶抑制药，肝、肾功能不全者可应用。临床用于治疗各型高血压和充血性心力衰竭患者。常用 10 毫克，每日 1 次，可增至 20～40 毫克。严重肾功能不全者、心力衰竭者或服利尿药患者，初始剂量为每日 5 毫克。充血性心力衰竭者每日剂量为 2.5～20 毫克。

（5）培哚普利：为不含巯基的长效、强效血管紧张素转化酶抑制药，在肝内代谢为有活性的培哚普利拉而起作用。作用产生较慢，口服后 1～2 小时起作用，每次 4 毫克，每日 1 次，可根据病情增至每日 8 毫克，老年患者及肾功能低下患者应酌情减量。

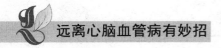

（6）雷米普利：降压机制及用途同依那普利，降压作用是依那普利的 10 倍。副作用为干咳，偶可使红细胞沉降率和丙氨酸氨基转移酶升高，停药后恢复。口服后 1 小时达高峰，每次 5 ～ 10 毫克，每日 1 次，可根据病情增至每日 8 毫克，老年患者及肾功能低下患者应酌情减量。

6. 选用血管紧张素 Ⅱ 受体阻滞药降压有妙招

血管紧张素转化酶抑制药治疗高血压时可保护或增加重要器官血流，如肾血流量增加，但肾小球滤过率不变。降低心脏前后负荷和体、肺循环静脉压，不影响心脏的收缩和传导，不引起交感肾素 - 血管紧张素 - 醛固酮系统反射性激活。不产生水钠潴留，反而轻度利尿，不降血钾。无中枢抑制和直立性低血压，停药后无血压反跳。能改善血管顺应性，降低收缩压作用比其他降压药好。能改善血流动力学异常，抑制过亢的血小板活性，调整内皮舒缩因子平衡，增强过氧化物歧化酶活性。对糖、脂质代谢和抗胰岛素至少具有中性作用，甚至有益。血管紧张素转化酶抑制药使用方便，有效剂量范围小，副作用不大，耐受性好，可改善高血压患者的生活质量。

常用的血管紧张素 Ⅱ 受体阻滞药有：①洛沙坦，又叫氯沙坦，商品名为科素亚，每日 50 毫克，口服 1 次后，24 小时内能持续平稳控制血压。常用剂量范围 25 ～ 100 毫克，每日 1 次。②缬沙坦，商品名为代文，剂量 80 ～ 320 毫克，每日 1 次。③伊贝沙坦，商品名为安博维，起始剂量和维持剂量都是 150 毫克，每日 1 次，24 小时平稳降压，副作用较小。

7. 选用 α 受体阻滞药降压有妙招

α 受体阻滞药亦为第一线降压药，能显著降低高血压患者的收缩压和舒张压，与利尿药或 β 受体阻滞药合用有协同作用，约 50% 的轻型高血压患者可用此药控制血压。其最大优点是没有明显的不良代谢作用，具有降低血浆胰岛素水平、改善糖耐量和血脂的良好作用，能使血清总胆固醇浓度、低密度脂蛋白胆固醇浓度和甘油三酯浓度明显降低，使高密度脂蛋白胆固醇浓度升高，变化幅度为 2%～5%，与利尿药或 β 受体阻滞药合用可对抗后二者对血脂的不利作用，故适宜于合并糖耐量降低和高胆固醇血症的高血压患者。α_1 受体阻滞药也适宜于舒张压比较高，用其他降压药疗效不理想者，以及合并有周围血管病的高血压患者。此外，特拉唑嗪对改善前列腺肥大症状非常有效，适用于合并此种疾患的老年高血压患者。

（1）哌唑嗪：又称降压嗪，为选择性突触后 α 受体阻滞药，通过松弛血管平滑肌产生降压作用。适用于治疗轻、中度高血压。由于本药既能扩张容量血管，降低前负荷，又能扩张阻力血管，降低后负荷，可用于治疗中、重度慢性充血性心力衰竭及心肌梗死后心力衰竭。口服开始 0.5 毫克，每隔 2～3 日增加 1 毫克，逐渐增至每日 6～15 毫克，分 2 次服用。特拉唑嗪和多沙唑嗪为喹唑啉类长效 α 受体阻滞药，每日只需服用 1 次。特拉唑嗪起始剂量为 1 毫克，可逐渐加量，一般常用剂量为 1～10 毫克，最大剂量每日 20 毫克。多沙唑嗪起始剂量为 1 毫克，常用剂量 1～10 毫克。该药初服时可有恶心、眩晕、头痛、嗜睡、直立性低血压，称为首剂现象，可于睡前服或自 0.5 毫克开始服用。特拉唑嗪与多沙唑嗪等长效制剂已较少出现上述副作用，偶有口干、皮疹、发热、多关节炎等。

（2）乌拉地尔：又称压宁定，具有外周和中枢双重的作用机制。临床适用于各种类型高血压的长期治疗。起始剂量为 30 毫克，常用剂量 60 毫克，每日 2 次。对各种高血压急症及围手术期高血压的控制，可首先静脉推注 25 毫克，观察 5 分钟后，必要时再静脉推注 25 毫克，直至血压达到理想值。为了维持疗效或缓慢降压，可将 200 毫克溶于 500 毫升液体内静脉滴注。副作用可见头晕、恶心、疲劳、瘙痒及失眠等。

8. 选用其他常用降压药有妙招

（1）作用于中枢神经部位的抗高血压药：代表药物是临床上广为应用的可乐定和甲基多巴。可乐定主要适用于中、重度高血压，注射给药用于高血压急症。一般剂量为 0.075 ～ 0.15 毫克，每日 3 次，口服最大剂量为每日 0.9 毫克，危重病例可用 0.15 ～ 0.3 毫克加入 5% 葡萄糖液 20 ～ 40 毫升内缓慢静脉注射，10 分钟即起作用，30 ～ 60 分钟达高峰，维持疗效 3 ～ 6 小时。甲基多巴降压作用与可乐定相似，口服后 5% 由胃肠道吸收，2 ～ 5 小时见效，3 ～ 8 小时达作用高峰，疗效持续 24 小时，一般用量为 250 毫克，每日 1 ～ 2 次，最高剂量可达 1.0 克，每日 2 次。这两种药物因其副作用较多，目前仅在上述一线降压药物疗效不佳时偶尔选用。甲基多巴现仍为一种重要的、经过认定有效的、能用于妊娠高血压的药物。

（2）抗去甲肾上腺素能神经末梢药：其代表药物是利血平和胍乙啶。利血平是在印度萝芙木中所含的一种生物碱，国产萝芙木中所含的生物碱制剂称"降压灵"。利血平本身作用微弱，副作用较多，不宜长期服用；胍乙啶降压作用强而持久，但副作用也很大，目前已很少使用。

（3）作用于血管平滑肌的直接血管扩张药：常用的口服制剂有肼苯达嗪及米诺地尔，静脉制剂有硝普钠。肼苯达嗪能进入血管平滑肌细胞而导致血管扩张。它主要作用于小动脉，并选择性降低脑动脉、冠状动脉、肾动脉的血管阻力，使肾血流量与肾小球滤过率增加，对中度原发性高血压、合并应用利尿药和 β 受体阻滞药可获良效。但不宜单独应用本药。口服剂量 12.5 毫克，每日 2 次。长期服用有狼疮样反应。米诺地尔降压作用强而持久，同时增加肾血流量，保护残余肾功能，对于高血压合并肾功能不全的重症患者，在其他降压药无效时，本药常是临床医生选用的最后"杀手锏"。口服量每日 5 ～ 40 毫克，每日 1 次。其主要副作用为面部长毛和水钠潴留，长期治疗可引起肺动脉高压。硝普钠属强烈血管扩张药，直接扩张动静脉。本药只能静脉给药，作用迅速但维持时间仅 1 ～ 2 分钟。临床主要用于高血压危象，或伴有心力衰竭的高血压患者。

9. 联合用药降压有妙招

临床试验证明，大多数的高血压患者人为控制血压须用两种或两种以上降压药，合并用药有其需要和价值。合并用药时每种药物的剂量不大，药物间治疗作用应有协同或至少相加的作用，其不良反应可以相互抵消或至少不重叠或相加。合并使用的药物品种数不宜过多，以避免复杂的药物相互作用。

降压药物联合应用的优点：①增加降压效果。降压药物联合应用可发挥协同作用，提高降压效果，使血压平稳下降，例如，利尿药可以增加多种降压药物的治疗效果。②减少用药剂量。几种药物共同发挥作用可以减少每种药物的剂量。③可减少药物的副作用，或使副作用相互抵消。例如利尿药（氢氯噻嗪）与β受体阻滞药（普萘洛尔、阿替洛尔、美托洛尔等）合用，不仅可增加降压效果，还可减少利尿药所致的低钾血症，因此，可预防低血钾引起的严重室性心律失常；利尿药与钙通道阻滞药（硝苯地平、尼群地平、尼莫地平、维拉帕米等）合用，不仅会增加降压效果，还可减少钙通道阻滞药所致的水钠潴留现象；β受体阻滞药（如普萘洛尔、阿替洛尔等）减慢心率的副作用，可被米诺地尔增快心率的副作用抵消，从而使心率保持正常。

可以联合使用的降压药物有：①转化酶抑制药与小剂量利尿药两者合用，可明显增强降压作用。转化酶抑制药还可减轻利尿药氢氯噻嗪引起的低血钾作用，但与保钾利尿药合用会产生高血钾。②利尿药与β受体阻滞药联合应用。β受体阻滞药除自身降压作用不被干扰外，还可减弱利尿药对肾素系统的激活现象，可预防或减少利尿药引起低血钾所诱发的心律失常。但利尿药和β受体阻滞药均可干扰糖和脂肪代谢，导致血糖、血脂升高。③利尿药与钙通道阻滞药合用。可抵消钙通道阻滞药引起的水钠潴留，加强降压效果，但不能消除。④转化酶抑制药与钙通道阻滞药。通过各自不同的作用环节，使外周阻力下降，增加降压效果。⑤钙通道阻滞药与β受体阻滞药合用。可增加降压效果，减少各自的副作用。β受体阻滞药能消除钙通道阻滞药引起的心率加快、心排血量增加的副作用；钙通道阻滞药可消除β受体阻滞药轻度增加外周阻力的作用。⑥β受体阻滞药与血管扩张药合用。β受体阻滞药可减弱血管扩张药导致的心动过速，两者合用可减弱各自的副作用。⑦利尿药与α受体阻滞药合用：可增强降压作用。利尿药可消除α受体阻滞药如哌唑嗪引起的水钠潴留，α受体阻滞药可逆转利尿药对血脂的不利影响。但开始使用α受体阻滞药前最好停用利尿药2天，开始两药勿同时合用，以避免由于利尿药所致的低血容量，而加重出现α受体阻滞药的直立性低血压副作用。

目前市场上的常用复方制剂主要有复方降压片、复方罗布麻片等。从复方制剂的成分构成看，少者数种，多者10余种。例如复方降压片，每片含利血平0.03125毫克、肼苯达嗪3.125毫克、氢氯噻嗪3.125毫克、异丙嗪2.083毫克、氯氮䓬2毫克、维生素$B_1$1毫克、维生素$B_6$1毫克、泛酸钙1毫克、氯化钾30毫克、三硅酸镁30毫克。复方罗布麻片中除罗布麻、野菊花、汉防己成分外，余同复方降压片。

利血平的主要优点是无直立性低血压之虞，副作用较低。缺点是有少数患者会发生抑郁症，还有就是出现消化道出血等症状。因此有消化道疾病者慎用，老年患者也最好不用。并且现在利血平的使用越来越少。

氢氯噻嗪的优点是价格便宜。缺点是会发生直立性低血压、高尿酸血症、高胆固醇血症、葡萄糖耐量下降、高钙血症、低钾血症、低镁血症。后二者可因复方降压片中含有氯化钾和泛酸镁而得到补偿。

异丙嗪是组胺受体拮抗药，具有中枢神经安定的作用，能够治疗失眠。

目前少用复方降压片的原因主要是与其含有利血平有关。利血平在现代抗高血压治疗中的应用越来越少。利血平能引起老年性抑郁症，老年性抑郁症不易诊断，也不易治疗，鉴别诊断须与老年人孤独、少言、性格不开朗区分。利血平还能引起消化道出血，有消化道疾病的高血压患者慎用。另外，有人认为利血平与乳腺癌的发生有关。

不能并服的降压药有以下几种。

（1）复方罗布麻片与半夏露降压药：高血压患者伴有上呼吸道感染，如有咳嗽、哮喘等症，将复方罗布麻片与半夏露合用，结果高血压治疗效果反而差了，主要是半夏露中含有盐酸麻黄素成分，它除了能松弛支气管平滑肌、缓解咳嗽与哮喘，还能促使去甲肾上腺素释放，具有升高血压的功效，显然对高血压患者不利。二者不适合合用。以异丙肾上腺素、沙丁胺醇、氨茶碱等代替半夏露为好。

（2）可乐定与普萘洛尔降压药：高血压患者伴有轻度心律失常，将可乐定与普萘洛尔并用，结果却造成血压过度下降，主要由于二者功效相互增强之故。因此，对一般高血压患者应慎用；对严重高血压患者仅限于短期内使用，即疗程不适合超过1周。

（3）胍乙啶与丙咪嗪降压药：长期患高血压伴有抑郁症，将二药合用，结果降压效果减弱，主要是二者功效对抗，不能同用。

（4）胍乙啶与乙醇降压药：高血压患者服用胍乙啶后饮酒，结果发生严重的直立性低血压，即站立时血压会下降，这是由于胍乙啶的高血压治疗效果，加之酒中的乙醇（俗称酒精）有血管扩张的功效，交感神经反射性调节血管张力的功能失调，致使血液因重力作用流向下肢，而导致脑部暂时性缺血，此时极易摔倒发生危险，故高血压患者必须禁酒。

（5）甲基多巴与左旋多巴降压药：患有帕金森病的朋友们需用左旋多巴治疗，但同时患有高血压，便与甲基多巴合用，结果高血压治疗效果虽有所加强，但帕金森病却趋向恶化，这是由于甲基多巴能抑制脑中脱羧酶等所致，故不适合使用，但可改用复方降压片或珍菊降压片治疗。

（6）甲基多巴与普萘洛尔降压药：严重高血压患者选用甲基多巴与普萘洛尔治疗，结果二者功效相加，血压下降过多，肌体难以适应，故对一般高血压患者不适合合用。但对顽固性高血压患者可酌情考虑。

（7）帕吉林与盐酸麻黄素片降压药：高血压患者在应用帕吉林治疗过程中，因哮喘发作，便与盐酸麻黄素片合用，结果发生过度升压反应而进行抢救。主要由于盐酸麻黄素片本身具有升压功效，与帕吉林合用时，其功效被增强和延长，故不适合用盐酸麻黄素片，而应改用沙可胺醇或氨茶碱等治疗。

（8）利血平与普萘洛尔降压药：高血压患者伴有期前收缩症状，将利血平与普萘洛尔合用，结果二者功效相加，既可导致血压明显下降，又可使冠状动脉血流量明显减少发生危险，因此不能同用。

（9）复方降压片与多塞平片降压药：高血压患者患有抑郁症，合用复方降压片与多塞平以后，二者疗效都减弱了。因多塞平片在发挥缓和抑郁功效的同时，尚有升压功效，而复方降压片中含有利血平，除高血压治疗效果外，又有镇静功效与抑郁状态，二者功效相对抗不适合合用，可改用罗布麻、野菊花、桑寄生等治疗。

（10）珍菊降压片与苯乙双胍降压药：高血压患者又患糖尿病，于是将珍菊降压片与苯乙双胍合用，结果糖尿病症状加剧。主要是珍菊降压片中含有氢氯噻嗪成分，能抑制胰岛素的分泌，使血糖升高，甚至发生昏迷。因此须改用不含氢氯噻嗪的其他降血压药物。

10. 中成药降压有妙招

（1）安宫降压丸：具有清热镇惊、平肝降压的功效。适用于肝阳上亢型高血压，头晕目眩、脑涨项痛、心悸、失眠、多梦、易烦易躁等症。每次 1 ～ 2 丸，每日 2 次。

（2）降压避风片：具有清热平肝、降火的功效。适用于肝火上炎型高血压，表现为头痛、目赤、口苦、烦躁易怒等。每次 3 ～ 6 片，每日 2 次。本品是一种中西医配伍组方的中成药，含有利尿药，请勿与西药利尿降压药合用，糖尿病患者慎用。

（3）复方羚角降压片：具有平肝抑阳的功效。适用于肝阳上亢型高血压，头晕目眩、风气内动及有脑卒中先兆等。每次 4 片，每日 3 次，空腹服。本品可预防脑卒中。

（4）降压灵片：具有清热利水、平肝潜阳的功效。适用于肝阳上亢型高血压，表现为头痛、头晕、耳鸣、眼涨、烦躁易怒。每次 6 片，每日 3 次。

（5）降压袋泡茶：具有清热泻火、平肝明目的功效。适用于肝火上炎或肝火亢盛型高血压，表现为头痛、目赤、面红、耳鸣、口苦、小便黄赤等。用沸水泡饮，每次 1 袋，每日 3 次。

（6）降压丸：具有清肝滋肾、泻火的功效。适用于肝阳上亢型或肝火上炎型高血压，表现为头痛眩晕、耳鸣、腰痛等。每次 6 克，每日 3 次。

（7）罗布麻降压片：具有平肝潜阳、熄风活血的功效。适用于肝阳上亢型高血压，头晕头眩、动脉硬化和血脂升高等。每次 4 ～ 6 片，每日 3 次。

（8）高血压速降丸：具有清热息风、平肝降逆的功效。适用于痰

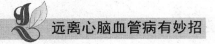

火壅盛型高血压，表现为头晕目眩、脑涨头痛、项强颈痛、颜面红赤、烦躁不宁、言语不清、步履不稳、知觉减退等症。每次20小丸，每日2次。

（9）牛黄降压丸：具有清心化痰、平肝泻火的功效。适用于痰火壅盛型高血压，表现为头目晕眩、烦躁不安等症。小蜜丸每次20丸，每日3次。

（10）山绿茶降压片：具有清热解毒、平肝潜阳的功效。适用于肝阳上亢型高血压、高脂血症，眩晕耳鸣、头痛脑涨、心烦易怒、失眠多梦。每次4片，每日3次。

（11）山楂降压片：具有滋阴平肝的功效。适用于阴虚阳亢型高血压，表现为眩晕耳鸣、烦躁失眠、腰膝酸软、四肢麻木。每次5片，每日3次。胃酸过多者不宜服用。

（12）脑立清：具有清肝泻热、平肝潜阳的功效。适用于肝阳上亢型高血压，表现为眩晕耳鸣、头痛脑涨、心烦难眠、痰黏作呕等。水丸每次10粒，每日3次。孕妇忌用。

（13）菊明降压片：具有降压利尿的功效。适用于高血压、慢性肾炎型高血压。每次6克，每日3次。

（14）镇心降压片：具有降压宁心的功效。适用于各型高血压。每次4～6片，每日3次。

（15）脉君安片：具有平肝息风、解肌止痛的功效。适用于各型高血压。每次5片，每日3次。本品含西药双氯噻嗪，勿与西药利尿药同用。

（16）降压片：具有平肝降压的功效。适用于各型高血压。每次4片，每日3次。

11. 汤药降压有妙招

（1）扶正降压汤：生黄芪、刺五加各 30 克，丹参、白芍、葛根、川牛膝各 20 克，天麻 10 克，钩藤（后下）、滁菊花各 12 克，泽泻、酸枣仁、黄芩各 15 克，生甘草 5 克。水煎 2 次，取药汁混合。每日 1 剂，分 3 次服，疗程 4 周。风阳上扰者加石决明（先煎）30 克，夏枯草 12 克；痰浊上蒙者去黄芩，加姜半夏、竹茹各 12 克；气血亏虚者加太子参、黄精各 20 克；肝肾阴虚者去泽泻，加枸杞子、何首乌各 20 克。

（2）清热活血化瘀法：制大黄 10 克，黄芩 9 克，黄连 6 克，生地黄 15 克，桃仁 10 克，红花 6 克，水蛭 10 克，牛膝 15 克。水煎取药汁。每日 1 剂，分 2 次服。20 日为 1 个疗程。痰多削口者用瓜蒌、竹茹各 15 克，胆南星 10 克；阳亢明显者加用天麻、僵蚕各 10 克，钩藤 15 克，石决明 24 克；阴虚甚者加用沙参、麦冬各 15 克，石斛 10 克；气虚者加用黄芪 24 ～ 30 克，太子参 24 ～ 30 克。适用于高血压脑出血。

（3）二仙汤：仙茅、淫羊藿、巴戟天、知母、黄檗、当归各 10 克。水煎取药汁。每日 1 剂，分 2 次服。20 日为 1 个疗程。适用于妇女更年期高血压。

（4）桂石降压汤：熟地黄 20 克，山茱萸 10 克，山药 12 克，肉桂 5 克，天麻 10 克，生石决明 15 克，钩藤 10 克，黄檗 5 克，杜仲 12 克，桑寄生 15 克，白术 12 克，茯苓 15 克，牡丹皮 10 克，鸡内金 10 克，丹参 10 克，炙甘草 10 克。水煎服，服药 4 周为 1 个疗程，一般连服 2 个疗程。每日 1 剂，分 2 次服。善太息，抑郁胁胀者加延胡索 15 克，柴胡 10 克；眩晕、肢麻甚者加僵蚕 15 克，天南星 10 克；肥胖多痰者加半夏 10 克，全瓜蒌 15 克，竹茹 10 克；失眠、心烦者加酸枣仁 30 克，远志 10 克；肢体水肿者加猪苓 10 克，泽泻 10 克。

（5）参七楂蒲汤：丹参 30 克，三七 10 克，天麻 15 克，石菖蒲 10 克，生山楂 30 克，钩藤 10 克，水蛭 10 克。水煎 2 次，取药汁混合。每日 1 剂，分 2 次服。连续服药 30 日。肝火亢盛型加龙胆草 10 克，生山栀 15 克，黄芩 10 克；痰湿壅盛型加陈胆南星 8 克，生白术 10 克；阴虚阳亢型加龟甲 20 克，山茱萸肉 10 克，滁菊花 10 克；阴阳两虚型加淫羊藿 15 克，枸杞子、煅龙骨、煅牡蛎各 20 克。

（6）平肝息风汤：夏枯草 15 克，白蒺藜 10 克，黄芩 10 克，黄菊花 10 克，丹参 30 克，白芍 10 克，女贞子 15 克，车前子 30 克，山楂 12 克。水煎取药汁。每日 1 剂，分 2 次服。连服 2 周，血压稳定后隔日 1 剂，连服 4 周。心悸明显者加淮小麦 15 克；阴虚大便干结者加胡麻仁 10 克；四肢麻木者加桑枝 15 克，桑寄生 15 克；面色潮红，小便频数者加肉桂 1.5 克；痰浊者加郁金 12 克，白矾 5 克。适用于肝肾阴虚、肝阳上亢型高血压病。

（7）复方明目汤：密蒙花 15 克，菊花 15 克，夏枯草 15 克，川芎 12 克，石决明 20 克，天麻 12 克，钩藤 18 克，牛膝 12 克，益母草 12 克，桑寄生 12 克，黄芩 12 克，甘草 6 克。水煎取药汁。每日 1 剂，分 2 次服。7 日为 1 个疗程。一般 1～2 个疗程，最长者 4 个疗程。适用于高血压眼底出血。

（8）疏肝和血汤：柴胡 10～12 克，川芎 6～10 克，炒白芍 10～15 克，绿萼梅 6～12 克，延胡索 10～20 克，益母草 20～30 克，地龙 12～20 克。水煎取药汁。每日 1 剂，分 2 次服。连服 1 个月。次月隔日 1 剂，第 3 个月隔 2 日 1 剂，3 个月为 1 个疗程。合并冠心病者加丹参 15～20 克，赤芍 6～10 克，薤白头 6～12 克；糖尿病者加枸杞子、葛根各 10～20 克，怀山药 10～30 克；高血脂者加山楂 15～20 克，泽泻 10～15 克，何首乌 15～25 克；脑梗死者加秦艽 10～15 克，桃仁 5～10 克，川牛膝

10～15 克；有头晕、头痛者加葛根 10～20 克，蒺藜 10～20 克，夏枯草 10～12 克。适用于原发性高血压。

12. 食物降压有妙招

（1）鱼类：鱼是高血压患者最佳动物食品之一，鱼是人脑的粮食，吃鱼能防治心脑血管病症，已被科学论证是正确的。鱼类富含核酸，并能提供机体多种维生素和矿物质，特别是钙、锌、碘、铁、锰等元素有助于血压保持在正常的健康状态。

（2）牡蛎：牡蛎肉中富含微量元素锌，其含量之高每百克鲜品达 9.39 毫克。经常食牡蛎肉可提高机体的锌/镉比值，有利于改善和防治高血压病，以及防止高血压脑病（如脑出血、脑卒中）的发生，或缓解其临床症状。

（3）虾皮：虾皮中含钙量之高（每百克可达 991 毫克），是任何食品无法比拟的。日本学者森幸男教授研究发现，适当进补含钙量多的食物，可使血压下降，并能防治脑血管意外的发生。

（4）大蒜：大蒜中含有蒜素和硒，均有助于降压。蒜素是一种含硫化合物，它转化为二硫化二丙烯基，是大蒜油中的有气味成分，能降低血清和肝脏中的脂质，引起一连串生化连锁反应，使血压下降。硒能防止血小板凝集和防止血凝，有助于血压正常化。

（5）洋葱：洋葱中含有丰富的钙，常吃洋葱可以起到辅助降压的作用。洋葱中还含有前列腺素及能激活血溶纤维蛋白活性的成分。这些有效成分是较强的血管舒张剂，能减少外周血管和心脏冠状动脉的阻力，而且能抵消体内儿茶酚胺等升压物质的作用，还能促进钠盐的排泄，降低血压，使血压稳定。

（6）葱：葱含有的前列腺素 A_1，是类似激素的物质，有一定的降压作用，而且富含钾和钙，有利于降压，对心血管病也有一定疗效。

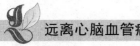

（7）荠菜：荠菜所含的胆碱、芸香苷、黄酮素等，有降压作用，静脉注射干荠菜浸液，可使血压迅速下降到正常水平。国外还用荠菜作原料，制成降血压的药物，用以防止高血压病、冠心病、脑出血等病症。

（8）菊花脑：菊花脑所含挥发油、黄酮类成分有轻微的降压作用。

（9）枸杞头：含有甜菜碱、胡萝卜素及多种维生素，能保护视神经，提高肝脏和肾脏功能，改善心肌缺血状态和动脉硬化程度，降低血压，调节人体免疫功能。

（10）芹菜：芹菜的粗提取物，对兔、犬静脉注射有明显降压作用；血管灌流，可引起血管扩张；用主动脉弓灌注法，能对抗烟碱、山梗菜碱引起的升压反应，还可降压。芹菜酸性提取物对大白鼠有温和而稳定的降压作用，其降压持续时间随剂量增加而显著延长。芹菜有水芹、旱芹之分，均有降压作用，经研究观察，旱芹优于水芹。

（11）茼蒿：含有的挥发性精油和胆碱等有效成分，具有降血压、补脑的作用。

（12）莴苣：莴苣中含有较高的钾，而含钠较低，K因子＞5，这对人体非常适合，有利于人体的代谢平衡，可加强排尿，还有利于增加血管张力，改善心脏收缩功能。

（13）芦笋：芦笋含有大量维生素P（芦丁）、维生素C及甘露聚糖、胆碱、精氨酸等，对维护毛细血管形态、弹性、生理功能有利，对防治高血压病、心脑血管病症有较好作用。

（14）莼菜：莼菜的叶背分泌的一种类似琼脂的黏液中，含大量的多糖，新叶中所含更多，经动物药理实验证实，其黏液质有抗癌和降血压作用。

（15）茄子：茄子含有丰富的维生素P和钙，其特殊功能是可以降低人体毛细血管脆性和渗透性，增加毛细血管和体细胞间的黏合力与修复能力，有防止血管破裂出血、使毛细血管保持正常状态的作用。因此，茄子被称为"心血管之友"，是高血压病、心脑血管病症的防治妙品。

（16）番茄：番茄属高钾低钠食品，K因子＞30。番茄所含番茄碱给大鼠或兔静脉注射，可引起急骤、短暂的血压下降，对心率无影响。番茄含有的胡萝卜素、维生素P等成分，对末梢血管脆弱和动脉硬化性高血压病患者，以及对冠心病、高脂血症患者有一定疗效。新鲜成熟的番茄，洗净后生食尤佳。

（17）西瓜：西瓜中所含的配糖体成分有降低血压的作用，西瓜籽仁及西瓜皮均有较好的降压效果。

（18）冬瓜：冬瓜为高钾低钠食物，K因子＞40。这种高钾低钠的蔬菜，对需要低钠盐食物的高血压病、肾脏疾病、肥胖症患者大有益处。暑热盛夏，经常食用，有降压利尿作用。

（19）腐竹：腐竹的钾／钠比值相当高，K因子＞20。腐竹含有丰富的蛋白质和脂肪，它所含的不饱和脂肪酸易被吸收，并可与体内胆固醇结合转变为液态，随尿排出，从而降低体内胆固醇的含量，被专家们推荐为高血压病、动脉粥样硬化患者的健康食品。

（20）豌豆：豌豆是典型的高钾低钠食物，K因子为276，是防治高血压病的好食品。而且，豌豆含铬、锌等微量元素较多，铬有利于糖和脂肪的代谢，维持胰岛素的正常功能，缺铬易导致动脉粥样硬化并由此而引发高血压病。

（21）绿豆：绿豆属高钾低钠食物，K因子高达246，经常食用绿豆及绿豆制品可养心气，补心血，通血脉，降血压。炒绿豆芽也很适合高血压病和冠心病患者夏秋季食用。

（22）香蕉：香蕉含钠量极低，富含有降血压作用的钾离子，可抵制钠离子造成的升压和损伤血管的作用。药理研究中还发现，尿钾与血压呈负相关，香蕉的钾／钠比值特高，K因子为320，常食香蕉，当检测尿钾上升，血压即下降。而且，钾可以保护心肌细胞，改善血管功能，因此，高血压病、冠心病患者宜经常、定量服食香蕉。据研究，香蕉皮也有降压作用。

（23）苹果：苹果能防止血中胆固醇的增高，减少血液中的含糖量。而且，苹果也是高钾低钠食品，K因子均值在80左右。因此，高血压病、动脉粥样硬化、冠心病患者宜常年四季不间断地食用苹果。

（24）柿子：柿子及其经加工而成的柿饼均属高钾低钠食品，其K因子分别为188及53，经常适量服食，对高血压病均有较好的防治作用。据实验资料证实，柿液汁所含单宁成分及柿叶中提出的黄酮苷能降血压，并能增加冠状动脉血流量，从而有利于心肌功能的正常活动。

（25）山楂：山楂含有丰富的钙，以及齐墩果酸、山楂酸、黄酮类、三萜类化合物等，能够舒张血管，加强和调节心肌功能，增大心室心房运动振幅及冠状动脉血流量，降低血清胆固醇和降低血压。

（26）香菇：香菇属高钾低钠食物，干品的K因子＞40，鲜品的K因子＞10，其含钙、硒等矿物质也比较丰富，是防治高血压病的妙品。香菇中富含香菇嘌呤等核酸类物质，对胆固醇有溶解作用。

（27）木耳：黑木耳对血小板的凝集有抑制作用，其所含的腺嘌呤核苷，可减少老年人高血压病诱发脑血栓的可能性。黑木耳能抑制血脂的上升，阻止心肌、肝、主动脉组织中脂质沉积，可明显减轻或延缓动脉粥样硬化的形成；而且，黑木耳属高钾低钠食品，干品的K因子＞15，鲜品的K因子＞5。因此，黑木耳是高血压病患者伴眼底出血、脑出血及血栓疾病患者的常选食疗佳品。

（28）银耳：银耳所含的银耳多糖等成分能降低血脂，增强机体免疫功能，提高肝脏的解毒能力，并能改善肾功能，降低血胆固醇、甘油三酯等，对高血压病、动脉粥样硬化、高脂血症、眼底出血等症均有较好疗效。

（29）海带：海带具有降压、强心、缓解心绞痛、降低血脂等作用。现代研究资料证实：海带能降低颅内压、眼压，减轻脑水肿。

（30）紫菜：紫菜含二十碳五烯酸，可降低血浆胆固醇含量，所含红藻素等活性成分，可防止血栓形成。紫菜还含有藻朊酸钠和锗等成分，可促排体内沉积的镉等有害微量元素，有助于高血压病的防治。

此外，还有许多食物具有不同程度的降压或辅助降压作用，以及强心、缓解心绞痛、降低血脂、利尿等功效，这些食物是：银鱼、鲤鱼、鲍鱼、海参、淡菜、黄花菜、菠菜、白菜、油菜、苋菜、韭菜、茭白、大青椒、玉兰片、慈姑、马兰头、芦篙、苦瓜、丝瓜、南瓜、黄瓜、蘑菇、海藻、玉米、胡萝卜、土豆、红薯、家山药、牛奶、蜂蜜、醋、玉米油、菜籽油、豆油、黄豆芽、豆腐、赤小豆、柑橘、猕猴桃、梨、沙棘、刺梨、大枣、核桃、桑葚、芝麻、西瓜籽、葵花籽、花生等。

13. 饮食调节降压有妙招

高血压患者的饮食原则是一个字："淡"。钠盐摄入过多与引起高血压的危险因素不谋而合。食盐的成分是氯化钠，钠在体内可以引起体液，特别是血容量增加，从而导致血压升高，心脏负担加重。

减少烹调用盐量，尽量少吃酱菜等盐腌食品。适当地减少钠盐的摄入有助于降低血压，减少体内的水钠潴留。每日食盐的摄入量应在 5 克以下或酱油 10 毫升，可在菜肴烹调好后再放入盐或酱油，以达到调味的目的。也可以先炒好菜，再蘸盐或酱油食用。在注意减少钠盐的同时，应注意食物中的含钠量，例如挂面中含钠较多。蒸馒头时，避免用碱，应改用酵母发面。可用食盐代用品如无盐酱油等，都有利于高血压患者的健康。

高血压患者要讲一点吃的科学，一是总量控制，二是调节即结构调整。高血压患者的膳食应当在平衡、适量基础上做到稳定粮食、保证蔬菜、调整肉类、补充豆奶、尽量"三少"（少吃盐、少脂肪和少甜食）。

稳定粮食供给，保持谷类在膳食中占有一定比例，粗细搭配，经常吃些粗粮、杂粮，不要偏食，食物要多样化，伴肥胖、糖尿病的高血压患者，宜适当节制糖类摄入量，做到平衡和适量。多吃蔬菜、水果对调整脂肪和糖的吸收和代谢是有帮助的，建议多吃蔬菜、水果，保证蔬菜供给。每天 400 ～ 500 克新鲜蔬菜（其中叶菜占 1/3 以上）、100 克水果，多吃些菌藻类食品，如木耳、蘑菇、紫菜等。调整肉类，改变以往以猪肉为主的动物类蛋白质摄入结构，适量吃点禽肉，多吃鱼类。每天肉类 50 ～ 100 克，鱼类 50 克。奶类中除含有丰富的优质蛋白质和维生素，含钙量也很高，且有较高利用率，是天然钙的最好来源，蛋黄中虽含有较高的胆固醇，但也含有大量的卵磷脂，适量食用还是可以的，建议补充豆、奶，每天奶类 250 克，豆类或其制品 50 ～ 100 克，蛋类每周 3 ～ 4 个。

饮酒对身体的利弊一直存在争议，但可以肯定的是：大量饮酒肯定有害。多种实验结果表明，血中酒精浓度如果超过 0.05%，不仅人体的功能、思考、判断、视力、注意力会随之降低，而且也会成为高血压的又一个危险因素，大量饮酒者的血压明显高于不饮酒者，如停止饮酒可使血压下降。在饮酒引起的高血压并发症中，尤以脑血管疾病最为常见，其死亡率是不常饮酒者的 3 倍。长期大量饮酒，尤其是一边吸烟一边饮酒，不仅加重动脉硬化，更可直接导致猝死及急性脑出血。因此，高血压患者应戒酒，一时难以戒酒者，也要做到适量饮酒，适量饮酒即每日红葡萄酒 50 ～ 100 毫升，白酒 25 毫升，啤酒 300 毫升左右。

14. 药茶降压有妙招

（1）白菊花茶：白菊花 10 克。将白菊花放入杯中，用沸水冲泡，加盖闷 10 分钟。当茶频频饮用，一般冲泡 3 ～ 5 次，每日 1 剂。本茶具有清肝热、平肝阳、明目的功效，适用于肝火亢盛、肝阳上亢型早期高血压病。

（2）罗布麻叶茶：干罗布麻叶 15 克。将罗布麻叶放入杯中，用沸水冲泡，加盖闷 15 分钟。当茶频频饮用，一般可冲泡 3 ～ 5 次，每日 1 剂。本茶具有平肝清火、强心利尿的功效，适用于肝阳上亢型早期高血压病。

（3）柿叶茶：干柿叶 10 克（鲜品用 20 克），蜂蜜 5 克。每年 7 ～ 9 月收集柿叶，晒干研成粗末。将柿叶末放入杯中，用沸水冲泡，加盖闷 10 分钟。把柿叶茶倒入另一杯中，加蜂蜜少许，搅匀后当茶频频饮用，一般冲泡 3 次，每日 1 剂。本茶具有平肝凉血、清火降压的功效，适用于肝火亢盛、肝阳上亢型高血压病。

（4）葛根茶：葛根 500 克。春秋两季采挖，切片，晒干或制干，研成粗末，分装于滤纸袋中，每袋重 20 克。将葛根滤纸袋放入茶杯中，用沸水冲泡，加盖闷 10 分钟，当茶频频饮用，一般可冲泡 3 ～ 5 次。本茶具有降血压、解痉的功效，适用于各种类型高血压病，对高血压病患者伴有头痛、颈项强痛者尤为适宜。

（5）决明子茶：决明子 30 克，绿茶 2 克。先将决明子放入锅中，用小火炒至微黄（勿焦），与绿茶同入杯中，用沸水冲泡，加盖 10 ～ 15 分钟。频频饮用，一般可冲泡 3 ～ 5 次，每日 1 剂。本茶具有清肝明目、降脂通便的功效，适用于肝火亢盛型高血压病、高脂血症，对合并大便干结者尤为适宜。

（6）桑叶菊花茶：桑叶 6 克，野菊花 5 克。将桑叶研成粗末，与野菊花同入杯中，用沸水冲泡，加盖闷 15 分钟。代茶频频饮用，一般冲泡 3 ～ 5 次。本茶具有平肝明目、清肝泻火的功效，适用于肝阳上亢、肝火亢盛型高血压病。

（7）苦瓜茶：苦瓜 1 个（约 100 克），绿茶 2 克。将苦瓜洗净，切片，晒干，与绿茶同入锅中，加水 500 毫升，煎取浓汁约 250 毫升。适用于代茶频频饮用，每日 1 剂。本茶具有清肝解暑、止渴除烦的功效，适用于肝火亢盛型高血压病，对夏令高血压病患者，烦躁口苦者尤为适宜。

（8）玉米须茶：玉米须 50 克（鲜品 100 克）。将玉米须洗净，入锅加水 500 毫升，用小火浓煎成 250 毫升。代茶频频饮用，每日 1 剂。本茶具有清热利水、降血压的功效，适用于各种类型的高血压病患者，对合并水肿、小便不畅的高血压患者尤为适宜。

15. 药粥降压有妙招

（1）大蒜粥：紫皮大蒜 30 克，大米 100 克。将大蒜去皮洗净，放入锅内沸水中，煮 2 分钟捞出。然后将淘净大米放入蒜水中，慢火烧煮成稀粥，再加大蒜煮至粥稠即可。每日早晚各 1 次，空腹热食。10 ～ 15 天为 1 个疗程，间隔 6 ～ 8 天，再行第 2 个疗程。凡胃炎或胃及十二指肠溃疡患者不宜服食。本粥具有消炎杀菌、止泻利尿、降脂降压的功效，适用于高血压病、高脂血症等。

（2）丹参粥：丹参 30 克，大枣 3 枚，糯米 50 克，红糖适量。将丹参煎水取浓汁，去渣，入糯米、大枣加水如常法煮成稠粥，加红糖适量。每日 2 次，温热服食，10 天为 1 个疗程，隔 3 天再服。本粥具有活血祛瘀的功效，适用于冠心病、高血压病。

（3）淡菜皮蛋粥：淡菜 50 克，皮蛋 1 个，大米 50 克，精盐、味精各适量。皮蛋、淡菜、大米分别洗净，一同加水煮粥，加精盐、味精调味。每日早晚温热服用。本粥具有补益肝肾、益精血、除烦降火的功效，适用于高血压病等。

（4）豆腐芹菜粟米粥：豆腐 60 克，芹菜 50 克，粟米 150 克，精盐适量。将芹菜洗净，切碎。淘洗干净的粟米放入砂锅中，加清水适量，用大火烧沸，再用小火煮成粥，调入切成小丁的豆腐和芹菜末，继续煨煮 5 分钟，加精盐调味即成。每日早晚温热服用。本粥具有健脾益气、降压减肥的功效，适用于高血压病等。

（5）海带粥：海带 50 克，大米 100 克。将海带用水浸泡半天，洗去咸味，切细，与淘洗干净的大米一同入锅，加 1000 克水，用大火烧开后转用小火熬煮成稀粥，适当加油盐调味。每日服 1 剂，分早晚 2 次温热食用。脾胃虚寒有湿以及活动性肺结核患者均不宜服用。本粥具有软坚散结、利水消肿、降压降脂的功效，适用于高血压病等。

（6）海蜇粥：海蜇皮 100 克，荸荠 100 克，白糖 150 克，糯米 100 克。将海蜇皮切成细丝，用清水浸泡，漂去异味后挤干水分待用；荸荠、海蜇皮一同放入锅内，加清水置于大火上烧开，转用小火熬煮成粥，放入白糖即成。每日服 1 剂，分次食用。本粥具有降血压、软坚化痰的功效，适用于高血压病等。

（7）黑豆薏苡仁粥：黑豆 100 克，薏苡仁 60 克。将黑豆、薏苡仁分别淘洗干净，一并放入锅内，加清水适量，先以大火煮沸，再改用小火煮 1 小时左右，以黑豆熟烂为度，调味食用。本粥具有补肾强筋、利水减肥的功效，适用于高血压病。

（8）黑木耳桑葚猪肝粥：黑木耳 30 克，桑葚 12 克，猪肝 75 克，大米 100 克，精盐、味精各适量。黑木耳泡发，洗净，去蒂，撕成小瓣。桑葚洗净，去杂质。猪肝洗净，切成薄片。大米淘洗干净，放入锅内，加清水适量，置于大火上烧沸，打去浮沫，再加入桑葚、猪肝，如常规煮粥，粥熟，加黑木耳稍煮，加精盐、味精调味即成。早餐食用，每日 1 次。本粥具有补肝肾、益气阴、降血压的功效，适用于高血压病等。

16. 汤羹降压有妙招

（1）白果银耳汤：干银耳 25 克，白果 50 克，鲜汤 1500 克，黄酒 50 克，精盐6克，味精1克，生姜片15克，葱段10克。将银耳用温水泡发洗净，撕碎；白果去壳取种仁，洗净待用。银耳装入大碗内，注入鲜汤，以湿棉纸封严碗口，上笼蒸2小时，取出后加入白果仁、生姜片、葱段、精盐，再将碗口封严，上笼继续蒸40分钟，取出后放入味精调味即成。佐餐食用。本汤具有敛肺止咳，滋阴润肺的功效，适用于高血压病等。

（2）荸荠黑木耳羹：取荸荠150克，水发黑木耳100克，酱油、白糖、醋、植物油、鲜汤、湿淀粉各适量。将黑木耳去杂洗净，沥干水分后撕成片。荸荠洗净去皮切片。炒锅上火，放油烧至七成热，将黑木耳、荸荠同时下锅煸炒，加酱油、白糖、鲜汤，烧沸后用湿淀粉勾芡，加入醋调匀，装盘即成。佐餐食用。本羹具有降压、明目的功效，适用于高血压病等。

（3）草莓羹：鲜草莓250克，白糖30克，土豆粉、精盐各适量。将草莓洗净，用淡精盐水浸泡后取出，沥干水分，捣烂待用。锅上火，放入清水、白糖煮沸，用冷水将土豆粉调好，再用土豆粉汁勾芡，待煮沸后起锅，加入草莓泥，拌匀晾凉后即成。佐餐食用。本羹具有解暑生津，健脾助食的功效，适用于高血压病等。

（4）莼菜羹：莼菜250克，冬笋25克，香菇20克，榨菜15克，麻油、精盐各适量。将莼菜去杂物，洗净切段；冬笋、香菇、榨菜分别切丝；锅中放入鲜汤，烧沸加入冬笋丝、香菇丝、榨菜丝，同煮至沸，再加入莼菜，汤沸后加盐，出锅后淋上麻油即成。佐餐食用。本羹具有清热降压的功效，适用于高血压病。

（5）东坡羹：新鲜荠菜200克，米粉50克，豆粉20克，蜂蜜20克。将鲜荠菜除去根须、杂物后洗净，入沸水锅氽1～2分钟，取出沥水，切碎成细末，拌入少许植物油及生姜末，调和均匀，置碗中备用。锅置火上，加水用大火煮沸，缓缓调入米粉和豆粉，煨至黏稠时，加入荠菜细末，边搅动拌和，羹将成时停火，对入蜂蜜，和匀即成。煨羹中也可加酸梅 10 枚。佐餐食用。本羹具有补肝肾，益心脾，调中开胃，利水降压的功效，适用于高血压病。

（6）冬瓜草鱼汤：冬瓜 500 克，草鱼 250 克，黄酒、精盐、葱段、生姜片、植物油各适量。将草鱼去鳞、鳃、内脏，洗净。冬瓜去皮、瓤切块。炒锅加油烧热，放鱼稍煎，加入黄酒、冬瓜、精盐、葱、生姜、清水，煮至鱼熟烂入味，拣去葱、生姜即可出锅。佐餐食用。本羹具有清热解毒，利水消肿，降压降脂的功效，适用于高血压病等。

（7）番茄银耳羹：番茄 250 克，银耳 50 克，冰糖适量。将银耳用水泡发，洗净，然后放入砂锅中，加水熬至浓稠，再将番茄洗净去皮，切碎捣烂，放入银耳羹中，加白糖调味即成。佐餐食用。本羹具有滋阴降火的功效，适用于高血压病等。

（8）海米紫菜蛋汤：海米 15 克，紫菜 25 克，鸡蛋 2 个，精盐、味精、葱花、麻油各适量。将海米、紫菜分别泡发，去杂洗净。鸡蛋磕入碗内搅匀。锅内放入清水适量烧沸，放入虾米、紫菜烧段时间，加入精盐、味精、葱花调好味，倒入鸡蛋成蛋花，淋入麻油即可出锅。佐餐食用。本羹具有润肺化痰、软坚散结、补肾壮阳，适用于高血压病等。

17. 药膳降压有妙招

（1）杞子炒虾仁：枸杞子 15 克，虾仁 200 克。将枸杞子洗净，用温水浸泡，备用。虾仁冲洗干净，滤干。将炒锅置于火上，加植物油烧至七成热，倒入枸杞子与虾仁，加料酒、葱花、姜末，反复翻炒，待虾仁炒熟后，放入精盐、味精各少许，略炒即成。佐餐当菜，随意食用。本药膳具有双补阴阳、滋养降压的功效，适用于阴阳两虚型高血压病。

（2）首乌鸽蛋：制何首乌 30 克，生地黄 15 克，熟地黄 15 克，鸽蛋 4 枚。将制首乌洗净切片，与生地黄、熟地黄加水浸透，同入砂锅，加水适量，放入鸽蛋共煎至蛋熟去壳，再回入原汤中，煮沸 20 分钟，过滤去药渣，取出鸽蛋放入汤汁即成。早晚 2 次分食，吃鸽蛋饮汤汁。本药膳具有滋养肝肾、降血压的功效，适用于肝肾阴虚型高血压病。

（3）淫羊藿煮鹌鹑蛋：淫羊藿 15 克，鹌鹑蛋 6 枚。将淫羊藿洗净，切碎，与鹌鹑蛋同入砂锅，加水适量共煎至蛋熟去壳，再回入原汤中，煮沸 15 分钟，过滤去药渣。取出鹌鹑蛋放入淫羊藿汤汁即成。每日 2 次，每次吃 3 枚鹌鹑蛋，淫羊藿汤汁随同服食。本药膳具有温肾补阳、滋养降压的功效，适用于阴阳两虚型高血压病。

（4）天麻炖乳鸽：天麻 15 克，乳鸽 1 只（约 250 克）。先将天麻用淘米水浸泡 2 小时，洗净后切片，备用。乳鸽宰杀后，去毛、内脏及爪，洗净后用料酒及少许精盐抹一下，片刻后，用清水略冲，将乳鸽放入蒸碗内，加葱花、姜末及鸡汤或清汤，放入天麻片，上笼，大火蒸约 1 小时，取出加精盐、味精各少许，拌和即成。佐餐当菜，随意服食，吃鸽肉喝汤，同时嚼食天麻。本药膳具有平肝息风、定惊潜阳、降血压的功效，适用于肝阳上亢、肝风内动型高血压病。

（5）绞股蓝炖乌龟：绞股蓝 20 克，乌龟 1 只（约 200 克）。先将乌龟宰杀，去头、爪和内脏，洗净后备用。绞股蓝拣杂，洗净，切段后放入纱布袋中，扎口，与乌龟同放入砂锅，加水适量，先用大火煮沸，加料酒、葱花、姜末，改用小火炖煮 1 小时，待龟肉熟烂，加精盐、味精，调和均匀即成。佐餐当菜，随意服食。本药膳具有滋阴补阳、降脂降压的功效，适用于阴阳两虚型高血压病。

（6）石决明煲牡蛎肉：石决明 30 克，牡蛎肉 150 克。先将石决明敲碎，洗净，放入多层纱布袋中，扎紧袋口，备用。将牡蛎肉洗净，切成片，与药袋同入砂锅，加水用大火煮沸，加料酒、葱花、姜末，改用小火炖煮 1 小时，待牡蛎肉熟烂，取出药袋，加精盐、味精各少许，调匀即成。

佐餐当汤，随意服食。本药膳具有平肝潜阳、降火降压的功效，适用于肝阳上亢型高血压病。

（7）马兰头拌海带：马兰头 250 克，海带 50 克。先将马兰头拣杂，洗净后，入沸水锅焯烫至色泽泛青，质软柔嫩，取出后沥水，备用。海带用温水浸泡 12 小时，洗净后，入沸水锅焯烫 10 分钟，取出，切成小斜块或丝条状，与马兰头同放入大碗中，加精盐、味精、红糖（或白糖）、麻油，拌和均匀即成。佐餐当菜，随餐当日吃完。本药膳具有清肝降火、泄浊降压的功效，适用于肝火上炎、痰浊内蕴型高血压病。

（8）山楂肉片：山楂片 100 克，猪后腿肉 250 克，荸荠 50 克。将山楂片洗净，加水浓煎 3 次，每次 40 分钟，合并 2 次煎液，小火浓缩药汁约 100 毫升。猪肉洗净，切成薄片，以蛋清、淀粉调成的白糊拌和备用。荸荠洗净，去外皮后切片。将炒锅置于火上，加植物油烧至六成热时，将肉片糊下锅炸至浮起，呈黄白色时，捞出滤油。锅留底油，加荸荠片熘炒，加山楂浓汁及肉片，加料酒、葱花、姜末，翻炒出香，加精盐、味精各少许，略炒数次即成。佐餐当菜，随意服食。本药膳具有滋补肝肾、泄浊降压的功效，适用于各类高血压病，对痰浊内蕴型高血压病尤为适宜。

18. 主食降压有妙招

（1）豆腐蛋花汤面：豆腐 400 克，面条 250 克，鸡蛋 1 个，黄瓜 50 克，精盐、味精、胡椒粉、醋、鸡汤各适量。将豆腐切条。将黄瓜洗净，切条。将面条下入沸水锅内，煮至八成熟捞出。锅内放鸡汤烧沸，放入面条、豆腐煮沸。将搅匀的鸡蛋下锅内，再放入精盐、味精、胡椒粉、黄瓜条，烧沸即成。作主食用。本汤面具有清热止渴、祛瘀降压的功效，适用于高血压病等。

（2）海带大米饭：大米 500 克，水发海带 100 克，精盐适量。大米拣去杂物，淘洗干净。海带放入凉水盆中洗净泥沙，切成小块。将锅置于火上，放入海带块和水，大火烧开，煮沸5分钟左右，煮出滋味，随即放入大米和精盐，再烧开后，不断翻搅，煮8～10分钟，待米粒涨发、水快干时，盖上锅盖，用小火焖10～15分钟即熟。作主食食用。本饭具有软坚化痰、利水降压的功效，适用于高脂血症、冠心病、高血压病等。

（3）海鲜汤饭：蚝豉、鱿鱼各200克，蛤蜊、大虾各6只，嫩笋1支，生姜片5克，芹菜50克，胡椒粉1克。将蚝洗净，鱿鱼切花再切片，笋切丝，生姜切丝，芹菜切小段。将蛤蜊用清水冲洗3次，再放入盐水中泡养2小时。取出洗净。锅内放5碗水（或鲜汤），煮沸后放入笋丝煮2分钟，依次放入鱿鱼、蛤蜊、虾、蚝豉。全部用料煮熟后，加精盐，再撒上胡椒粉，淋在白饭上即成。作主食用。本饭具有滋阴清热的功效，适用于高血压病等。

（4）花生鸡丁炒米饭：花生仁30克，鸡丁50克，米饭100克，植物油、葱、精盐各适量。花生仁用沸水浸泡，去皮，用油炸香；鸡丁用油滑透，捞起；葱切花；米饭装入碗内。将炒锅置于大火上烧热，加入植物油，六成热时，下入葱爆香，放入鸡丁、米饭和炸花生仁，撒精盐，炒匀即成。随量食用。本饭具有软化血管、降低血压。常食此膳可预防动脉粥样硬化及高血压病的发生。

（5）口蘑鸡蛋面：面粉300克，口蘑25克，鸡蛋3个，青菜心2棵，鲜汤1000克，精盐3克，味精2克，鸡油10克，黄酒15克，麻油10克。将面粉与鸡蛋和匀，再加适量的水揉和。使其成为硬韧的面团，再将面团擀成薄片，叠起并切成韭菜叶宽的面条。将口蘑洗净，用冷水泡发1小时，切成与面条相同宽度的丝。将泡口蘑的水（取清液）倒入锅内，烧沸后投入面条，煮熟后加入口蘑丝、青菜心、精盐、黄酒、味精、麻油，烧滚片刻再淋上鸡油即成。作主食用。本面具有补益气血、滋阴润燥、养心安神的功效，适用于高血压病等。

（6）麦门冬牡蛎烩饭：大米饭 500 克，牡蛎肉 100 克，海带 25 克，香菇 15 克，芹菜 50 克，麦冬 15 克，精盐、酱油、植物油各适量。将牡蛎肉洗净，洗肉水澄清待用。海带、香菇泡发洗净切条。芹菜去老叶和柄，洗净叶柄切小段。麦门冬洗净，煎汁待用。炒锅加油烧热，倒入澄清的牡蛎洗水，煮沸后下牡蛎、海带煮至牡蛎熟，加精盐、酱油再煮段时间，放入香菇、芹菜煮沸，随即放入大米饭、麦冬及煎汁（如汤少可添少许水），推匀煮沸即成。作主食用。本饭具有轻坚散结、清热利水、镇咳平喘、祛脂降压的功效，适用于高血压病、高脂血症。

（7）木耳豆面饼：黑木耳 30 克，黄豆 200 克，大枣 200 克，面粉 250 克。将黑木耳洗净，加水泡发，用小火煮熟烂。黄豆炒熟，磨成粉。大枣洗净，加水泡涨，置于锅内，加水适量，用旺火煮开后转用小火炖至熟烂，用筷子剔除皮、核。将大枣糊、木耳羹、黄豆粉一并与面粉和匀，制成饼，在平底锅上烙熟即成。当点心食用。本饼具有益气健脾、润肺养心的功效，适用于高血压病、便秘等。

（8）柿饼糯米蒸饭：柿饼 50 克，糯米 250 克，白糖 30 克。将柿饼洗净，切成小方丁待用。糯米淘洗干净后与柿饼拌匀，置于饭盒内，加入清水适量，再上笼蒸约 40 分钟，取出后加糖食用。作主食用。本饭具有健脾益胃、降逆止呕的功效，适用于高血压病等。

19. 果蔬汁降压有妙招

（1）花生山楂杏仁汁：花生仁 100 克，山楂、杏仁各 25 克，牛奶 250 克，冰糖 10 克。花生仁磨成浆，山楂切片，杏仁打粉，冰糖打碎。牛奶放入炖杯内，加入花生仁浆、山楂片、杏仁粉、冰糖屑，将炖杯置于中火烧沸。每日 1 剂，早餐食用。本汁具有补气血、降血压的功效，适用于高血压病等。

（2）西瓜葡萄汁：西瓜 1 个（2500 克），葡萄干 100 克。将西瓜外表皮洗净，抹干，从瓜蒂部切下一小块当作盖子，掏一小洞，把洗净的葡萄干放进去，立刻盖好，用竹签扎紧口，瓜外面用黄泥糊严，放阴凉处，也可直接放入冰箱中冷藏，2 日后瓜内满是蜜水，略带葡萄酒的醇香，即可饮用。每日 2 次，每次饮 100 克。本汁具有除烦利尿、息风降压的功效，适用于高血压病、冠心病等。

（3）白菜苹果汁：白菜 300 克，苹果 200 克，柠檬 2 片，冰块 2～3块。苹果洗净，切成黄豆大小的块。白菜将叶洗净，用开水焯一下，切碎。柠檬切成薄片。在玻璃杯中放入冰块。将白菜、苹果放入捣碎出汁，用纱布过滤，注入盛有冰块的杯内。柠檬可连皮放入两层纱布中，挤出汁，加入果蔬汁内，搅匀饮用。也可直接将整片柠檬放入搅匀的混合果蔬汁上饮用。调味以咸味较为合适。当饮料饮用。本汁具有降脂降压的功效，适用于高血压病等。

（4）包心菜苹果汁：包心菜 100 克，胡萝卜 100 克，苹果 100 克，蜂蜜酌量。苹果去皮，将所有原料一同倒入果汁机中制汁 200 克。每日 2～3 次，一日 400～600 克。本汁具有生津止渴、降糖降压的功效，适用于糖尿病、高血压病。

（5）荸荠海带汁：鲜荸荠 500 克，海带 50 克。将荸荠、海带洗净去皮，切碎。煮锅煮开，冷却后服用。当饮料饮用。本汁具有降血压的功效，适用于高血压病。

（6）草莓柠檬汁：草莓 250 克，柠檬汁 15 克，蜂蜜 30 克，凉开水 100克。将草莓洗净，放入果汁机内，再加入凉开水，搅汁后过滤，然后与柠檬汁和蜂蜜混匀即成。上、下午分饮。本汁具有清热生津、润肠通便的功效，适用于冠心病、高血压病、习惯性便秘等。

（7）冬瓜蜂蜜汁：冬瓜 500 克，蜂蜜 30 克。将冬瓜洗净，去籽及外皮，连冬瓜瓤一起切碎，放入家用果汁机中，快速绞打成浆汁，用洁净纱布过滤，收取汁液，放入杯中，调入蜂蜜即成。每日早、晚分饮。本汁具有清热通便、利水降压的功效，适用于高血压病、习惯性便秘。

（8）胡萝卜无花果汁：胡萝卜 100 克，无花果 250 克，柠檬 80 克，凉开水适量。将胡萝卜洗净，去皮，切成小块，放入蒸锅中蒸至软烂后放入榨汁机中搅碎，加入 1 ～ 2 倍的水继续搅打 2 分钟后，用白纱布过滤。将无花果洗净去皮放入榨汁机榨汁；将柠檬榨汁后放入。柠檬汁、胡萝卜滤汁加入无花果汁中一起搅匀后即可食用。当饮料饮用。本汁具有降压的功效，适用于高血压病。

20. 运动降压有妙招

合理科学的运动可使训练者的收缩压平均下降 10 ～ 15 毫米汞柱，舒张压平均下降 5 ～ 10 毫米汞柱。

高血压患者常用的医疗体育方法有步行、慢跑等。慢跑有大量大肌群参加运动，可增加肺的通气量，增加气体交换，提高心功能。但慢跑可使心率加快，有时可高达 120 ～ 136 次 / 分，因而高血压患者参加慢跑要十分慎重。有的患者在慢跑时还会出现血压上升，像这种患者锻炼不宜选择慢跑的方法，而以步行为好。采用慢跑方法进行锻炼时要有一个逐渐适应的过程，一般应从步行开始，经过 1 ～ 2 个月的步行运动后，在步行 3000 米以上无异常反应时，才允许慢跑锻炼。

经常参加体育运动，可使体重减轻，血压下降，有利于血中胆固醇等物质清除，延缓血管硬化的发生与发展。具体项目可选择散步、慢跑、打太极拳、练气功、游泳等，其中散步和打太极拳是各期高血压患者均可采用的运动方法。散步可在早晨、黄昏或临睡前进行，最好一次步行

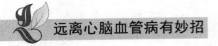

3 千米，时间 30 分钟以上，速度可按每人身体状况而定。高血压患者打太极拳也好处多多。太极拳种类繁多，有繁有简，各人可根据自己的状况选择。有时一套太极拳打完，血压可下降 10 毫米汞柱左右。不过，运动强度须因人而定，以感到浑身舒适、心率加年龄不超过 170 次 / 分为度，切莫盲目加大运动量。

体力活动不足、缺乏运动锻炼是高血压病等生活方式的重要危险因素之一，耐力性运动训练或有氧运动训练有中等度降压作用，坚持适量运动是防治高血压的有效措施之一。经常运动锻炼对预防和控制高血压是十分有益的，通过运动可使收缩压下降 11 毫米汞柱，舒张压下降 6 毫米汞柱，体力活动和运动锻炼除对高血压患者有降压作用外，还可减轻体重，预防心脑血管病，提高生活质量。

高血压患者康复保健的医疗体育确切掌握适当的运动量，判断标准是以心率作为指标。可用以下公式进行大致的估计：最大心率＝ 220 - 年龄。除非患者必须进行某种特殊检查（如运动试验），一般不应使患者的运动量达到最大心率。

所谓靶心率是既安全又能达到锻炼目的的心率，可用下列公式计算：靶心率＝最大心率 ×70%。因为心率不是固定不变的，所以靶心率有一个波动范围，大约为 ±10%。例如，一位年龄 60 岁的高血压患者的运动量控制标准计算如下：

高血压患者年龄＝ 60 岁，最大心率＝ 220 - 60 ＝ 160 次 / 分，靶心率＝ 160×70% ＝ 112 次 / 分，实际靶心率波动范围＝ 112± （112× 10%）＝ 101 ～ 123 次 / 分。

一般在开始运动锻炼时靶心率应保持在较低的水平，经过 8 ～ 12 次的长时间训练后，可适当接近高水平，但不应超过靶心率。

患者如果延长运动时间，可以保持较低水平的运动量。例如，50 分钟的强有力的散步大约相当于 20 分钟慢跑的运动量。所以把较多的时间安排做低水平运动量的锻炼，也可达到医疗运动的效果。这种方法更适合于老年高血压以及有某些并发症的患者。一种理想的训练是使心率达到靶心率，并维持 20～30 分钟，这里强调的是心率（或脉率），而不是讨论运动形式。所以高血压患者应根据身体状况与爱好，选择参加一些力所能及的医疗体育运动。每周运动 5 次以上，每次 20 分钟，就可达到锻炼效果。

人体在运动中和运动后血压都会出现急剧变化，因此，高血压尤其是超高血压的患者，不可进行剧烈运动，否则存在因为血压超高而导致血管破裂等并发症的风险，情况很危险，后果很严重。高血压患者进行打太极、跳舞、散步、慢跑等平和的有氧运动即可。

一些高血压患者已经到了超高血压的程度，随时都有暴发脑卒中等并发症的可能，尤其是在运动过程中，因此，这些人群最好是结伴进行体育锻炼，不可单独在偏僻的场所活动。

高血压患者在进行比较大量的运动后，血压会显著升高，因此，运动后需要休息半小时左右，让血压平复，不可在运动后情绪失控和进行更大体量的劳动，否则血压会进一步飙升，危险就逼近了。

在身体局部受寒的情况下，高血压患者更容易面瘫或肢体瘫痪。在冬春寒冷的季节，出门前要穿戴好御寒衣物，避免手足和面部受寒。寒风凛冽的情况下，不要强行逆风跑步，否则在寒风和高血压作用下可能会面瘫。

伴随有心肌梗死等严重心脏病的高血压患者，外出锻炼时要随身携带急救药物；低血糖患者最好随身带点糖果，用保温杯带点热水，出现低血糖症的时候就吃点糖果，喝点热水，以缓解症状。

老年高血压患者参加运动时，要根据检测的血压来调整药物，但不要随意停用降压药。

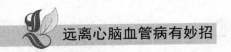

21. 散步和慢跑降压有妙招

散步运动，几乎对所有的高血压病患者均适用，即使高血压病伴有心、肾、脑并发症者也能收到良好的治疗效果。

散步时间可选择在清晨、黄昏或睡前进行，每日 1 ～ 2 次，每次 10 ～ 30 分钟。

在空气比较清新的户外进行轻松而有节奏的散步，能使大脑皮质处于紧张状态的细胞得以放松，可促进血液循环，缓解血管痉挛，促使血压下降，并可减肥、降血脂，减少或延缓动脉粥样硬化的发生；散步可消除疲劳，促使心情舒畅，缓和神经、肌肉和血管的紧张，是一剂良好的镇静剂，能直接或间接起到降低血压的作用。

散步又称为慢走，分为慢速、中速、快速 3 种。

（1）慢速：每分钟 60 ～ 70 步。

（2）中速：每分钟 80 ～ 90 步。

（3）快速：每分钟 90 步以上，每小时步行 4 千米。对于合并心、脑、肾病变的高血压病患者，选择快速散步应慎重。

散步的同时可进行有节奏的摆臂扩胸动作，以增加胸廓活动，调整呼吸。

慢跑可以减肥，能增强心、肺功能，降低血脂，促进血液循环，扩张血管，降低血压，减少高血压病合并心、脑、肾病变的发病率。高血压病患者进行慢跑运动前，应略微减少一些衣裤，等跑热之后再减去一层衣裤，过凉过热对病情均不利。慢跑之前，应先进行准备活动 3 ～ 5 分钟，如先作片刻徒手体操或步行片刻，以使心脏及肌肉、韧带逐渐适应一下，再逐渐过渡到慢跑。

慢跑的正确姿势是两手微微握拳，上臂和前臂弯曲成90º左右，上身略向前倾，全身肌肉放松，两臂自然前后摆动，两脚落地应轻，一般应前脚掌先落地，并用前脚掌向后蹬地，以产生向上向前的反作用，有节奏地向前奔跑。如在泥土地、塑胶跑道上进行慢跑，也可采用全脚掌落地的方法，这样下肢不易疲劳。慢跑时最好用鼻呼吸，如果鼻呼吸不能满足需要时，也可口鼻并用，但嘴巴不宜张得过大，用舌尖顶着上腭，以减少冷空气对气管的刺激。呼吸的频率可随心所欲，因人而异地进行，不可人为地屏气。慢跑结束后，应及时用干毛巾擦汗，穿好衣服，若洗浴的话需休息 15 分钟后进行。

慢跑的方式，可根据病情的轻重、血压的高低、体格的好坏、耐力的大小而采用快慢不同速度，也可采取慢跑与步行交替的方法，以不喘粗气，不觉难受，不感头晕，能够耐受来掌握慢跑速度和慢跑的距离。慢跑结束前，应逐渐减慢速度，或改为步行，使生理活动逐渐和缓下来，切忌突然停止，静止不动，以免慢跑时集中在四肢的血液难以很快循环到大脑和心脏，导致心、脑暂时性缺氧而出现头晕、眼花、恶心、呕吐。

高血压病患者是否适合慢跑，不能一概而论。经观察，对于高血压病一、二期的患者及临界高血压的人，尤其是中、青年患者，慢跑肯定是一种有效的自然疗法。对于有心、脑、肾并发症及年龄过大的高血压病患者，不宜提倡慢跑运动。

22. 体操降压有妙招

体操是一种运动量适中、节律缓和、动作松弛的体育疗法项目，比较容易坚持，十分适合高血压病患者。

（1）起势呼吸

预备姿势：两足开立，与肩同宽，两臂垂于体侧。

动作：①吸气时，两臂由体侧慢慢提起，至侧平举，掌心向下。②呼气时，两臂由侧向前，放松落下，同时两腿半蹲。③恢复预备姿势。

重复操练 8 次。

要求：呼吸缓慢，动作轻柔。

（2）双手摇橹

预备姿势：立正，两手握拳至肩侧屈，拳心向前。

动作：①左足向左前跨出，成左弓步，重心前移，同时两臂经前上方成弧形，向前下方推出。②身体后坐成右弓步，两臂经前上方画弧，收回至肩侧屈。③换右脚在前，重复左足动作，左、右各操练 8 次。

要求：两手前推时，上体稍稍前倾，并含胸；向后收时，上体稍稍后仰，并扩胸。

（3）两手托天

预备姿势：立正。

动作：①吸气时，两手提至腹前，四指相对，掌心向上，同时鼓腹。②呼气时，两手沿胸前上托至脸前，反掌上举，眼看两手，同时收腹。③两臂由体侧下落，还原成立正姿势。操练 8 次。

要求：上托时，尽量举起两臂；下落时，全身随之放松。

（4）平衡气血

预备姿势：两脚分开，与肩同宽，两臂自然下垂于体侧。

动作：①吸气时，两臂侧平举，手心向上。②呼气时，重心移至右腿成侧弓步，右臂上举，上体向左侧屈，掌心相对，右臂经体前向左、向下、向右绕，重心移在两足上，屈膝半蹲，两臂成侧下举；再吸气时，还原。③呼气，同②的方向相反。操练 8 次。

要求：两臂摆动宜轻松自如，呼吸随动作进行。

（5）拳抡背脊

预备姿势：两足开立，与肩同宽，两手半握拳，放在腰脊两侧。

动作：①两拳由下向上捶击 4 次，同时上体逐渐前倾约 45°。②两拳由上向下捶击 4 次，同时上体逐渐后仰。

要求：捶击时，两拳需靠脊柱两旁膀胱经腧穴部位，通过经络起调整作用。

（6）伸展呼吸

预备姿势：立正。

动作：①吸气时，左脚向左前方迈出一步，重心移至左足，右足尖踮地，同时两臂经前至侧上举，掌心相对。②呼气时，左脚收回，同时两臂经前，自然下落至体侧，掌心向后，身体稍向前倾。左右各操练 8 次。

要求：吸、呼气动作配合，缓慢而舒展，吸深，呼深。

23. 太极拳降压有妙招

太极拳对防治高血压病有良好的疗效，深受广大高血压病患者的欢迎。太极拳的动作稳定，姿势放松，运动量适中，所以适合高血压病一期、二期的患者，以及高血压病合并冠心病的患者采用。在锻炼太极拳过程中，"意、气、形"三者合一。研究发现，练习太极拳可使肌肉放松，血液循环加快，心脏负担减轻，心功能增强，血管松弛，从而促使血压下降。有学者观察到，高血压病患者打完一套太极拳之后，收缩压可以下降 10～15 毫米汞柱。还有学者对药物治疗 4 周后舒张压仍然高于 12.3 千帕（92 毫米汞柱）的 42 例高血压病患者，在药物治疗血压相对稳定的基础上，进行太极拳锻炼 1 年后，患者头晕、头痛等自觉症状明显改善者达 80%，降压总有效率为 64.2%，显效率（舒张压下降大于 20 毫米汞柱）为 2.14%。太极拳的流派很多，常见的有二十四式、四十八式、八十八式及太极剑几种。以国家体委运动司根据杨氏太极拳而创编的"简化太极拳"（24 式）最为流行。

24. 健身球降压有妙招

健身球是中国的传统健身术，为深受群众欢迎的民间健身体育用品，俗称为铁球。每天用手掌旋转健身球30分钟，逐渐增至1小时，3个月后，收缩压平均下降20毫米汞柱，舒张压平均下降10毫米汞柱，自觉症状也有明显改善。其中，有2/3患者自锻炼健身球后完全停服降压药物，1/3患者服药量减少。说明健身球运动对高血压病确有治疗效果，是一种无创伤、无痛苦、简便易行的自然疗法。

健身球疗法的降压锻炼方法如下。

（1）首先应注意选择健身球的品种，以空心健身球为首选，不宜选用自制实心铁球及石球，这两种球一般过重过凉，不利于肢体远端小动脉痉挛的缓解、血管的扩张和血压下降。初练健身球的高血压病患者，择球应根据自己手掌大小、手力强弱来选择适合的球，一般先从小号健身球（球体直径45毫米、每副重量400克）或袖珍健身球（球体直径40毫米、每副重量250克）开始锻炼，等指力、臂力提高后再改用大一号的健身球。

（2）运动量应循序渐进，可根据自己的体力和原来是否经常参加运动来决定，运动时间逐渐增加，运动量逐渐增大，旋转速度可随着熟练程度而自行增快，但不宜过快，一般可保持在每分钟60～80次。

（3）锻炼健身球时应全身放松，精神要愉快。手指旋转健身球时的握球松紧要与手指的伸展、屈曲动作相配合。即当两只健身球在手中旋转到横向平行时，手指屈曲用力握球；旋转到纵向排列时，手指逐渐伸展放松，这样一紧一松的旋转有利于血管扩张、血压下降。

（4）左、右手并用，双手应频繁地交替旋转，使左、右手的活动能力协调发展，使整个锻炼过程轻松自然，松紧相兼。

（5）运用健身球防治高血压病，锻炼必须有恒心和耐心，坚持不懈，持之以恒，日久才能收效。笔者观察到，采用健身球锻炼治疗高血压病，一般要半年以上才有作用。

25. 针刺降压有妙招

针刺具有平肝潜阳、滋养肝肾、宁心安神作用的穴位，不仅能较快地改善头痛、眩晕等高血压病症状，还能调节神经系统，改善心肌代谢，扩张小动脉，从而促使血压下降。

针刺降压的操作方法与取穴如下。

主穴：①曲池、足三里；②风池、太冲。

次穴：百会、关元、丰隆、三阴交、太溪、阳陵泉、降压。

随证配穴：头痛加太阳、印堂；失眠加安眠、神门；心悸加郄门、内关。

操作方法：每次取一组主穴及 2～3 个次穴，再随证增加 1～2 个随证配穴。采用稍强刺激的手法，但对肝肾阴虚型、阴阳两虚型高血压病改用轻刺激的手法，留针 20 分钟，每日或隔日针刺 1 次，两组穴位轮换使用。10 次为 1 个疗程，2 个疗程之间休息 1 天。

针刺疗法的注意事项：①选择适合的针具。现在多选用不锈钢针具。应根据高血压病患者的体型胖瘦、病情轻重、体质强弱和所取穴位所在的具体部位选择长短、粗细适宜的针具。如体壮、形肥、针刺部位肌肉丰满者可选用稍粗稍长的毫针；体弱、形瘦、针刺部位肌肉较浅者应选用较短较细的毫针。②选择适当的体位。适当的针刺体位，有利于正确取穴和施术，还可防止晕针、滞针和弯针。精神紧张、年老体弱及血压较高的患者宜采取卧位，不宜采用坐位。③严格消毒。穴位局部可用75% 酒精棉球从里向外绕圈擦拭。施术者的手要用肥皂水洗刷干净，然后用 75% 酒精棉球擦拭。针具可用纱布包扎，放在高压蒸汽锅内灭菌。应做到一穴一针，若能使用一次性针具更佳。④掌握正确的针刺角度、方向和深度，可增强针感，提高疗效，防止发生意外情况。头面部、胸背部及皮薄肉少的穴位，一定要浅刺；四肢、臀、腹及肌肉丰满处的穴位，可适当深刺。⑤过于劳累、饥饿和精神紧张者应等恢复正常后再进行针刺。

26. 推拿降压有妙招

推拿疗法可明显改善高血压病患者的头痛、眩晕等自觉症状，具有明显的降压作用。有学者观察，用双手拇指指腹分别按揉足心涌泉穴100下后，不仅会顿觉头部轻松。推拿可以疏通经络，通畅气血，平肝潜阳，醒脑安神，滋补肝肾，调和阴阳，所以对各种类型的高血压病均有一定效应。推拿疗法适用于高血压病缓进型的一期、二期患者。对于急进型和缓进型三期的高血压病患者，尤其是高血压危象的患者，则不适用推拿疗法，应采用中西医药治疗，以免贻误病情。

推拿治疗高血压可根据不同证型而采取不同的治则。

（1）采用一指禅推法，从印堂穴直线向上至发际，往返5次；再从印堂穴沿眉弓至太阳穴，左右各往返5次；接着采取抹法，在前额、上下眼眶及鼻翼旁，从人体前正中线向两侧分别轻抹2分钟左右；然后采用鱼际揉法，在前额、太阳穴、百会穴分别按揉5分钟；其后采用扫散法，在两侧头颞部各施术1分钟。

（2）采用抹法，在两侧桥弓穴自上而下进行轻抹30次；再采用五指拿法，从前发际开始缓慢向后发际提捏，由前向后共6遍；接着采用一指禅推法，从颈后风府穴沿颈椎向下推至大椎穴，往返5遍；然后采用揉法，在颈椎两侧，上下反复按揉5遍；最后采用三指拿法，在风池穴、天柱穴上各施术1分钟。

（3）采用揉法，按揉双侧肺俞穴、心俞穴、膈俞穴各1分钟；接着按揉两侧曲池穴、内关穴各1分钟；然后采用全掌擦法，在肩背部横擦约 3 分钟，以治疗部位有温热感为度；随后采用小鱼际擦法，在肾俞穴、命门穴及整个腰骶部横擦约 3 分钟，以局部有温热感为度，最后采用小鱼际擦法，在足底涌泉穴上加压摩擦约 2 分钟，以足心有温热感为度。

（4）患者取仰卧位，采用一指禅推法，在中脘穴、大横穴上各施术 2 分钟；接着采用揉法，在气海穴、关元穴上各施术 2 分钟；最后采用掌摩法，在腹部按顺时针方向摩动 3 分钟。

以上 4 种推拿操作方法，可顺序全套操作，每天 1 次或隔日 1 次，也可将（1）、（3）分为 1 组，（2）、（4）分为 1 组，每天操作 1 组。

以上 4 种推拿方法，可由医生操作，也可由患者家属及患者自己操作。

27. 自我按摩降压有妙招

高血压是中老年人的常见病、多发病。此病往往会在各种不良的诱因下并发各种严重的疾病，甚至危及生命，所以应积极防治。平时除注意情绪调节和药物治疗外，自我按摩保健是一种很好的防治措施。

推头：用两手大、小鱼际按住头部两侧揉动，由太阳穴揉到风池穴，然后改用两手拇指揉风池穴，以达到酸胀感为度。

干梳头：取坐式，双手十指从前发际梳至后发际，次数不限，但至少 10 遍。

抹前额：取坐式，双手示指弯曲，用示指的侧面，从两眉间印堂穴沿眉外抹到太阳穴外，至少 10 遍。

按揉上肢：用右手从左肩部按揉至左手背，从上向下按揉大腿两侧肌肉，向小腿推按，重复操作 4 次。然后用同样的操作方法，按揉右腿 4 次。

揉腹：将掌心放在肚脐上，另一手掌重叠按压，先按顺时针缓慢平稳地按揉腹部 3 分钟，然后逆时针揉腹 3 分钟。也可适当延长揉腹时间，以腹部暖热微鸣为佳。

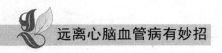

搓手心：站、坐位均可，双手掌心相贴，用力搓动，至掌心发热为度。

顺气：双手平放在胸上，掌心贴胸部，用鼻深吸一口气，接着用口呼气，双手慢慢向下扶到小腹部，反复 10 遍。

按腰：两掌手指并拢，并按腰背脊柱两侧，从上往下挤压至臀部尾骨处，每次 20 遍。

捏手掌心：血压急剧上升时，捏手掌心可作为紧急降压措施。做法：先从右手开始，用左手拇指按右手掌心，并从手掌心一直向上按到指尖，从手掌各个部位起至每根指尖。然后再照样按左手掌。

按摩涌泉穴：晚上睡前，端坐，用两手拇指分别按摩两足底中心的涌泉穴，或者用左足跟搓右足的涌泉穴，用右足跟搓右足的涌泉穴，各按摩 100 次，按摩时只能搓向足趾方向，不可回搓。

以上数种按摩方法，患者只要选择运用，持之以恒地坚持下去就会起到防治高血压的作用。

28. 梳头降压有妙招

梳头疗法是用木梳梳头防治疾病的一种治疗方法。头部有丰富的血管、神经，又有许多经穴，梳头可刺激头皮的神经末梢和经穴，并通过神经和经络的传导，作用于大脑皮质，调节经络系统和神经系统的功能，松弛头部神经系统的紧张状态，促进局部血液循环，从而达到防治疾病的目的。

高血压病患者梳头时，首先应当从额前开始，朝后梳一直梳到枕部（后脑勺下）。像耙地一样，顺着头发平梳。一定要贴紧头皮，着力适度，在 2 分钟时间内大约梳 100 次，每天早晨梳 200～300 次，当头皮有热胀麻感时，说明已达到要求。下午可再做一遍，但晚上临睡前不梳为宜。梳具最好选用玉质、牛角质或木质的，而不用塑料制品。玉梳和多功能牛角梳最为理想，因为它含有丰富的矿物质和微量元素，对人体的健康大有裨益。

除了用梳子进行梳头，还可以用自己的双手指来梳，每天晨醒、午休、劳动、工作之余均可进行。以两手十指自额部上发际开始，由前向后梳到枕后发际，动作宜缓慢柔和，边梳边揉擦头皮更好，次数不限，时间可在 10 分钟左右或更多。梳头须持之以恒，坚持的时间越长，效果越好。

梳头疗法见效较慢，患者不可操之过急，要持之以恒。木梳不能用塑料或金属制品，以桃木梳为最佳。梳头时，开始不能用力过猛，宜先轻后重，先慢后快，以免刮破头皮。凡治疗头面部以下的疾病，不宜用此疗法。如头面部有疮疖痈肿溃破者，应停止梳头疗法，待病愈后再进行。在治疗的同时，可以配合用药物、按摩、针灸、指针、点穴等疗法，以求尽快取效。梳头是人们生活习惯之一。梳头疗法容易为人们接受，关键是掌握正确的梳头方法。长期坚持梳头，不仅可以治疗疾病，还可以预防脱发，醒脑提神，是养生保健的有效方法之一。长期从事脑力劳动的人，如能每天坚持应用本疗法，对于解除疲劳和缓解大脑皮质的紧张状态，大有好处。

29. 足部外治降压有妙招

足部按摩法为足部外治法的一种常用方法。通过足部自我按摩脏腑经气输注和聚集的特定部位，可起到疏通经气、调整脏腑、平肝降压等作用。通过足部按摩能促使人体微循环发生变化，导致血液循环加快，血管扩张，血压下降。主穴选涌泉、降压、侠溪。配穴选中冲、昆仑、束骨、京骨、泉顶、失眠、夜静。操作手法：①按压或揉或擦或掐涌泉、降压、侠溪，每穴 3～5 分钟。②头晕、头痛明显，增加按摩中冲、昆仑、京骨、束骨等穴，每穴 3 分钟；失眠、心慌增加按摩失眠、泉顶等穴，每穴 3 分钟。

足踩鹅卵石法是近年来风行的一种足部外治方法。经观察，对一、二期高血压病有良好的辅助治疗作用。足踩鹅卵石的方法有以下几种：①赤脚在凸凹不平的鹅卵石小径蹬踏、跳跃或小步奔跑。②布袋装上小半袋鹅卵石，平放在地上赤脚在上面反复来回不停地踩踏。③用挑选过的鹅卵石，固定在 0.5 平方米的湿水泥上，制成鹅卵石水泥板，赤脚在上面有节奏地踩踏。踏鹅卵石时间为早、晚两次，每次 15 分钟以上，踩踏时须防止跌倒，冬季赤脚踏石须防止受凉感冒。每日按摩 1 ～ 2 次，15 天为一疗程。

足浴疗法又称洗足疗法、浴脚疗法，是用药液浸泡洗脚治病的一种足部外治方法，为辅助治疗一、二期高血压病的简便自然疗法。根据高血压病的不同证型，选用不同浸洗验方。先将浸洗药物入锅，加水煎煮 30 分钟，把滤过的药液倒入木桶或洗脚盆中。也可用开水将某些药物溶解成溶液，倒入盆中。药液需保持水温在 50 ～ 60℃；患者正坐，赤足在热药液中浸泡，用双足脚趾相互摩擦，按压足部，也可同时用手摩擦双足的涌泉穴等穴位；每日浸泡洗足 2 次，每次 30 分钟左右。常用的足浴验方有：①豨莶草 200 克，鬼针草 100 克。适用于各种类型的高血压病。②臭梧桐嫩枝与叶 250 克。适用于各种类型的高血压病。③钩藤 50 克，冰片 5 克。适用于肝火亢盛、肝风内动型高血压病。④粗老绿茶 5 克，龙胆草 5 克。适用于肝火亢盛型高血压病。⑤夏枯草 100 克，桑叶 100 克。适用于肝火上炎、肝阳上亢型高血压病。⑥野菊花 30 克，吴茱萸 15 克。适用于肝火上炎型高血压病。⑦菖蒲 100 克，制半夏 30 克。适用于痰浊内蕴型高血压病。足浴所用水量不宜过少，应能浸泡到双足踝部。掌握好水温，不宜过热过凉，应始终保温在 50 ～ 60℃，水温下降后可加入开水适量。洗脚后用干毛巾擦干，注意避风防凉。

足敷疗法为药敷疗法中的一种方法，是把药物敷于脚心或涌泉穴，通过皮肤的吸收，进入血液循环，或对经络产生刺激作用而达到治疗局部病变，内脏及全身疾病，调整和提高机体功能的目的。经临床观察，足敷疗法对一、二期高血压病有良好的辅助治疗作用。根据高血压病的不同证型，辨证选用不同的敷足验方，某些通治方也可不辨证而运用于各种类型的高血压病患者。先将药物晒干或烘干，研为极细粉末，用食醋或鸡蛋清、生姜汁、浓茶、清水等溶剂调成糊状或膏状，于睡前取伍分硬币大小的药糊，贴敷在两侧脚心或涌泉穴上，用纱布包扎，胶布固定。早晨起床时除去，连用 10 天为 1 个疗程，休息 1～2 天后可继续第 2 个疗程的治疗。常用足敷验方有：①吴茱萸 6 克，食醋适量。适用于肝阳上亢型高血压病。②白菊花 4 克，肉桂 2 克。适用于肝火上炎型、肝阳上亢型高血压病。③龙胆草 3 克，绿茶汁适量。适用于肝火上炎型高血压病。④莲心 3 克，冰片 2 克。适用于肝火上炎型高血压病。⑤蓖麻仁 3 克，附子 2 克，冰片 1 克。适用于阴阳两虚型高血压病。⑥生大蒜头 5 克，吴茱萸 3 克。适用于肝阳上亢型高血压病。⑦白芥子 5 克，白矾 2 克。适用于痰浊内蕴型高血压病。⑧鲜槐花 5 克，白芷（代麝香）3 克。适用于肝火上炎型、肝阳上亢型高血压病。⑨珍珠母、槐花、吴茱萸各等份，米醋适量。适用于肝阳上亢型原发性高血压。脚心皮肤破损、有药物过敏病史、局部患皮肤病变者忌用脚敷疗法。敷药前应将脚部用温水洗净，或用 75% 酒精局部消毒；然后再敷药。保持脚敷药物有一定湿度，过干则影响效果。与内服药、其他自然疗法同时应用，可提高疗效。对三期高血压病患者一般不采用足敷疗法。

30. 温泉降压有妙招

温泉水是一种来自地壳深层的地下水，它不同于江河湖海等地表水，也不同于井水或一般的矿泉水。它是带有一定的地温，并含有特殊矿物质成分和气体的泉水。通过不同的洗浴方式以及饮用、蒸汽吸入、含漱和灌肠等方式，温泉水能治疗范围相当广泛的疾病，氡泉、碳酸泉、硫化氢泉对高血压病的治疗尤为适宜。有95%以上的一期高血压病患者和70%的二期高血压病患者通过温泉疗法可使血压下降，并稳定在一定水平。

温泉浴疗治疗高血压病的方法有多种，这里仅择其常用、简便、疗效较好的3种方法作简要介绍。

（1）全身浸浴：躺在浴盆内，放泉水200升，水深不应超过乳头，水温37～39℃，在水中应静卧不动，每次10～15分钟，每日1次，15次为1个疗程。疗程结束后休息3～5天再进行第2个疗程，一般可连续2～3个疗程。

（2）局部浸浴：又称高弗氏浴，分手浴和足浴两种。患者脱去衣服，身体用毯子包好，坐在椅子上，将两手或两脚浸入水温34～36℃的温泉水盆中，然后向盆中逐渐加入热泉水，10～15分钟后使浴温达到40～42℃，保持此温度6～8分钟，每日1次，15次为1个疗程。

（3）淋浴：水温38～40℃，每次3～5分钟，10～15次为1个疗程。

高血压病患者在做温泉浴时要在医生的指导下进行。如果浴后出现头晕、疲劳、胸闷、脉搏增快或食欲缺乏等，称之温泉反应，多在浴疗的头几天内出现，一般持续数日就自行消退，不需作特殊处理。空腹或刚进食后不宜入浴。出浴时不宜过猛。浴后皮肤血管扩张，血液循环加速，此时如室温太低，汗水蒸发散热过快，引起体温下降，容易导致感冒。浴后要喝点盐开水，适当补充维生素。

31. 药枕降压有妙招

药枕芯中芳香挥发、磁性成分的药物，可直接作用于皮肤、黏膜、五官九窍，渗入血脉之中，直达病所，调理气血，醒脑安神，调整脏腑功能，达到治疗高血压病的目的。

（1）菊花枕：白菊花2000克。将白菊花充分晒干或烘干，装入枕芯，制成药枕具有平肝泻火、明目降压的功效。适用于肝火上炎、肝阳上亢两型的高血压病。

（2）荷叶菖蒲枕：荷叶1000克，菖蒲600克。将荷叶、菖蒲切碎，研成粗末，晒干或烘干，装入枕芯，制成药枕。具有化痰降浊、清暑降压的功效，适用于痰浊内蕴型高血压病。

（3）决明子枕：决明子3000克。将决明子先用冷水淘洗一遍，晒干或烘干，装入枕芯，制成药枕。具有平肝降火、明目降压的功效，适用于肝火上炎型高血压病。

（4）夏枯草荷叶枕：夏枯草1000克，荷叶500克。将上药晒干或烘干，装入枕芯，制成药枕。具有清泻肝火、平肝降压的功效，适用于肝火上炎型高血压病。

（5）茶叶枕：浸泡过的茶叶渣（以苦丁茶、绿茶的茶叶渣为佳）2000克。将浸泡过的茶叶渣，收集后随时晒干或烘干，装入枕芯，制成药枕。具有清凉泻火、平肝降压的功效，适用于肝火上炎型高血压病。

（6）绿豆枕：生绿豆2000克。将生绿豆拣去杂质，扬去灰尘，装入枕芯，制成药枕。具有清凉降压的功效，适用于肝火上炎型高血压病。

（7）桑菊枕：桑叶500克，菊花500克，薄荷30克，冰片30克。将桑叶、菊花、薄荷晒干或烘干，共研粗末，加入研成细粉的冰片，拌匀，纱布包裹，装入枕芯，制成药枕。具有平肝潜阳、芳香降压的功效，适用于肝阳上亢型高血压病。

（8）珍珠母枕：生珍珠母2500克。将生珍珠母洗净，晒干或烘干，打碎，研成细粉，装入枕芯，制成药枕。具有平肝潜阳、清肝降压的功效，

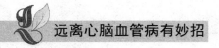

适用于肝阳上亢型高血压病。

（9）罗布麻叶枕：罗布麻叶 1500 克，冰片 20 克。先将罗布麻叶晒干或烘干，加入研成粉末状的冰片，拌匀，装入枕芯，制成药梳。具有平肝降压的功效，适用于肝阳上亢型高血压病。

（10）桑叶地黄枕：桑叶 500 克，干地黄 500 克，牡丹皮 200 克，巴戟天 500 克。上药晒干或烘干，共研为粗末，装入枕芯，制成药枕。具有双补阴阳的功效，适用于阴阳两虚型高血压病。

32. 刮痧降压有妙招

刮痧可以增强血液循环，改善微循环状况，改变血管紧张度，使血管扩张；并可调节神经功能，解除精神紧张。现代研究还发现，刮痧对神经中枢有一定的镇静作用，对高血压病一、二期患者有良好的辅助治疗效果。

刮痧的部位及方法：①取颈椎两侧，进行直线刮治，以局部皮肤出现紫红出血点、出血条为度。②取额部两侧太阳穴，进行局部平行刮治，以出现寒痧条为度。③取眉中印堂穴、颈项部风池穴，进行提捏，以局部出现潮红或微微紫红为度。④取脊柱及背部两侧膀胱经，进行刮治或刮痧，以局部比现充血斑点或斑块为度。⑤取肩部及肩井穴，进行刮治或刮痧，以局部出现充血斑点为度。⑥取上肢背部及曲池穴，进行刮治或刮痧，以局部出现充血斑点为度。⑦取足三里、三阴交穴，进行直线刮治，以局部出现充血紫斑为度。⑧取太冲穴，进行刮治或点揉，以局部出现充血斑点为度。

以上 8 种方法和刮痧部位，可分为两组，轮换使用，一般每个部位刮 15 ～ 20 次，每次 15 分钟。手法不宜过重，以患者能耐受为度，尤其初次治疗时间不宜过长，手法不宜太重。第二次刮治应间隔 5 ～ 7 天。如刮治部位痛感已消除，3 ～ 5 天也可施行第二次刮治。一般 10 次为

1 个疗程，间隔 10 天后可进行下个疗程的刮治。

刮痧疗法分为补法、泻法两种手法，依据操作力量的轻重、速度的缓急、刮治时间的长短、刮治的方向和局部皮肤的充血紫点程度等方面进行区分。

凡操作力量较轻，操作速度较慢，刮治时间较短，作用较浅，局部皮肤充血紫点较轻，对皮肤、肌肉有兴奋作用的手法，称为"补法"，适用于高血压病肝肾阴虚型、阴阳两虚型等虚证患者。

凡操作力量较重，操作速度较快，刮治时间较长，作用较深，局部皮肤充血紫点较重，对皮肤、肌肉等组织有抑制作用的手法，称为"泻法"，适用于高血压病肝阳上亢、肝风内动、痰浊中阻等实证患者。

介于补法与泻法两者之间的手法，称为"平法"，适用于阴虚阳亢等虚实夹杂证的高血压病患者。

刮痧要根据高血压病患者的年龄、血压高低、病情轻重，选择卧位、坐位等不同体位，尽量暴露治疗部位，先用毛巾擦洗局部皮肤，或用 75% 酒精棉球擦拭消毒。并要注意保暖，避免受凉感冒。刮治力量应适中、均匀，由轻渐重，避免忽轻忽重，一定要以能够耐受为度。手法过重反而会加重病情，引起血压增高。刮痧时需顺一个方向刮，不可来回刮治，以皮下出现充血、微紫红即可。初次刮痧，不要一味强求出痧，以免欲速而不达。对于重症高血压病患者及合并心、脑、肾疾病的高血压病患者，忌用刮痧疗法；对冬青油、红花油、万花油、按摩霜、药酒等润滑剂有过敏反应者，忌用刮痧疗法。

33. 拔罐降压有妙招

方法 1

取穴：足太阳膀胱经的大杼至膀胱俞。

施术：患者取俯卧位或俯伏坐位，充分暴露背部，在背部涂适量的润滑油，选择适当大小的火罐，用闪火法将罐吸拔于背部（负压不宜过大），沿着膀胱经背部第一侧线的大杼至膀胱俞来回推动火罐，至皮肤出现红色瘀血现象为度，起罐后擦净皮肤上的油迹。每周治疗 1 ～ 2 次，6 次为 1 个疗程。

方法 2

取穴：肩髃、曲池、合谷、承扶、委中、承筋、承山、昆仑、涌泉、申脉、足三里等。

施术：根据具体症状，选择拔罐部位，除头部外，均可用中号或大号的火罐，点燃 95% 酒精棉球，速投罐中，待火旺时将罐扣在穴位上，一般拔 10 个左右，留罐时间为 10 ～ 15 分钟。

方法 3

取穴：大椎、承山。

施术：采用针罐。毫针直刺得气后，针柄上各固定好酒精棉球，点燃后，叩罩火罐，留罐 20 分钟，每日或隔日 1 次，直至症状缓解。

方法 4

取穴：丰隆、足三里，肝火上炎加肝俞，阴虚阳亢加三阴交、膈俞，肾精不足加命门、关元。

施术：采用单罐或留针拔罐。留罐 15 ～ 20 分钟。每日或隔日 1 次，10 次为 1 个疗程，疗程间隔 3 ～ 5 天。

方法 5

取穴：肝俞、筋缩、胆囊穴。

施术：采用刺罐。梅花针叩刺出血，然后用闪罐，每穴 5 ～ 10 次，隔日 1 次至血压正常。

方法 6

取穴：太阳、曲池、委中。

施术：将太阳、曲池、委中穴进行常规消毒，用三棱针在每个穴位上点刺 3 ～ 5 下，最好选择穴位附近的经脉瘀阻（静脉充盈）处进行点刺，选择大小适宜的火罐，用闪火法将罐立即拔于所点刺的穴位上，留罐 10 ～ 15 分钟，待皮肤出现红色瘀血或拔出血量达 3 ～ 5 毫升为止，起罐后用消毒棉球擦净皮肤上的血迹。每周治疗 1 次，5 次为 1 个疗程。适用于实证型高血压。

方法 7

取穴：大椎。

施术：患者正坐垂头，用 28 号 2 寸毫针直刺大椎穴 1 ～ 1.5 寸，不捻转提插，待有下窜针感时，在针柄上放一酒精棉球点燃，叩上火罐，留罐 10 分钟。隔日 1 次，10 次为 1 个疗程，疗程间隔 5 ～ 7 天。一般治疗 3 个疗程。

方法 8

取穴：曲池、合谷、足三里、三阴交、肝俞、肾俞。

施术：将以上穴位进行常规消毒，用毫针针刺，曲池、合谷、肝俞用平补平泻法，足三里、三阴交、肾俞用补法，取得针感后，选择适当大小的火罐，用闪火法将罐吸拔于毫针上，留罐 10 ～ 15 分钟，待皮肤出现红色瘀血现象后起罐。每周治疗 2 ～ 3 次，6 次为 1 个疗程。适用于以头晕、头痛、失眠、心悸等为主证的虚证型高血压病。

34. 心理调节的降压妙招

血压升高肯定与心理因素有关。高血压患者要学会各种调整心理活动和稳定情绪的方法，实事求是地认识和处理心理社会事件，尽量设法克服各种负性情绪，消除不切实际的争强好胜心和过分消极的失落、自卑感，保持乐观豁达的心态。学习和掌握一些高血压防治知识，正确认识

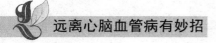

和对待高血压，高血压目前虽然难以根治，但只要采取正确的对策和有效的措施，高血压是可防、可治的，不必过分担心。负性情绪宜疏不宜堵，遇到不顺心的事，不要耿耿于怀生闷气，自己能化解最好，实在解不开，找个适当的场合，向可信赖的人倾诉一下，"一吐为快"有益于健康。陶冶美好的道德情操、保持和谐的人际关系，安排丰富的休闲生活以及坚持心身放松的锻炼是心理保健的良方，防治心身疾病的有效措施。

中医认为，高血压的关键在肝。情志失节，肝阳偏亢，木炽火旺，易引起高血压。我们都有这样的体会，人一旦发怒，面红耳赤，血往上涌，会出现头晕头痛，一测血压往往升高，有高血压的人发怒则更会加重病情。因此，保持良好的精神状态，注意情志养生对高血压的防治很重要。它可使疲劳的大脑得到恢复，有利于血管扩张，从而使血压下降，并且保持稳定。

部分高血压患者发现血压增高后，思想负担很重，情绪极不稳定，终日忧心忡忡，结果使血压增高，病情加重；有的患者出现消极沮丧，失去信心的不良心理，觉得自己给家庭和社会带来负担，成为"包袱"，不愿按时服药，不肯在食疗、运动等方面进行配合，等待"最后的归宿"；也有的患者因一时血压下降得不理想，对治疗失去信心，变得焦躁不安，怨天尤人。虽然高血压的治疗目前尚缺乏治本的方法，需要长期作战，但若能避免增加心理负担，改变生活方式，自我进行安慰，家人多给予心理安慰和生活上的体贴，病情是可以控制的，并发症是可以减少的。

人在紧张、忧愁、愤怒、悲伤、惊慌、恐惧、激动、痛苦、嫉妒的时候，可出现心慌、气急和血压升高，甚至导致脑血管痉挛或破裂引起脑卒中致死，所以高血压又被称为心身疾病。除了药物治疗，保持心境平和、情绪乐观十分重要。遇到不满意的人和事，要进行"冷处理"，避免正面冲突，遇事要想得开，切忌生闷气或发脾气。还应培养多种兴趣，多参加一些公益活动及文娱运动，做到笑口常开，乐观松弛。

35. 起居养生降压有妙招

　　高血压病患者的生活有规律，早睡早起，按时作息，即使节假日或来亲戚也要注意不要打乱自己的"生物钟"。要经常坚持体育运动或体力活动，但活动量要适度，避免久坐、久立、久行、久卧。家务劳动不宜过于劳累。大小便时最好选用坐式便池，尽量不使用蹲坑，以免诱发脑血管意外。夏天使用电风扇时，不宜对着身体直吹，使用电扇时间不宜过长，风力不宜过大；使用空调，室内外温差不宜过大。收看电视时间不宜过长，并发心脏病的高血压病患者，不宜看情节惊险的节目及竞争激烈的体育比赛转播。根据气候变化，及时增减衣服。患高血压病的老年人及病情较重的高血压病患者，行动要放慢速度，变换体位及上下楼梯、上下汽车时应注意安全，防止踩空、跌倒或绊倒。

　　高血压病患者，多发于中老年人，因此要在这个年龄组的人中强调"三松"：即裤带宜松，最好不用收缩拉紧的皮带，最好采用吊带式；穿鞋宜松，应以宽松舒适为度，多穿布鞋；衣领宜松，尽量不结领带，如遇必须要系结领带，应尽可能宽松。对于高血压病患者来说，任何不起眼的人为因素都可能促使血压升高。对于鞋带、衣领（包括领带），以及手腕扣夹的表带等，都是一样的道理，均须注意宜松不宜紧，以自然、舒适为度。

　　性生活引起的血压增高对健康的已婚男子无任何影响。一期高血压病患者没有必要禁止性生活，每1～2周可进行一次性生活，但在性交时应避免过分激动，性交动作不可过于激烈，性交时间不宜持久，避免在酒后、饱食、饱饮后性交，避免性交时的憋气动作。二期高血压病患者在性交时血压可上升许多，如果平时基础血压值就高，性生活时血压上升也就越高，如果不在药物保护下有节制地进行性生活，就有可能诱

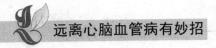

发高血压危象或脑血管意外。每次性生活之前可先服一次降压药，性交次数以每2～4周1次为宜。对于三期高血压病患者，因伴有明显的心、脑、肾并发症，血压持续较高，难以下降，应停止性生活，可用抚爱来代替性交，使夫妻双方生理上得到满足。

高血压病患者的居室宜清静。居室宜保持适宜的温度，一般应在16～24℃。夏季可提高到21～32℃；室内湿度以50%～60%为佳，冬季最好不低于35%，夏季不大于70%。床铺要舒适，高低应合适，枕头应柔软，被褥要避免太重太厚，以保暖性能好的羽绒、丝绵被为佳；室内光线应充足、柔和，要有合理的照明，过于昏暗、缺乏阳光的居室容易使人感到疲惫，加重孤独感觉；居室的陈设装饰以简洁、实用、整齐为原则。

生活节奏太快会使血压上升。研究发现，减轻劳动强度可使高血压患者的血压下降10毫米汞柱，使正常人的血压下降5毫米汞柱。经常饭后到户外散步也可降低血压。国外一项研究证实，每天到户外晒太阳10～30分钟，血压可下降6毫米汞柱。放慢说话速度也能避免血压上升。白天至少应有20分钟躺卧休息，或抬高双脚静坐休息；思考问题时采用坐位或卧位；睡觉时将脚抬高3～8厘米，有利于血液流动趋于正常状态。

戒烟是防治高血压的基本要求，吸烟有百害而无一利，经常吸烟会使血压上升，更不利于降压治疗。

36. 音乐降压有妙招

音乐能通过其旋律、节奏、声调、音色等方面对人体产生的各种效应，来调节心血管系统、神经系统等方面的生理、心理功能，中速演奏的舒缓的音乐可使人心情平静，心率保持平和、稳定，上升的血压下降，紧张的神经放松，大脑皮质的功能得到改善，烦躁的情绪得以调整。

音乐疗法的运用方式分为以下两类：①主动表达法（或称参与性）。由患者亲自从事唱歌、演奏乐器等音乐活动来治疗疾病。②被动接受法（或称感受性）。患者通过倾听、欣赏有选择性的音乐来达到治疗效果。

音乐疗法可在病房集体欣赏，但更多的患者是在家庭接受音乐疗法，家用的音响设备、音乐磁带和 CD 的普及，为高血压病患者开展家庭音乐疗法提供了方便。个人欣赏可戴上耳机，放低音量，取静坐或静卧姿势，在无干扰的安静环境中听赏、品味。每天接受音乐疗法的时间可因人而宜，一般是每日 2～3 次，每次 30～60 分钟，可连续欣赏同类的多首治疗性乐曲或歌曲及戏剧音乐。

高血压病的音乐疗法的乐曲选择应辨证挑选。肝火上炎型、肝阳上亢型的高血压病，可选择镇静性乐曲如勃拉姆斯的《摇篮曲》、德彪西的《月光》、圣桑的《天鹅》、海顿的《小夜曲》；我国民族乐曲可选听《渔舟唱晚》《平湖秋月》《汉宫秋月》等，因这类乐曲旋律优美抒情、简洁流畅、清淡典雅，节奏平稳、悠缓动听、宽广柔慢、速度徐缓、音色柔和、舒展或略带深沉，风格幽静、安详，经常倾听，有明显的降压功效。

肝风内动型的高血压病辨证施乐的音乐，基本上与肝火上炎、肝阳上亢型相同。

痰浊内蕴型高血压病患者可欣赏《花好月圆》《喜洋洋》《鲜花调》《雨打芭蕉》《江河水》《满庭芳》等民乐。因这类乐曲旋律酣畅，节奏明快，能愉悦情绪，解郁化痰，疏肝降压。

肝肾阴虚型高血压病患者可选择《梅花三弄》《二泉映月》《流水》《醉渔唱晚》《牧歌》《姑苏行》等传统乐曲，这类旋律清柔、节奏悠缓的乐曲有醒脑定眩、振奋精神、补益降压的功效。

阴阳两虚型高血压病患者可选择《百鸟朝凤》《空山鸟语》《鹧鸪飞》《听松》《春江花月夜》《阳关三叠》《平沙落雁》等古典乐曲，这类轻柔、细腻、

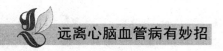

秀丽、婉约、流畅的乐曲能调节神经，双补阴阳，降低血压。

各型高血压病忌听高亢激烈的兴奋性乐曲。

37. 舞蹈降压有妙招

优美的舞蹈动作，鲜明欢快的音乐伴奏，是表达思想，抒发情感，宣泄郁闷的好形式，令人心旷神怡，气血流畅，血管的反应性得到改善，可引起外周血管的扩张和血压下降。

舞蹈降压的运用方式分为以下两类：①主动表达式，即由患者亲自从事舞蹈活动来治疗疾病。②被动接受式，即观赏舞蹈艺术。

从舞蹈艺术的形式、内容、特征角度讲，舞蹈可分为民间舞蹈、西方现代舞蹈、古典舞蹈三类：①民间舞蹈，是指在群众中广为流传，具有民族风格和地方特色的传统舞蹈形式。我国有 56 个民族，各民族的民间舞蹈更是形式多样，风格各异，以汉族为例，目前广泛流传的民间舞蹈有秧歌舞、红绸舞、腰鼓舞、扇子舞几种，且在原有的基础上，编排又有所创新，更加适合中老年健身的需求。②现代舞蹈，是以自然的舞蹈动作自由地表现思想感情和生活的舞蹈。它集舞蹈艺术、音乐、体育锻炼为一体，为中老年人十分喜爱的一种健身活动。目前广为流传的现代舞蹈有慢四步交谊舞、慢三步交谊舞、小伦巴舞、中老年迪斯科等。③古典舞蹈，为古典风格的传统舞蹈，它具有整套的规范性技术和严谨的程式，所以作为治病疗法在群众中尚未被普遍接受。我国古典舞蹈《敦煌彩塑》《仿唐乐舞》《丝路花雨》等，由于表演时眼、手、身、法、步的配合十分紧密，若能学习、表演一两个节目，对艺术观赏和健身治病均有很高的价值。

以上三种舞蹈均适合一、二期高血压病患者根据个人的兴趣和条件进行选择，均可作为一种体育运动疗法和精神运动疗法而用来调理身心，养生治病，防治高血压病。

高血压病患者进行舞蹈疗法，一是要控制时间，每日 1 ~ 3 次，每次 30 ~ 60 分钟为宜；二是运动量不宜过大，注意循序渐进，量力而行，否则反而导致血压上升；三是年老体弱的高血压病患者不宜选用动作过大、动作过多、节奏过强的舞蹈。

38. 书画降压有妙招

书画疗法是指通过练习、欣赏书法和绘画来达到治病目的的一种治疗方法。书画疗法的养生治病作用是多方面的，特别在舒心养性、畅情逸志、宁心安神、健脑益智、延年益寿等方面的功效十分显著。至于书画疗法的降压机制，主要与书画疗法可以调节情绪、疏肝理气、平肝潜阳有密切关系。当人们挥毫之时或潜心欣赏书画时，尘念逐渐减少，杂念逐渐排除，达到"精神内守，恬淡虚无"。因而可以"真气从之""形劳而不倦""心安而不惧"，可使郁结的肝气得以疏解，上亢的肝阳得以下降，上升的血压得以降低。有学者以血压为指标，将经常练习书画者与初学书画者进行对照观察，结果两组血压均有不同程度的下降，但经常练习书画者的降压程度明显优于初学书画者。

书画疗法的运用方式分为以下两类：①书画练习；②书画欣赏。

从具体内容和形式讲，可分为以下两类：①书法。是指运用毛笔来书写楷书、草书、行书、篆书、隶书等文字的一种艺术，用毛笔书写的书法又称传统的软笔书法。以钢笔、圆珠笔等工具来创作书法称为硬笔书法。②绘画。主要是指中国传统的绘画艺术——中国画。其中包括人物画、山水画、花卉画、禽兽画、虫鱼画等类别。以上两类形式和内容均适合一、二期高血压病患者根据个人爱好和条件进行选择。

高血压病患者进行书画疗法没有严格的禁忌证，只需注意每次练习

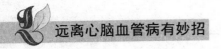

书画时间不宜过长，每次时间以 30 ～ 60 分钟为宜，不宜操之过急；在运笔写字绘画时，宜"意守笔端""凝神点画"，尽量心神安定，切忌"心猿意马"；高血压病的书画疗法须长年坚持，锲而不舍方可见效。

39. 花卉降压有妙招

花卉疗法是指通过栽养花卉、欣赏花齐、鼻闻花香、品尝花肴来达到治病目的的一种治疗方法。千姿百态、五彩缤纷的花卉色彩和姿态，可以调节人体的精神情绪，解除郁闷、紧张的心情，尤其是青、绿、紫、蓝等冷色可使高血压病患者得以安定、镇静的抚慰，并能平肝潜阳，促使血压下降。

花卉疗法的运用方式，按内容和形式可分为以下几种。

（1）栽花：在家庭庭院、卧室、阳台，以及房前屋后栽种花卉，松土浇水，每天早、晚两次，每次不超过 30 分钟。

（2）观赏青绿植物和各类菊花，或在花丛中散步、静坐，每日 2 次，每次 15 分钟。

（3）品尝花卉菜卉，饮用花卉茶。

（4）睡菊花枕等花卉枕头。

（5）服用花卉药方。

花卉疗法仅可作为一期、二期高血压病的辅助治疗方法，须与其他自然疗法配合运用。夹竹桃、曼陀罗、虞美人等花卉，带有毒性，不能服食。

40. 预防高血压有妙招

高血压的一级预防（病因预防）是指对民众宣传教育科学的生活方式，并远离不良生活方式。显然，一级预防是主动性措施。而要做到早预防、早发现高血压，关键在于人人要有预防保健的常识，人人能够自我保健。著名的维多利亚宣言中的四大基石："合理膳食、适量运动、戒烟限酒、心理平衡"（也即健康的生活方式），是通过实践证明行之有效的好方法，有研究表明健康的生活方式可使高血压的发病率减少55%，可见其降低高血压发病率的作用是显而易见的。

二级预防是指对已患高血压的个体和群体采取措施防止疾病复发或加重。显然，二级预防是在发病后进行防治，故属于被动性措施。总而言之，二级预防就是及时和正确的治疗高血压。高血压的二级预防本身就是对动脉硬化、脑卒中、冠心病等的一级治疗。因此，如能遵循"均衡膳食，适当运动，心胸开朗，戒烟限酒，生活规律，平稳降压"的二十四字口诀，定对防治高血压有帮助。

对有高血压者要做到早治。早期高血压患者，即使轻度高血压者也要在改变生活方式基础上，给予降压药治疗，这样效果将是最好的。早期治疗的关键之一是及早发现，应注意定期体检，测量自己的血压变化。而且治疗高血压要持之以恒，血压降至正常后仍应坚持用药，因为降压药不会进一步降低正常血压，但要防止血压的回升。只有把血压控制在理想的水平，并长期维持稳定，才能达到减少和延缓其并发症发生的危险性。高血压是一个多器官问题，因此，控制其他因素如血糖和血脂也须同时考虑。中国过去10年生活方式和饮食习惯的变化，以及糖尿病患病率的增加，也对心脑血管病的死亡率造成了一定的影响。所以，高血压伴有血糖、血脂异常者应严格控制，这也是至关重要的措施。

三级预防是指对重症的挽救，以预防其并发症的发生和患者的死亡，其中包括康复治疗，主要是指药物治疗。药物治疗对减少心脑血管病的病死率、致残率肯定有效，对防止脑卒中、冠心病、心力衰竭、尿毒症等都有明显的效果。

二、远离冠心病有妙招

1. 西药防治冠心病有妙招

（1）硝酸酯类药物：主要有硝酸甘油、硝酸异山梨酯（消心痛）、5-单硝酸异山梨酯、长效硝酸甘油制剂（硝酸甘油油膏或橡皮膏贴片）等。硝酸酯类药物是稳定型心绞痛患者的常规一线用药。心绞痛发作时可以舌下含服硝酸甘油或使用硝酸甘油气雾剂。对于急性心肌梗死及不稳定型心绞痛患者，先静脉给药，病情稳定、症状改善后改为口服或皮肤贴剂，疼痛症状完全消失后可以停药。硝酸酯类药物持续使用可发生耐药，有效性下降，最好间隔 8～12 小时服药，以减少耐药性。含服硝酸甘油时要注意体位状态，如果站着含服，因可能出现脑部缺血而发生眩晕无力，甚至可能昏厥；如果是躺着含服，因会增加静脉回流入心脏的血流量而加重心脏负荷，使药效减弱，可能使发病时间延长。所以，采取坐姿含服比较合适，也可背靠在沙发上含服。服用硝酸甘油常见的不良反应有因血管扩张而引起的头痛、头晕、面部潮红、恶心、呕吐、腹痛、视物模糊、反射性心动过速、直立性低血压、呼吸加快，严重者可能昏厥，极个别人还会出现过敏性休克。如果服用硝酸甘油剂量太大，会使外周血管中血流量加大，回心血流量减少，使血压和冠状动脉灌注压过分降低，引发交感神经兴奋，使心率加快，心肌收缩力增强，反而增加心肌耗氧量，由此诱发或加剧心绞痛。所以，初次用药宜从 0.3 毫克开始，再视情况加量 0.3 毫克，如此反复 3 次，每次间隔 3 分钟，15 分钟内 3 次。无效不可再加，应改用亚硝酸异戊酯或打医院救助电话求援。

（2）抗栓（凝）药物：抗血小板药物主要有阿司匹林、氯吡格雷（波立维）、阿昔单抗、前列环素、前列腺素 E_1 等，主要用于稳定型和不稳定型心绞痛，可以抑制血小板聚集，避免血栓形成而堵塞血管。阿司匹林为首选药物，维持量为每日 50～100 毫克顿服。阿司匹林的副作用是对胃肠道的刺激，因此须晚餐后立即服下，胃溃疡患者要慎用。冠心病患者应坚持长期服用。介入治疗术后应坚持每日口服氯吡格雷 75 毫克，至少半年。抗凝药物主要有肝素和低分子肝素、水蛭素、华法林等，主要用于不稳定型心绞痛和急性心肌梗死。另外，溶血栓药（链激酶、尿激酶、组织型纤溶酶原激活剂等）可溶解冠状动脉闭塞处已形成的血栓，用于急性心肌梗死发作时的及时治疗。

（3）β受体阻滞药：由于β受体阻滞药能减慢心率，降低血压，减低心肌收缩力，从而降低患者的氧耗量，减少因用力、激动引起的症状性及无症状性心肌缺血的发作，提高患者运动耐量。同时β受体阻滞药具有抑制交感神经过度活动的作用，减少由此引发的严重的甚至致命的心律失常。在无明显禁忌时，β受体阻滞药是稳定型心绞痛患者的一线用药。对不稳定型心绞痛的患者，可以降低急性心肌梗死的发生率，是非抗血小板治疗的首选药物，与硝酸酯类药物合用效果更佳。急性心肌梗死患者使用可以降低死亡率，也是心肌梗死后及介入治疗后应长期坚持服用的药物。常用药物有美托洛尔、阿替洛尔、比索洛尔和兼有α受体阻滞作用的卡维地洛、阿罗洛尔等。

（4）钙离子拮抗药：其作用为抑制或减少冠状动脉血管痉挛，抑制心肌收缩，扩张外周阻力血管及冠状动脉，降低心肌氧耗及增加冠状动脉血流，某些钙拮抗药还能减慢心率。一般耐受好，能增加患者耐力及缓解症状，可用于稳定型心绞痛的治疗和冠状动脉痉挛引起的心绞痛。

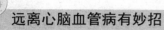

一般认为它们与 β 受体阻滞药具有相同的效果，特别适用于某些有 β 受体阻滞药禁忌的情况，例如哮喘、慢性气管炎及外周血管疾病等。常用药物有维拉帕米、硝苯地平、硝苯地平控释剂、硝苯地平缓释剂（络活喜）、地尔硫草等。

（5）血管紧张素转化酶抑制药 / 醛固酮受体拮抗药：对于急性心肌梗死或近期发生心肌梗死合并心功能不全的患者，尤其是那些使用 β 受体阻滞药和硝酸甘油不能控制缺血症状的高血压患者，应当使用此类药物。常用药物有依那普利、贝那普利、雷米普利、副辛普利等。但用药过程中要注意防止血压偏低。如出现明显的干咳副作用，可改用醛固酮受体拮抗药。

（6）调脂治疗：调脂治疗是指对高密度脂蛋白、胆固醇、甘油三酯这三个指标进行调节，以提高高密度脂蛋白，降低胆固醇和甘油三酯，从而稳定冠状动脉病变处脂质斑块，防止其破裂及斑块继续增大，甚至使脂质斑块消减。因此，适用于所有冠心病患者。冠心病患者应当改变不良的生活习惯，戒烟，低脂饮食，减轻体重，适当运动，常规测血胆固醇水平。对伴有高脂血症的患者，在改变生活习惯基础上给予调脂治疗。目前提倡用他汀类药物，常用药物有洛伐他汀、普伐他汀、辛伐他汀、氟伐他汀、阿托伐他汀、吉非贝齐、烟酸等。

（7）其他：对高血压、糖尿病等相关疾病进行积极药物治疗。

2. 治疗冠心病的溶栓介入妙招

冠心病介入治疗始于 1977 年，目前已成为冠心病的重要治疗手段。介入治疗的适宜年龄在 30 ～ 60 岁。介入治疗适用于：①单支冠状动脉严重狭窄，有心肌缺血的客观依据，病变血管供血面积较大者；②多支冠状动脉病变，但病变较局限；③近期内完全闭塞的血管，血管供应区内有存活心肌,远端可见侧支循环者;④左心室功能严重减退（EF＜30%者）；⑤冠状动脉旁路移植术后心绞痛；⑥"经皮冠状动脉腔内成形术"（PTCA）术后再狭窄。

对于心脏支架病例的复发问题，目前，尚不能确切掌握导致患者病变部位再狭窄的主要原因，但做完心脏支架手术的患者在术后一定要遵照医嘱规律用药、规律生活。冠心病介入治疗后可能发生的并发症有下列几种。

（1）冠状动脉痉挛：在冠状动脉造影或介入过程中，冠状动脉局部或弥漫的持续性收缩造成管腔狭窄，甚至闭塞。发生率在1%～5%。冠状动脉痉挛可以为自发，也可以为对比剂或器械操作诱发。冠状动脉痉挛时可无明显症状，也可出现明显的缺血症状，如胸痛、心肌梗死、心律失常，严重时可导致死亡。冠状动脉痉挛发生时可冠状动脉内注射硝酸甘油或钙拮抗药。

（2）冠状动脉穿孔：比较罕见，但危害较大。表现为造影剂外渗至心包内，严重时可导致心包积血、心脏压塞。大多数冠状动脉穿孔与介入操作有关，比如：导丝穿透血管壁；旋磨导致血管壁组织损伤；球囊膨胀过大导致血管壁过度拉伸等。另外，冠状动脉血管迂曲、钙化、成角或闭塞病变，在操作过程中也易导致冠状动脉穿孔。女性、高龄、糖尿病以及肾功能不全也是发生冠状动脉穿孔的高危因素。

（3）冠状动脉夹层：多见于球囊预扩张病变时，是导致冠状动脉急性闭塞的主要原因。表现为造影可见的管腔内充盈缺损、管腔外造影剂滞留或可见内膜片。

（4）冠状动脉急性闭塞经皮冠状动脉介入治疗：（PCI）时或PCI后冠状动脉血流发生阻滞或减慢。是经皮冠状动脉腔内血管成形术的主要并发症之一，可以导致心绞痛、心肌梗死甚至死亡。支架应用后，冠状动脉急性闭塞的发生率明显减少。

（5）支架内血栓形成：为一种少见但严重的并发症。分为急性血栓形成（术后 24 小时内）、亚急性血栓形成（术后 24 小时至 30 天）、晚期血栓形成（术后 30 天～1 年）和极晚期血栓形成（术后 1 年以上）。

（6）慢复流或无复流：是指 PCI 时心外膜大冠状动脉血管已解除狭窄，但远端前向血流明显减慢或丧失，心肌细胞灌注不能维持的现象。其原因复杂，确切机制尚不清楚，可能是由于血栓或斑块碎片栓塞远端微血管引起。

（7）支架脱落：较少发生。与病变特征、器械及术者操作等因素有关。

（8）周围血管并发症：股动脉途径穿刺可见的并发症有血栓、栓塞、出血、血肿、腹膜后血肿、假性动脉瘤和动静脉瘘等。桡动脉途径可见的并发症有桡动脉痉挛、闭塞、前臂血肿、局部出血和骨筋膜室综合征等。

（9）出血并发症：由于 PCI 术前后应用抗血小板药物，术中须要给予静脉肝素抗凝，所以围手术期的出血是 PCI 较为常见的并发症。主要包括：穿刺部位出血、消化道出血，甚至可发生脑出血。因此，对于出血高危患者应当合理应用抗栓药物，纠正可逆转的危险因素，尽量防患于未然。

（10）对比剂肾病：应用含碘的对比剂后，部分患者会发生肾损伤，发生率小于 5%。多见于术后 2～3 天，表现为血清肌酐水平比使用对比剂前升高 25%。多可自行恢复，极少数发生不可逆的肾损伤。

3. 治疗冠心病的溶栓妙招

溶栓治疗是通过静脉内输注尿激酶、链激酶等溶解血栓药物，达到开通血管、恢复心肌血流灌注的目的。此方法自 20 世纪 80 年代中期兴起以来，已确立了其在挽救急性心肌梗死中的地位，是急性心肌梗死治疗史上的重大进展之一，并已普及到国内各基层医院，疗效迅速、安全性高、简单易行，大大缩短了患者的住院时间，减少了医疗费用，降低了死亡率，提高了患者的生活质量。这种疗法适用于起病后 12 小时内到达医院的患者，以 6 小时为佳，其成功率达 75% 左右。起病后越早接受治疗，疗效越明显。起病后 1 小时内溶栓，在每 1000 名患者中可多救活35 人；起病后 7 ～ 12 小时内溶栓，每 1000 名患者中仅多救活 16 人。

4. 治疗冠心病的搭"桥"妙招

冠状动脉搭桥就是利用患者自身其他部位的血管在狭窄的血管旁边搭一根"桥"，把这段狭窄的血管跨过去，也就是让血液通过这根"桥"到达后面的心肌组织，解决供血问题。冠状动脉旁路移植术（CABG）也称为冠状动脉搭桥术（CABG）。不但可以解决药物治疗和 PTCA 在冠心病治疗中面临的难题，如冠状动脉分支处病变、多支处病变、无保护的左右干病变等，而且是目前最彻底、完整的血运重建方式。搭桥术 1 ～ 2个月后患者就可恢复正常工作。

搭桥手术实际上只解决了局部狭窄问题，并没有去除冠心病的病因。如果患者依然存在有冠状动脉粥样硬化、高血压、高血脂等致病因素，那么还会继续出现新的冠状动脉硬化、冠状动脉狭窄。就好像虽然修了运河，但没有治理上游的泥沙，泥沙会继续堆积，下游的河流分支就会继续被新的泥沙堵塞。所以说，冠状动脉搭桥并不是根治冠心病的方法，而只是重建了一条旁路，达到暂时缓解患者心肌缺血症状的目的，同时减少因心肌缺血造成的心脏功能失调。换句话说，冠状动脉搭桥手术"治标不治本"。

目前搭桥手术所用的血管，多取自患者腿部的大隐静脉。静脉和动脉在管壁结构上是不同的。动脉承受的是从心脏泵出的血液，压力高，因而管壁厚；静脉内走的是从各组织回流的血液，压力小，管壁薄。现在用管壁薄的静脉，代替管壁厚的动脉，并承受很高的动脉压，久而久之，管壁就会出现增生、钙化，最终形成狭窄、堵塞。所以，一般静脉的正常寿命只有 7～8 年的时间。动脉桥的寿命长一些，但动脉的来源更少，可用动脉搭桥的部位也少，故受到很大的限制。

一次搭桥手术只能解决 7～8 年的问题，人一生中又不能无限制地做搭桥手术。一般原则上被诊断为冠心病的患者，应该首选药物疗法，通过服用扩张冠状动脉血管的药物，降低心肌耗氧量的药物，减少血液黏稠度、溶解血栓、降低血脂的药物等，来改善心肌的供血状况。同时注意饮食，减少油腻食物摄入量，改变不良嗜好，戒除烟酒，控制血压。总之，最大限度地减缓动脉硬化、阻塞的时间和程度。当狭窄比较严重时，还可以考虑能否先选择动脉导管球囊扩张、支架等介入性治疗方法（PTCA）。如果主要冠状动脉狭窄不严重，或只是非主要冠状动脉狭窄，而且用药能够控制心绞痛的患者，应该首先考虑用药治疗；单支或两支冠状动脉严重狭窄，或非主要冠状动脉狭窄者，可考虑选择 PTCA、支架等方法；而对于那些不稳定性心绞痛内科治疗无效的，两支以上或左主干冠状动脉狭窄且远端血管直径大于 1.5 毫米、通畅的患者，可做搭桥手术；对于弥漫性的冠状动脉狭窄及远端发育不良的冠状动脉，或反复搭桥已无可搭的动脉者，方可做激光打孔。

5. 中成药防治冠心病有妙招

（1）急性发作期：在心前区突然出现发作性或持续性绞痛、憋气、胸闷或脉搏不齐等症状；并常伴有面色苍白、呼吸困难、情绪恐惧、出冷汗等症。此时，可选用苏冰滴丸或冠心病苏合香丸，这两种药是缓解冠心病急性发作的备急良药，2～5 分钟就发挥药效。但这两种丸药是急救治标之品,不宜长服,以免耗伤元气。阴虚阳亢者,或兼有高血压的冠心病患者如果久服,会加重口干舌燥、咽痛、烦躁等症状。个别高血压患者血压有升高加剧之弊。又因苏合香、冰片等对胃黏膜有刺激作用,故有胃窦炎、胃溃疡的患者也不宜久服。

(2)气滞胸闷为主者:胸闷不舒时轻时重,并伴有胸闷彻痛的症状。可用理气宽胸的瓜蒌片,它有增强冠状动脉血流量和心肌收缩的作用。

(3)血瘀胸痛为主者:胸痛如针刺,频频发作,疼痛固定在某处,多见于慢性冠状动脉供血不足,并伴有心绞痛的患者。可用丹参舒心片或丹参片,这两种成药都是由活血化瘀药丹参组成,具有扩张冠状动脉、增加冠状动脉流量及改善微循环的作用,并能改善心脏功能、促进心肌细胞的修复;也可选用冠心病片,其中的丹参、川芎、红花、降香、赤芍具有活血化瘀,改善冠状动脉供血,防止血栓形成的功效。

(4)气滞兼有血瘀者:可用由丹参、三七、冰片组成的复方丹参片,或用由参三七、赤芍、佛手、泽泻等组成的冠芍片。这两种药都有活血化瘀、理气止痛、扩张冠状动脉、增加冠状动脉流量的作用,冠芍片还有降压和降血脂作用。

对伴有高脂血症的冠心病患者可同时服用血脂康或脉安冲剂(山楂、麦芽),两者均能降低血清中过高的胆固醇、β脂蛋白,防止动脉进一步硬化。

6. 汤剂防治冠心病有妙招

(1)益气活血祛风通络方:黄芪 30 克,葛根 30 克,丹参 30 克,炒酸枣仁 30 克,前胡 12 克,细辛 3 克,羌活 6 克。水煎取药汁。每日 1 剂,分 2 次服。具有益气活血、祛风通络的功效。适用于冠心病。

(2)二参通脉方:太子参 30 克,玄参 30 克,党参 30 克,赤白芍各 12 克，郁金 10 克，娑罗子 30 克，丹参 30 克，细辛 3 克。水煎取药汁。每日 1 剂，分 2 次服。具有益气化瘀通滞的功效。适用于冠心病心绞痛，胸闷气短心悸。

（3）益气温阳化瘀汤：当归 20 克，生地 20 克，桃仁 25 克，红花 9 克，牛膝 9 克，赤芍 12 克，枳壳 6 克，川芎 6 克，桔梗 6 克，附子 6 克，柴胡 3 克，甘草 3 克，人参 10 克。水煎取药汁。每日 1 剂，分 2 次服。气滞血瘀型柴胡加至 9 克；气虚血瘀型重用人参至 30 克，另顿服；阳虚血瘀厥逆型附子用至 45 克，另煎均分 3 次服。具有益气温阳、化瘀通脉的功效。适用于冠心病心肌梗死。

（4）冠痛灵汤：人参 10 克，黄芪 30 克，丹参 15 克，川芎 10 克，鸡血藤 15 克，藏红花 1.5 克，郁金 10 克，枳壳 10 克，三七 3 克，琥珀末 2 克，石菖蒲 15 克，决明子 10 克。水煎取药汁。每日 1 剂，分 2 次服。具有益气活血、通脉止痛的功效。适用于心绞痛气虚血瘀型。

（5）补肾化瘀汤：淫羊藿 15 克，桂枝 15 克，黄芪 30 克，太子参 15 克，麦冬 15 克，五味子 10 克，丹参 15 克，赤芍 15 克，川芎 15 克，红花 10 克，当归 10 克。水煎取药汁。每日 1 剂，分 2 次服。阳虚加附子 10 克，炙甘草 10 克；肾虚加紫河车粉 20 克；痰浊加瓜蒌 15 克，薤白 15 克；心悸怔忡加炒酸枣仁 10 克，琥珀 5 克；高血压加葛根 15 克，生龙牡 15 克。具有益气养阴、温肾活血的功效。适用于冠心病。

（6）补心汤：紫丹参 10 克，炒酸枣仁 10 克，天冬 10 克，桃仁 10 克，广郁金 10 克，枸杞子 10 克，生地黄 10 克，当归 10 克，茯苓 10 克，降香 6 克，桔梗 6 克，远志 10 克。水煎取药汁。每日 1 剂，分 2 次服。连续服用 3 个月为 1 个疗程。具有滋阴养血、养心安神的功效。适用于冠心病心绞痛心阴亏损证。

（7）补阳汤：黄芪 10 克，丹参 10 克，赤芍 10 克，郁金 10 克，当归 10 克，麦冬 10 克，桃仁 10 克，红花 10 克，地龙 10 克，川芎 10 克。水煎取药汁。每日 1 剂，分 2 次服。连续服用 3 个月为 1 个疗程。具有补气温阳、活血化瘀的功效。适用于冠心病心绞痛。

（8）桃红四物汤加减方：黄芪 30 克，当归 12 克，川芎 12 克，赤芍 30 克，丹参 15 克，桃仁 12 克，红花 10 克，瓜蒌 30 克，薤白 10 克，柴胡 10 克，枳实 9 克，桔梗 6 克，甘草 6 克。水煎取药汁。每日 1 剂，分 2 次服。30 剂为 1 个疗程，共治疗 2 ～ 3 个疗程。具有扶正固本、祛邪外出、宽胸散结、活血化瘀、行气止痛的功效。适用于冠心病心绞痛。

7. 食物防治冠心病有妙招

（1）谷类：谷类是人体能量的主要来源。冠心病患者可随意进食。但以食用没有精制的粗粮和全谷为佳，因谷类的胚芽和麸皮中含有较多人体必需的营养素。谷类中，燕麦是冠心病患者的理想食品。它含有大量的水溶性纤维素，而水溶性纤维素能降低血清胆固醇的含量，防止冠心病的形成和进展。因此，燕麦制品可作为血胆固醇超过正常值的冠心病患者的添加食品。

（2）豆类：豆类食品中，大豆是冠心病患者最适合进食的植物性蛋白质食物。它的蛋白质含量可达 40%，且大豆蛋白的氨基酸也比较齐全，因而生物学价值也较高；其脂肪酸含量达 16% ～ 20%，其中多为不饱和脂肪酸；此外，大豆还含有大量水溶性纤维素。因此，它具有显著降胆固醇、抗动脉硬化的作用。大豆作为一种防治冠心病的健康食品，将会越来越引起人们的重视。

（3）苜蓿：苜蓿中含有较多的植物纤维，还含有皂角素。后者具有很强的结合胆固醇和胆汁酸的能力，因而能减少其吸收，增加其排泄。因此可降低胆固醇含量，对高脂血症和冠心病患者大有好处。

（4）洋葱、大蒜：这两种蔬菜具有预防动脉粥样硬化的作用，其机制可能与其中含有的特殊化学成分能改善脂质代谢和血液凝固状态有关。研究证明，大蒜精油对急、慢性心肌梗死患者的纤溶活性均有良好的作用，而从大蒜精油中分离出的蒜辣素、蒜氨酸等有效成分，则具有强烈的抑制血小板聚集、降低胆固醇的作用。由于不少冠心病患者血液常处于高凝状态，因此，经常摄食大蒜和洋葱，对防治本病十分有益。

（5）香菇、木耳：两者均可降低血胆固醇，防止动脉粥样硬化的发生，对防治冠心病有良好的作用。

（6）海藻类：含有丰富的蛋白质、维生素和矿物质，是维持营养均衡和防治冠心病的理想食品，尤其是它们的维生素和矿物质含量，是一般陆地蔬菜所不可比拟的。动物实验表明，藻类多糖中的许多成分有显著降低血胆固醇和抗凝血的作用。

（7）芹菜：含有丰富的维生素和纤维素，具有镇静、降压和保护血管的作用，对伴有高血压病的冠心病患者尤为适宜。

（8）姜：含有多种挥发油、姜辣素、树脂、淀粉和纤维等，可抑制胆固醇在肠道的吸收，防止肝内血液中胆固醇的增加，因而可防治冠心病。

（9）水果类：水果为低能量高纤维食品，因此，高脂血症和冠心病患者多吃一些水果有好处。水果中，山楂对冠心病的防治作用最为显著。它含有大量维生素 C 和胡萝卜素，还有黄酮苷等，能活血化瘀、降胆固醇，兼有稳定血压、扩张血管、改善血液循环、增强心脏功能等作用。

（10）硬果类：硬果类均含有较高的维生素 E。此类食物对防治冠心病有益。

（11）肉类：瘦肉是蛋白质的良好来源，属完全蛋白，易为机体所消化、吸收和利用，且瘦肉中含有较多的无机盐和 B 族维生素，而脂肪含量并不高。因此，摄食一定数量的这类食物，对冠心病患者是有好处的。

肥肉则属于高脂、高热量食品，冠心病患者应少吃。内脏含有较多的胆固醇，如果喜爱，少量的进食不会有太大的问题，但对高胆固醇血症患者，则必须加以控制。

（12）蛋类：适当摄食蛋类食品是有好处的。当然，对血胆固醇增高者应适当控制，因蛋黄中含有较高的胆固醇。

（13）奶类：奶类与冠心病发病的关系，看法并不一致。一部分人认为，牛奶含有较多的脂肪和胆固醇，进食过多易引起冠心病，主张将牛奶从人类膳食中除去；另一些人的研究则提出相反的观点，认为牛奶可以降低人和多种动物血胆固醇。但根据国人的膳食特点，一般中老年人，包括冠心病患者，牛奶不必禁忌。酸奶更可经常饮用。

（14）水产类：鱼的油和肝脏含有大量维生素 A 和维生素 D；某些贝壳类动物，如牡蛎则是铜和锌的最丰富来源。鱼类具有防治冠心病的作用。

（15）油脂类：是与冠心病密切相关的一类食物。一般认为，植物油中含有较多的不饱和脂肪酸，也是维生素 E 的主要来源，却不含胆固醇，因此它具有降低血胆固醇和预防动脉粥样硬化的功能；而动物脂肪中饱和脂肪酸含量较高，均含一定量的胆固醇，维生素 E 含量极低，因而对冠心病和高脂血症的治疗不利，应适当限制。

（16）酒：冠心病患者饮用少量的酒，特别是果子酒，能扩张血管，改善血液循环，增加冠状动脉血流量，有助于减少冠心病的发作机会。同时还可升高体内高密度脂蛋白，降低低密度脂蛋白，有利于减少心肌梗死的发生。但不可大量饮酒。

（17）蜂蜜和蜂王浆：蜂蜜可营养心肌，缓解疼痛，润肠通便，且具有降血压和防止血管硬化的作用，冠心病患者及老年人可常饮用。蜂王浆含有 70 种以上的营养物质，包括糖类、核苷酸、蛋白质、氨基酸，多种维生素、无机盐和微量元素等，能够提高机体抵抗力，促进新陈代谢，调节血压，扩张冠状动脉，对慢性冠心病的患者尤为适宜。

（18）醋：醋是一种常用的烹调用料，也具有良好的保健价值。米醋中含有 20 多种氨基酸和 16 种有机酸，可促进糖代谢，降低胆固醇，防止动脉硬化，因此有利于冠心病患者的康复。

8. 药茶防治冠心病有妙招

（1）何首乌茶：何首乌 6 克。将何首乌切成薄片，放入茶杯中，加入沸水后盖上茶杯盖，闷 10 分钟即成。每日 1 ～ 2 剂，代茶频饮。具有补肝益肾、养血祛风的功效。适用于冠心病等。

（2）红花活血饮：红花 6 克，桃仁 9 克，党参 30 克，丹参 15 克，当归 9 克，赤芍 9 克，白芍 9 克，茉莉花 9 克，素馨花 6 克，蒲黄 9 克，甘草 3 克。将上药放入砂锅中，加水煎汤。代茶饮，每日 1 剂。具有活血化瘀、通脉止痛的功效。适用于瘀阻心脉型冠心病。症见心胸疼痛，如刺扎，痛连肩背，胸闷，唇甲青紫，舌质紫暗，或有瘀点瘀斑，脉弦涩。

（3）红花檀香茶：红花 5 克，白檀香 3 克。将红花、白檀香用沸水冲泡，代茶频饮，一般可冲泡 3 ～ 5 次，宜当天饮完。饮用此茶 2 个月后，可明显减少心绞痛的发作次数，减轻发作程度。具有活血行气、化瘀宣痹的功效。适用于气滞血瘀型冠心病及心肌梗死（缓解期）。症见胸部疼痛偶然小发作，心悸乏力，胸闷气短，舌质紫暗，或有瘀斑。

（4）大枣洋参饮：大枣 10 枚，西洋参 10 克，冰糖 5 克。把大枣洗净，去核，西洋参洗净切片。把大枣、西洋参放入炖杯内，加水 100 克，放入冰糖。把炖杯置中火上烧煮 15 分钟即成。每日饮 50 克。具有补气血，宁心神的功效。适用于气血两虚之冠心病。

（5）葫芦二皮饮：葫芦壳 30 ～ 60 克，冬瓜皮、西瓜皮各 30 克。将葫芦壳、冬瓜皮、西瓜皮洗净，放入砂锅中，加适量水，煎煮 15 分钟，去渣取汁。每日代茶饮用。具有清热利湿的功效。适用于冠心病等。

（6）花生壳茶：花生壳 60 克。将花生壳洗净，放入砂锅中，加水煎煮取汁。代茶频饮。具有降血压、降血脂的功效。适用于高血压、高脂血症、冠心病等。

（7）菊花山楂茶：菊花 10 克，山楂 10 克，茶叶 10 克。将菊花、山楂、茶叶放入茶杯中，用沸水冲泡，开盖稍闷即成。代茶饮，每日 1 剂。具有清热、降压降脂、消食健胃的功效。适用于冠心病、高脂血症、高血压病等。

（8）萝布麻山楂茶：萝布麻叶 6 克、山楂 15 克、五味子 5 克、冰糖适量。将上述 4 味用开水冲泡。代茶饮，不限量。具有清热平肝、活血化瘀、生津止渴、降脂降压的功效。适用于高血压病、冠心病、高脂血症。

9. 药粥防治冠心病有妙招

（1）百合玉竹粥：百合 20 克，玉竹 20 克，大米 100 克。把百合洗净，撕成瓣状，玉竹切成 4 厘米段，大米淘洗干净。把百合、玉竹放入锅内，加入大米，水 1000 克。把锅置大火上烧沸，用小火煮 45 分钟即成。每日 1 次，当早餐食用。具有滋阴润燥、生津止渴的功效。适用于心肝失调之冠心病。

（2）拨粥：薤白 15 克（鲜品 60 克），葱白 2 茎，面粉 150 克。将薤白、葱白洗净切碎，与面粉用冷水和匀后，调入沸水锅中煮熟即成。日服 1 剂，分数次食用。发热患者不宜服用。具有宽胸止痛、行气止痢的功效。适用于心绞痛、冠心病等。

（3）川贝雪梨粥：川贝母 12 克，雪梨 1 只，大米 50 克。把川贝母洗净，去杂质。雪梨洗净，去皮和核，切成 1 厘米见方的小块。大米淘洗干净。把大米、川贝母、梨放入锅内，加水 500 克。把锅置于大火上，用大火烧沸，用小火再煮40分钟即成。每日1次，当早餐食用。具有清热止渴、祛痰化瘀的功效。适用于痰瘀型冠心病。

（4）川芎红花粥：川芎、红花各6克，大米100克，白糖适量。将川芎、红花煎汁，去渣，加入淘净的大米和白糖共煮成粥。每日2次，温热服。阴虚火旺、肝阳上亢、孕妇及出血性疾病忌用。具有行气活血、祛瘀止痛。适用于冠心病、心绞痛。

（5）大麦糯米粥：大麦仁270克，糯米、红糖各30克。将大麦仁淘洗干净，用水泡2小时备用。将锅置于火上，加入水，下入大麦仁，用大火熬煮，待大麦仁开花，放入糯米，锅开一会儿，转小火熬煮至米烂粥稠。分盛碗内，撒上红糖即成。每日早、晚分食。具有健脾益气、和胃宽肠、润肺生津的功效。适用于高脂血症、冠心病等。

（6）大蒜粥：紫皮大蒜30克，大米100克。紫皮大蒜去皮，放入沸水中煮1分钟后捞出。然后将淘洗干净的大米放入煮蒜水中煮成稀粥，再将蒜重新放入粥内，混匀，煮成粥。早、晚温服。具有活血化瘀降脂的功效。适用于冠心病、高脂血症。

（7）丹参檀香粥：丹参15克，砂仁3克，檀香6克，大米50克，白糖适量。将丹参、砂仁、檀香煎取浓汁、去渣；再将大米煮粥，粥将熟时，兑入药汁、白糖，稍煮1～2沸即可。每日2次，早、晚温热服。月经过多及咳血、尿血者慎用。具有行气、化瘀、止痛的功效。适用于气滞血瘀之冠心病、心绞痛。

（8）丹参山楂粥：丹参15～30克，山楂30～40克，大米100克，白糖适量。将丹参、山楂放入砂锅煎取浓汁，去渣，加入大米、白糖煮粥。两餐间当点心服食，不宜空腹服，7～10天为1个疗程。具有健脾胃、消积食、散瘀血的功效。适用于冠心病、心绞痛、高血压病、高脂血症等。

（9）党参桂花粥：党参30克，桂花9克，素馨花6克，大米50克。

将桂花、素馨花焙干，研细末。党参、白米煮粥，粥成时入两花末，微沸片刻服食。每日食用 1 次。具有祛寒通阳、宣痹止痛，适用于寒凝心脉型冠心病。症见猝然心痛如绞，心痛彻背，背痛彻心，遇寒痛甚，气短自汗，面白，手足不温，舌淡红，苔白，脉紧。

10. 汤羹防治冠心病有妙招

（1）柏子仁猪心汤：柏子仁 10 克，大枣 10 枚，淮山药 10 克，猪心 1 只，黄酒 10 克，生姜 5 克，葱 10 克，精盐 5 克，鸡汤 500 克。把柏子仁洗净，大枣去核，淮山药切片，猪心洗净，用沸水焯一下，捞起切片。生姜拍松，葱切花。把猪心片装入碗内，加入黄酒、生姜、葱、精盐腌渍 30 分钟。把鸡汤放入锅内，置大火烧沸，放入柏子仁、大枣、淮山药片，用小火煎煮 25 分钟，再放入猪心片，煮 10 分钟即成。每日 1 次，食猪心 30 克，喝汤，吃大枣、淮山药片。具有滋补气血、养心安神的功效。适用于心气不足型冠心病。

（2）蚕豆冬瓜皮汤：蚕豆 250 克，冬瓜皮 100 克。将蚕豆、冬瓜皮洗净后一同放入锅中，加水煮熟即成。每日早、晚分食。具有健脾消肿、清热利湿的功效。适用于高血压病、冠心病、糖尿病等。

（3）蚕豆羹：蚕豆 60 克，薏苡仁 30 克，红糖 20 克。将蚕豆、薏苡仁分别淘洗干净，晒干或烘干，共研成细粉，与红糖拌和均匀，一分为二，分装在 2 个绵纸袋里，瓶装，防潮，备用。每日 2 次，每次 1 包，用刚煮沸的开水冲泡，调拌成羹糊食用。具有补益脾胃、清热利湿的功效。适用于高脂血症、冠心病、高血压病。

（4）草菇豆腐羹：嫩豆腐 200 克，面筋 15 克，水发草菇 100 克，熟笋 50 克，绿菜叶 50 克，精盐、味精、姜末、湿淀粉、麻油、植物油各适量。将嫩豆腐、面筋、熟笋分别切成小丁；水发草菇去杂洗净，切成小丁；绿菜叶洗净切碎待用。炒锅放油烧至八成热，下姜末炸锅，加入鲜汤、豆腐、草菇、面筋、笋丁，烧一会儿再加精盐、味精，旺火烧沸后，加入绿菜叶，烧至主料入味，即用湿淀粉勾稀芡，淋上麻油，出锅即成。佐餐食用。具有滋补养胃、降压降脂、化痰、抗癌的功效。适用于高脂血症、高血压病、冠心病等。

（5）草菇豆腐汤：鲜草菇 100 克，豆腐 200 克，精盐、味精、葱花、香菜末、鲜汤、植物油各适量。将草菇去杂质洗净，撕成薄片；豆腐洗净切成小块。汤锅洗净上火，加油烧热，放入草菇煸炒片刻，加入鲜汤、豆腐块、精盐，烧煮至草菇、豆腐入味，撒上味精、香菜末、葱花即成。佐餐食用。具有祛脂减肥、补中益气、健脾养胃的功效。适用于冠心病、高血压病、糖尿病、高脂血症等。

（6）赤小豆酒酿羹：赤小豆、酒酿各 100 克，白糖 20 克。将赤小豆去杂，洗净，备用。取锅洗净，加水放入赤小豆，置于大火上煮沸，再用小火将赤豆焖烂搅匀，将白糖拌入赤豆糊中，待糖溶解后放入酒酿同煮至沸，盛出晾凉，放入冰箱熟食格中冰冻即成。上、下午分食。具有清热利湿、消暑降压的功效。适用于暑热症、高血压病、冠心病、高脂血症、肥胖症、营养不良性水肿等。

（7）川芎蛤蜊汤：蛤蜊肉 200 克，川芎 10 克，马铃薯、调料各适量。将川芎加适量水煎取约 50 克的汤汁，过滤去渣后备用；将马铃薯切片放入锅中，倒入川芎汁和适量的水，煮至马铃薯将熟时，把用盐水洗过的蛤蜊肉放入锅中，煮约 15 分钟，放入葱等调味品即可，佐餐食用。具有活血安神的功效。适用于冠心病、心绞痛等。

（8）大黄莲枣苡仁羹：制大黄 5 克，莲子 30 克，大枣 10 枚，薏苡仁 50 克，红糖 20 克。将制大黄洗净，切片后晒干或烘干，研成细末，备用，将莲子、大枣、薏苡仁分别拣杂、洗净后，同放入砂锅，用温水浸泡 30 分钟，视水量可添加清水，和匀，大火煮沸后，改用小火煨煮至莲子、薏苡仁、大枣酥烂呈羹状，调入制大黄细末及红糖，搅拌均匀，再煮至沸即成。早、晚分2次服，或当点心，上、下午随意服食，当日吃完。具有清热解毒、攻积祛瘀、活血降脂的功效。适用于高脂血症、冠心病。

11. 药膳防治冠心病有妙招

（1）蜜饯山楂：生山楂500克，蜂蜜250克。生山楂洗净，去果柄、果核，放入锅内，加水适量，煮至七成熟，水将干时加入蜂蜜，再以小火煎煮熟透，收汁即可。待冷，放瓶罐中贮存。嚼服，每日3次，每次15～30克。具有消食化积、降脂祛瘀的功效。适用于冠心病血脂高者。

（2）猪肉炒山楂：去皮猪肉750克，去核山楂250克，鲜姜、葱、料酒、花椒适量。山楂放入锅，加水2000毫升煮；同时煮猪肉，至七成熟时捞出，待凉，切成约3厘米长肉条，浸在用酱油、料酒、葱、姜、花椒拌成的汁中，1小时后沥干。在砂锅内放适量植物油用文火烧热，放肉条炒至肉色微黄，用漏勺捞出，沥去油，再将煮锅内的山楂放油锅内略翻炒，然后放入肉条同炒，加白糖，用文火收干汤汁，起锅装盘。佐餐食用。具有消食补虚的功效。适用于冠心病心脾两虚者。

（3）首乌羊肉：何首乌60克，羊肉250克，黑豆60克，植物油、食盐各适量。羊肉洗净切碎，放入瓦锅内焓汁炒透，加入何首乌、黑豆，再加清水约3碗。旺火烧开，后用文火熬汤，最后加油盐调味。饮汤食肉，每日2次，每次1碗。具有补肾祛寒的功效。适用于冠心病心肾不足、气阴两虚者。

（4）灵芝粉蒸肉饼：灵芝3克，瘦猪肉100克，酱油适量。猪肉切成小块后绞成肉糜，加入灵芝磨成的细粉，再加入少量料酒、酱油调味，拌匀，摊在碗内，隔水蒸熟。单食或佐餐，每日1次。具有降脂补虚的功效。

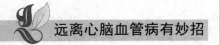

适用于冠心病血脂、血压均高或心律失常者。

（5）将军鸡腿：鸡腿4只，大黄0.3克，决明子1克，干荷叶0.5克，米粉5克，葱、姜、料酒、盐、糖、味精各适量，植物油200克，汤汁适量。鸡腿洗净，晾干，用葱、姜、料酒、糖配好的佐料汁涂抹，使其浸入，并在汤汁中煮熟，取出晾凉。大黄、决明子、荷叶磨成细粉，与米粉拌匀，均匀地扑在鸡腿上，黏结。油锅加热烧到六成热时，将鸡腿入锅炸至金黄色，取出即成。每日1次，每次1只鸡腿。具有补虚减肥的功效。适用于冠心病、单纯性肥胖病和动脉硬化等。

（6）百合炖兔肉：百合20克，三七15克，兔肉300克，味精、精盐、生姜、葱各适量。将百合洗净，三七切成细片。将兔肉洗净、切块。三者一同放入砂锅内，加水适量，先用大火烧开，小火炖至熟，加入味精、精盐、生姜、葱各适量即成。佐餐食用。具有清热润肺、滋阴安神、消肿止痛、凉血解毒、补中益气的功效，适用于冠心病等。

（7）柏子仁蒸仔鸡：柏子仁10克，麦冬10克，党参15克，仔鸡1只，黄酒10克，酱油10克，生姜5克，葱10克，精盐3克。把仔鸡宰杀后，去毛、内脏及爪；麦冬洗净去心，党参切片。把鸡放入蒸盆内，加入黄酒、酱油、生姜、葱，以及柏子仁、麦冬、党参，加入鲜汤300克。把蒸盆置大火大气蒸笼内，蒸50分钟即成。每日1次，每次食鸡肉50克，吃党参、麦冬，喝汤。具有滋阴补气、宁心安神的功效。适用于心气不足，阴亏肝郁型冠心病。

（8）炒益母草：益母草嫩茎叶500克，精盐、味精、葱花、猪油各适量。将益母草嫩茎择去杂质，用清水洗净，放入已煮沸水锅内焯一下，捞出，再用清水洗去苦味，沥干水，刀切成段。炒锅上火，放油烧热，下葱花煸香，投入益母草煸炒，加入精盐炒至入味，点入味精调味，出锅装盘即成。佐餐食用。具有活血化瘀、调经消水的功效。适用于冠心病、月经不调等。

12. 主食防治冠心病有妙招

（1）鸽肉大枣饭：肥大乳鸽 1 只，大枣 10 枚，香菇 3 个，生姜 5 克，大米 150 克，白糖、植物油各适量。将乳鸽洗净斩块，以黄酒、白糖、植物油调汁腌渍。大枣、香菇、生姜片同时放入鸽肉碗中拌匀，待米饭水烧得将干时，将鸽肉、大枣铺于饭上，盖严后小火焖熟即成。当正餐食用。具有补阳益气、滋养肝肾、补益脾胃、生血解毒的功效。适用于冠心病、贫血等。

（2）黑木耳豆面饼：黑木耳 30 克，黄豆 200 克，大枣 200 克，面粉 250 克。将黑木耳洗净，加水泡发，用小火煮熟烂，备用。黄豆炒熟，磨成粉备用。大枣洗净，加水泡涨后置于锅内，加适量的水，用旺火煮开后转用小火炖至熟烂，用筷子剔除皮、核，备用。将大枣糊、黑木耳羹、黄豆粉一并与面粉和匀，制成饼，在平底锅上烙熟即成。当点心食用。具有益气健脾、润肺养心的功效。适用于冠心病等。

（3）参枣米饭：党参 15 克，大枣 10 枚，大米 500 克。把党参烘干，打成细粉，大枣洗净，去核。大米淘洗干净，待用。把大米、大枣、党参粉同放电饭煲内，加水适量，如常规将饭煲熟即成。每日 1 次，当主食服用。具有生津除烦、双补气血的功效。适用于气血两虚之冠心病。

（4）蚕豆糕：蚕豆 250 克，红糖 150 克。将蚕豆用清水泡发，剥去皮后放入锅中，加水适量，煮烂后加入红糖，搅拌均匀，绞压成泥，待冷，以干净的塑料瓶盖或啤酒瓶盖为模，将糕料填压成饼状，摆在盘内即成。当点心食用。具有利湿消肿、祛瘀降脂的功效。适用于高脂血症、脂肪肝、冠心病、高血压病等。

（5）长命包子：马齿苋、韭菜各 500 克，葱、生姜、植物油、酱油、精盐、味精、鸡蛋各适量。将马齿苋、韭菜分开洗净，阴干 2 小时，切碎末；将鸡蛋炒熟弄碎，和前 2 味拌匀，加调料为馅，和面制成包子，放在蒸

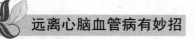

笼上蒸熟食用。当点心食用。具有温中行气、散血解毒的功效。适用于冠心病等。

（6）大麦黄豆煎饼：大麦仁500克，黄豆200克。将大麦仁、黄豆分别去杂，洗净，磨成稀糊后混匀。煎锅烧热，用勺盛稀糊入锅，摊成一张张很薄的煎饼即成。当点心食用。具有宽中化积、活血化瘀的功效。适用于冠心病、脂肪肝、高脂血症、高血压病等。

（7）豆粉鸡蛋饼：黄豆粉150克，面粉100克，玉米粉200克，鸡蛋4个，红糖50克，牛奶150克。将黄豆粉、面粉、玉米粉混合均匀，加入打匀的鸡蛋液、牛奶和适量清水，和成面团，再做成油煎薄饼。红糖入锅，加水少量，熬成糖液，抹在油煎饼上，卷起即成。佐餐食用。具有滋阴养血、健脾益气、散瘀降脂的功效。适用于脂肪肝、高脂血症、冠心病等。

13. 果菜汁防治冠心病有妙招

（1）草莓柠檬汁：草莓250克，柠檬汁15克，蜂蜜30克，凉开水100克。将草莓洗净，放入果汁机内，再加入凉开水，搅汁后过滤，然后与柠檬汁和蜂蜜混匀即成。上、下午分饮。具有清热生津、润肠通便的功效。适用于冠心病、高血压病、习惯性便秘等。

（2）甘蓝果菜汁：甘蓝菜200克，芹菜30克，苹果1/2个，柠檬1/2个，蜂蜜2小匙。苹果去皮，与甘蓝菜、芹菜一同榨汁200克。再加入柠檬汁、蜂蜜，充分混合。经常饮用。具有降压、软化血管的功效。适用于高血压病、冠心病。

（3）黄芪橘汁：黄芪15克，橘子汁50克。将黄芪加水煎取汁液约100克，加入橘子汁即可。日服2次，饮服。具有强心、降压的功效。适用于冠心病等。

（4）橘子苹果芦笋汁：绿芦笋 30 克，胡萝卜 150 克，橘子 100 克，苹果 200 克，蜂蜜 1 小匙。橘子、苹果去皮，与绿芦笋、胡萝卜切成小块，放入果汁机中，搅拌制汁 160 克，再加入蜂蜜，搅匀。经常饮用。具有滋阴补心、净血强身的功效。适用于冠心病。

（5）龙须果菜汁：苹果 1/2 个，绿龙须菜 6 棵，草莓 7 粒，生菜 2 叶，柠檬 1/2 个。苹果洗净去皮，草莓洗净去蒂。将苹果、草莓、绿龙须菜、生菜一同榨汁 200 克，再滴入柠檬汁。经常饮用。具有降压、软化血管的功效。适用于高血压病、冠心病。

（6）苹果茼蒿汁：苹果 1 个，茼蒿 100 克，柠檬 1/2 个。苹果去皮，与芹菜一同放入果汁机中榨汁 180 克，再加入柠檬汁，搅匀。随意饮用。具有固齿护齿、和肝降压的功效。适用于高血压病、冠心病、糖尿病。

（7）芹菜草莓汁：草莓 250 克，芹菜 30 克，橘子 1 个，番茄 1 个，菠萝 80 克。将草莓去柄托。芹菜洗净，切碎。橘子、番茄和菠萝去皮，一同放入果菜机中搅碎榨取汁液即成。上、下午分饮。具有平肝降压的功效。适用于高血压病、冠心病等。

（8）鲜桃柠檬汁：鲜桃 250 克，柠檬、白糖、冰块各 30 克，凉开水 400 克。将鲜桃洗净，挖去果核，待用。柠檬洗净，去皮、核后放进搅拌机，加入凉开水，搅拌 1 分钟，然后加入鲜桃和白糖，再次搅拌，并加入冰块，合上盖，当成为稀浆汁时，分倒入 3 只杯子中，即可饮用。每日 3 次，每次 1 杯，频频饮用。具有生津止渴、活血消积的功效。适用于冠心病等。

14. 针刺防治冠心病有妙招

（1）胸痹：即症状以当胸闷痛，甚则胸痛牵及背部，短气、喘息不能躺卧为主者，见于冠心病心绞痛或局限性心肌梗死患者。

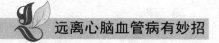

①虚寒证

治法：通阳散寒。针用泻法。

主穴：心俞、厥阴俞、内关、通里。

②痰浊证

治法：通阳化浊。针用泻法。

主穴：巨阙、膻中、郄门、丰隆、太渊。

③瘀血证

治法：活血化瘀。针用泻法。

主穴：膻中、巨阙、膈俞、阴郄、心俞。

随证选穴：唇舌发绀，可取少商、少冲、中冲，点刺出血。

④单穴治验介绍

内关：当疼痛发作时，针刺内关后，患者疼痛趋向缓解，平时针刺内关，可预防心绞痛再发，或减少发作次数。操作时用 30～32 号 1～1.5 寸毫针，快速刺入皮下后，缓缓进针，有"得气"感应后（避免麻电感），以 90°～180° 来回捻转，3～6 秒 1 次，运针 2～5 分钟，保持有中等偏强的针感，间隔 3～5 分钟捻转 1 次，针治 10～20 分钟起针。

至阳：治疗心绞痛效果好。操作时用 28 号或是 30 号 1 寸半毫针向上斜刺 5～6 分，强刺激，不留针。久病体弱者用艾条灸 3～5 分钟。

心俞：据报道，针刺心俞穴治疗心绞痛 30 例，针 1 次疼痛解除者 20 例，2 次疼痛解除者 5 例，有 5 例配合其他药物，疼痛解除。具体操作时用 28～30 号 1.5 寸毫针，针向脊柱斜刺进针 1 寸左右行刮针手法，留针 10 分钟，每日 1 次，重者每日 2 次。

神藏：尤以镇痛效果为佳。心绞痛未发之前针神藏可预防，发作时可使症状消失。发作后可延缓再次发作。如果连续针刺神藏，可使 T 波全部提高，直到近正常水平，ST 段下移恢复。但必须注意要向胸骨方向斜刺，不得深刺和直刺，以免刺透胸壁，刺伤纵隔或心肺。因针感强烈，孕妇禁针。有出血性疾患或肺气肿患者禁用。针刺后症状稍减轻，出针后仍心区疼痛者，应提示心肌梗死。

膻中：取膻中穴沿皮向下透鸠尾穴，进针 2.5～2.8 寸，用中强刺激手法，每日 1 次，留针 20 分钟，10 次为 1 疗程。中间休息 3～4 天。

（2）心悸怔忡：指患者自觉心中跳动、心慌不安，见于冠心病或其他器质性心脏病及神经官能症等见心律不齐者。

①气虚心悸

治法：益气安神。针宜补法。

主穴：心俞、巨阙、间使、神门。

随证配穴：易受惊吓，加大陵；多汗，加膏肓俞。

②血虚心悸

治法：养血定悸。针宜补法。

主穴：膈俞、脾俞、通里、神堂、足三里。

随证配穴：烦热，加劳宫；耳鸣，加中渚；虚火面赤，加太溪。

③痰火心悸

治法：清火化痰。针宜泻法。

主穴：灵道、郄门、肺俞、尺泽、丰隆。

随证选穴：失眠，加厉兑；便秘，加大肠俞。

④瘀血心悸

治法：活血强心。针宜平补平泻。

主穴：曲泽、少海、气海、血海。

随证选穴：脉微欲绝，加内关、太渊；水肿，加灸水分。

针刺治疗心悸不仅能控制症状，而且对疾病本身也有调整和治疗作用。但在器质性心脏病出现心力衰竭倾向时，则应针对病情的轻重缓急，及时采取综合治疗措施。

⑤单穴治验介绍

内关：据报道，用内关穴治疗室性期前收缩32例，其中冠心病12例，高血压心脏病6例，风湿性瓣膜病4例，余10例为各种非器质性心脏病患者。治疗前均有程度不同的头晕、心悸、胸闷、气短、乏力等症状。通过治疗3～10次，室性期前收缩消除者25例，减少者7例，自觉症状全部好转，经心电图证实二联或三联律全部消除。每日针治1～2次。具体操作：用28号或30号1.5寸毫针，根据病情的不同，直刺或针尖向上斜刺0.5～1寸，得气后，施以不同的针刺手法，提插捻转达3～5分钟，针感传至同侧上臂或胸部，留针时间依病情而定，为10～30分钟，至症状缓解、消失为止。

心俞：据报道用心俞穴刺络放血，治疗心悸、心动过速、心动过缓属功能性者收效迅速，有些病例在治疗当时就恢复正常心率；属于器质性改变（如冠心病）者，收效较慢，但亦可以改善。多发者隔1～2天1次，5次为1个疗程，疗程间休息5天，可连续2～3个疗程。操作时用三棱针点刺穴位皮肤，拔罐15～20分钟，吸出血液10～20毫升。

俞府：沿第1胸肋间，向璇玑穴方向呈45°～55°角缓慢进针，得气须向右颈项及左肩放射，用平补平泻手法，持续3分钟后，留针15分钟。

神门：取双侧神门穴直刺0.3～0.5寸，中强刺激，留针30分钟，每10分钟行针1次，每日1次，一般针3～5次即可。

针刺的注意事项：①过于饥饿、疲劳，精神高度紧张者，不宜针刺；体质虚弱者，刺激不宜过强，并尽可能嘱其取平卧位治疗。②避开血管针刺，防止出血；常有自发性出血或损伤后出血不止者，不宜针刺。③皮肤有感染、溃疡、瘢痕或肿瘤的部位不宜针刺。④防止刺伤重要脏器。如背部第十一胸椎两侧、侧胸第八肋间、前胸第六肋间以上的腧穴，不能直刺、深刺，以免刺伤心、肺，尤其对肺气肿患者，更需谨慎，防止发生气胸。再如两肋及肾区的腧穴，不能直、深刺，以免刺伤肝、脾、肾脏，尤其对肝脾大患者，更应注意。⑤选穴宜少而精。针刺治病取效与否，并不决定于取穴的多少。在可能范围内，应尽量少取，做到精简疏针，避免多针滥刺，以便能尽量减少病者的痛苦。

15. 耳压防治冠心病有妙招

耳穴压丸法将中药王不留行籽、六神丸、喉痛消炎丸等贴压在所取的穴位上，代替了针刺、埋针等疗法，减轻了患者痛苦。耳压疗法是在耳针的基础上产生的，它具有操作简便、奏效迅速、费用低廉等特点。

（1）材料准备

①压丸的选择：一般是就地取材，如王不留行籽、黄荆子、急性子、莱菔子、油菜籽、绿豆、六神丸、喉痛消炎丸、木香顺气丸、人丹、磁珠等。

②医用橡皮膏，如香桂活血膏、活血止痛膏、伤湿止痛膏，普通胶布亦可。

③ 75% 酒精棉球、生理盐水或肥皂水清洁耳郭，探棒 1 支，无齿镊子 1 把。

（2）耳压方法

①明确疾病的部位，望诊或探寻相应脏腑耳穴和相关脏腑耳穴阳性病理反应或疼痛敏感点。

②以 75% 酒精棉球常规消毒，清洁耳郭。

③以左手固定耳郭，将橡皮膏剪成 0.6 厘米 ×0.6 厘米大小的斜方块，粘上所取的药丸 1 ～ 2 粒于小方块中心，对准所取耳穴贴压固定。每个穴位按压 10 ～ 15 下，患者自感酸胀、疼痛、耳郭发热或充血等为宜。每天自行按压所贴的耳穴 3 次，隔 2 ～ 3 天换药 1 次，7 ～ 12 天为 1 个疗程。

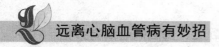

④一般单耳压穴，双耳轮换贴压。

⑤贴压相应脏腑疾病的穴位，对耳前与耳背的对应穴位进行对压加以强化，提高疗效。

（3）治疗冠心病的取穴

①心绞痛

主穴：心、小肠、脾、肾。

配穴：心绞痛、心律失常，加交感、缘中穴；失眠，加皮质下、神门穴；血压高，加降压沟穴；血脂高，加耳尖、内分泌穴；胸闷气短，加肺穴；心动过缓，加肾上腺、肝穴。

②心肌梗死

主穴：心、肾、脾、肾上腺。

配穴：频发性心绞痛，加皮质下、交感穴；血压低、心律失常，加屏尖、小肠穴；心动过速或心动过缓，加肝穴、耳尖、肺穴。

耳压的注意事项：①按压耳穴的时间最好放在每餐饭后 30 分钟为宜，可增强疗效。按压与呼吸配合，压时吸，松时呼。②压力要适中，防止压破耳郭皮肤，以免感染。③对胶布基质氧化锌发生过敏反应者，应及时更换。④夏季贴压耳穴时，不宜时间过长。⑤耳郭有冻疮或炎症时，不宜作耳压法。⑥孕妇做耳压疗法时，宜用轻刺激手法，习惯性流产者应慎用。

16. 艾灸防治冠心病有妙招

艾灸疗法是用艾绒或其他药物放置在体表的穴位上烧、温熨，借灸火的温的热力以及药物的作用，通过经络的传导，温和气血，扶正祛邪，达到治病保健目的的一种外治方法。

（1）胸痹

①虚寒证

治法：助阳散寒。针后加灸。

主穴：同前针刺疗法。

随证选穴：恶寒，加灸肺俞、风门；肢冷，加灸气海或关元。

操作：（任选一种方法）

温针灸：每穴 1 壮，每次灸 15 ～ 20 分钟，每日灸 1 次，10 次为 1 个疗程，每两个疗程间隔 3 天。

艾条灸：选以上加灸的穴位，每穴灸 10 分钟，每日灸 1 次，10 次为 1 个疗程，每两个疗程间隔 3 天。

②痰浊证

治法：通阳化浊。针后加灸。

主穴：肺俞、丰隆、太白、内关。

随证配穴：脾胃虚弱，加脾俞、足三里；短气，加气海、肾俞。

操作：（任选一种）

艾炷灸：用泻法，每穴灸 3 ～ 5 壮，每日灸 1 次，10 次为 1 个疗程。

艾条灸：每穴灸 10 ～ 15 分钟，每日灸 1 次，10 次为 1 个疗程。

（2）心悸

①心气不足

治法：补益心气。

主穴：膻中、心俞、气海、关元、间使。

随证配穴：失眠，加神门；易受惊吓，加大陵；多梦，加太冲。

操作：（任选一种）

温和灸：每次选用 3 ～ 5 个穴位，每穴灸 15 ～ 20 分钟，每日灸 1 ～ 2 次，7 次为 1 个疗程，每两疗程间隔 3 天。

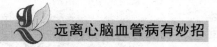

艾炷灸：每次选用 2 ～ 4 个穴位，每穴灸 5 ～ 7 壮，每日灸 1 次，7 次为 1 个疗程，每两疗程间隔 3 天。

②心脾两虚

治法：养血健脾，补血定悸。

主穴：膈俞、脾俞、内关、足三里。

随证配穴：烦热、虚火面赤，加三阴交、太溪。

操作：（任选一种）

艾条灸：每穴灸 15 ～ 20 分钟，每日灸 1 ～ 2 次，10 次为 1 个疗程，每两疗程间隔 2 天。

艾炷灸：每穴 3 ～ 5 壮，每日灸 1 次，10 次为 1 个疗程。

温针灸：每穴灸 15 ～ 20 分钟，每日灸 1 ～ 2 次，7 次为 1 个疗程，每两疗程间隔 3 天。

③痰浊阻滞

治法：理气化痰，宁心安神。

主穴：肺俞、丰隆、太白、内关。

随证配穴：脾胃虚弱，加脾俞、足三里。

操作：（任选一种）

艾炷灸：用泻法，每穴 3 ～ 5 壮，每日 1 次，10 次为 1 个疗程。

艾条灸：每穴灸 10 ～ 15 分钟，每日灸 1 次，10 次为 1 个疗程。

④血脉瘀阻

治法：活血化瘀，强心。

主穴：血海、气海、曲泽、少海。

随证配穴：脉微、少气者，加内关、足三里。

操作：（任选一种）

艾条灸：每穴灸 15 ～ 20 分钟，每日灸 1 次，5 次为 1 个疗程。

温针灸：每穴灸 15～20 分钟，每日灸 1 次，5 次为 1 个疗程，每两疗程间隔 2 天。

活血止痛膏敷灸：以乳香、没药、白芷、山奈、当归、川芎、桂枝、细辛等药共研细末，取少许置 1 平方厘米胶布中间，贴敷在穴位上，然后每日加灸 1 次，每次温和灸 20 分钟，1～2 天更换药膏，5 次为 1 个疗程。

艾灸的注意事项：①施行灸法时，应举止稳当，严肃认真，安详而持重，做到专心致志，手眼并用，手巧而心细。②根据患者的体质和病证，选用适合的灸法。③施灸时取穴要准确，灸穴勿过多，热力应充足，火气宜均匀，切勿乱灸暴灸。④施灸的房间，空气应保持清新，避免艾烟过浓，可以开窗，但应避免直接被冷风吹到。冬夏季节，室内温度应适宜，以防感冒。⑤防止晕灸。⑥施灸过程中，严防艾火滚落烧坏患者的衣服、被褥等物。

17. 拔罐防治冠心病有妙招

拔罐疗法是以罐为工具，利用燃烧排除空气，造成负压，使罐吸附于施术部位，产生温热刺激并造成瘀血现象的一种治疗方法。拔罐法经常和针灸疗法配合使用，其作用与灸法有相似之处，具有温经通络、祛湿散寒、行气活血、消肿止痛的作用。

方法 1

取穴：华佗夹脊（$T_{4～5}$），内关、膻中，三阴交。

治法：可采用刺罐或针后拔罐。可在穴位上涂姜汁，留罐 10～20 分钟。隔日 1 次，5 次为 1 个疗程。疗程间隔 3～5 天。

方法 2

取穴：①心俞、厥阴俞、灵台、至阳。②巨阙、内关、郄门、少海。

治法：患者取适当的体位，每次选一组穴位。先将所选穴位进行常规消毒，然后用毫针针刺，采用捻转补法或平补平泻的手法，取得针感后，立即用闪火法将准备好的大小适宜的火罐吸拔于针上，留罐 10 ～ 15 分钟，待皮肤出现红色瘀血为止。每周治疗 2 次，8 次为 1 个疗程。适用于冠心病虚证。

方法 3

取穴：心俞、厥阴俞、肝俞、神道为第一组，膻中、足三里、中脘、内关为第二组，两组穴位每日交替使用。

治法：采用药罐。先用闪罐使所选穴位皮肤温热潮红，然后选芳香开窍、温经通络、祛瘀活血、理气化痰中药粉末 0.5 克置于穴位上。固定后，用艾条温和灸 10 分钟。隔日 1 次，直至症状消失。

方法 4

取穴：足太阳膀胱经的大杼至膈俞，任脉的天突至巨阙，手厥阴心包经的曲泽至内关，督脉的大椎至筋缩。

治法：以上 4 条经脉，每次选择 1 条。先在所选经脉上涂抹适量的润滑油，选择适当大小的火罐，用闪火法将罐吸拔于所选经脉，然后沿着所选经脉来回推动火罐，至皮肤出现红色瘀血为止。隔日治疗 1 次，8 次为 1 个疗程。

方法 5

取穴：左天池、左灵墟、膻中、至阳、背部压痛敏感点。

治法：采用药罐。涂风油精后拔罐，留罐 15 分钟。每日 1 次，直至症状消失。

方法 6

取穴：太阳、曲泽、阳交、少海、膻中。

治法：将以上穴位进行常规消毒，用三棱针点刺穴位，每穴点刺 3 ～ 5

下，最好选择穴位附近的脉络瘀阻处进行点刺。选择大小适宜的火罐，用闪火法将罐立即吸拔于所点刺的穴位，留罐 10 ～ 15 分钟，每穴拔出 1 ～ 3 毫升血液为度，起罐后用消毒棉球擦净皮肤上的血迹。每周治疗 1 次，7 次为 1 个疗程。适用于痰浊上犯或瘀血阻络型冠心病。

方法 7

取穴：内关、心俞。属瘀血、痰浊、阴寒所致加间使、厥阴俞、丰隆、筋缩，属气虚阴虚、阳虚所致加膈俞、足三里、命门、肾俞、三阴交。

治法：采用针罐先在内关、心俞上针上拔罐，诸症缓解后再针其他穴位。然后闪罐，每穴 5 ～ 10 下。每日 1 次，症状有缓解后，全部采用针后闪罐至症状消失。

拔罐的注意事项：①患者要有舒适的体位，应根据不同部位，选择不同口径的火罐，注意选择肌肉丰满、富有弹性、没有毛发和骨骼凹凸的部位，以防掉罐。拔罐动作要做到稳、准、快。②皮肤有溃疡、水肿及大血管部位，不宜拔罐；高热抽搐的患者，不宜拔罐；孕妇的腹部和腰骶部也不宜拔罐。③常有自发性出血和损伤后出血不止的患者，不宜使用拔罐法。④如出现烫伤，小水疱可不必处理，任其自然吸收；如水疱较大或皮肤有破损，应先用消毒毫针刺破水疱，放出水液，或用注射器抽出水液，然后涂以甲紫溶液，并以纱布包敷，保护创口。

18. 刮痧防治冠心病有妙招

刮痧疗法是指应用光滑的硬物器具或用手指、金属针具等，在人体表面特定部位，反复进行刮、挤、揪、捏、刺等物理刺激，造成皮肤表面瘀血点、瘀血斑或点状出血，通过刺激体表络脉，改善人体气血流通状况，从而达到扶正祛邪、排泄痧毒、退热解惊、开窍醒神等功效。刮痧治疗不仅可以控制冠心病患者的症状，而且对心律失常也有一定的治

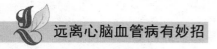

疗作用。若病情较重或出现心力衰竭时，则应积极采取其他救治措施。

（1）心绞痛

平时刮治部位：

头部：全息穴区——额中带、额旁 1 带（右侧）。

背部：督脉——大椎至至阳。

膀胱经——双侧厥阴俞至心俞、神堂。

胸部：任脉——天突至膻中、巨阙。

上肢：心包经——双侧郄门至间使、内关。

下肢：肾经——双侧太溪、三阴交；胃经——足三里。

心绞痛发作时：重点刮拭至阳、双侧心俞、膻中、双侧内关。

（2）心悸

刮治部位：

头部：全息穴区——额中带、额旁 1 带（右侧）。

背部：督脉——大椎至至阳；膀胱经——双侧心俞、胆俞。

胸部：任脉——膻中至巨阙；前胸——由内而外。

上肢：心经——双侧阴郄至神门；心包经——双侧郄门至内关。

下肢：心神不宁加胆经——双侧阳陵泉；胃经——双侧足三里。

刮痧的注意事项：①刮痧治疗室要宽敞明亮，空气流通新鲜，并注意保暖，勿使风直接吹向患者。②充分暴露刮拭部位，并擦拭干净，有条件时应常规消毒后再施行刮痧治疗。③刮痧用具一定要注意清洁消毒，防止交叉感染；施术者的双手也要保持干净。④勿在过饥、过饱、熬夜后及过度紧张的情况下施行刮痧。⑤刮痧时，体位要自然舒适，在刮痧过程中，要适时变换体位；当疲劳时，可在做完一种体位刮痧后，休息数分钟，再行刮拭。⑥掌握手法轻重，按顺序刮拭，治疗时注意刮痧介质的边缘要钝圆光滑，以免损伤皮肤，如不慎刮破皮肤须常规消毒或包扎。对体质虚弱、出汗、吐泻过多、失血过多等虚证，宜用补刮手法。
⑦刮痧手法要求用力均匀，不要忽轻忽重，感到疼痛不能忍受时应刮轻些，多刮数次，不可片面追求出痧，因为出痧多少受多方面因素的影响。
⑧刮痧过程中，若遇患者晕刮，见面色发白、冷汗或吐泻不止、脉象沉细等，应停止刮拭，嘱其平卧，休息片刻，并饮热糖水，一般会很快好转。

19. 按摩防治冠心病有妙招

按摩具有疏通经络、滑利关节、调整脏腑气血功能、增强人体抗病能力等作用。其作用途径主要是在人体体表的经络穴位上施用手法，通过经络内联外络，气血循行流注而产生局部及全身的作用。

（1）穴位按摩

①患者仰卧位。施术者立于一侧，两手拇指端着力，分别按揉两侧掌后腕横纹正中直上 2 寸、两筋之间的内关穴各约 2 分钟，以酸麻稍向肘臂放散为宜。

②患者仰卧位。施术者立于头后，两手掌指同时着力，从胸前由内向外沿肋间反复分推约 2 分钟；然后，施术者立于一侧，两手掌指交替着力，分别从肩关节的前面至上肢内侧，反复推摩各约 1 分钟。

③患者仰卧位。施术者立于头后，一手中指端着力，点按胸前正中线、平第四肋间（两乳之间）的膻中穴约 1 分钟。

④患者俯卧位。施术者立于一侧，两手拇指端同时着力，分别点按两侧第五胸椎棘突下旁开 1.5 寸处的心俞穴，第三胸椎棘突下旁开 1.5 寸处肺俞穴各约 1 分钟，以感酸胀为宜。

⑤患者俯卧位。施术者立于一侧，两手掌指交替着力，从上背至腰部，沿足太阳膀胱经行径，反复按揉约 5 分钟。

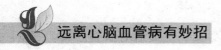

（2）足穴按摩

无论是心绞痛还是预防心肌梗死或心肌梗死后的恢复期均可使用。按摩在足部的心脏反射区进行。

心脏反射区分症状区及关联区。

症状区：心脏、左上肢带、左肩关节、胸骨区。

关联区：横膈膜、上部淋巴结、脚底部胆囊穴区、胃、小肠、大肠、颈椎、脾脏、腹腔神经丛区。

按摩以轻盈、柔软的手法进行。对心脏脏器反射区给予刺激的强度不同，其作用也不相同，弱的和中等刺激有兴奋作用，强度刺激有抑制作用。

按摩的注意事项：①在治疗中，要随时注意患者对手法的反应，以便及时调整手法刺激强度。②心绞痛猝然发作时，患者应立即静卧休息。手法刺激切忌过重，以患者感到酸胀即可，若手法过重反而加重症状。③在急性心肌梗死发作期或心力衰竭时一般不宜使用。

20. 防治冠心病的运动妙招

各类冠心病患者，为了促进机体康复，提高机体抵抗力，在疾病恢复期心脏功能允许的情况下，进行适宜的户外体力活动是十分必要的。冠心病患者心电图中出现的心肌缺血如 ST 段和 T 波异常、心肌梗死及各种心律失常表现，经合理安排的锻炼可改善或转为正常。通过锻炼可使冠心病患者心脏的储备功能和代偿能力得到增强，各种心功能不全症状如活动后气急、易疲劳、上腹饱胀、下肢水肿等得到缓解或消失。通过坚持不懈的锻炼，可扩张冠状动脉，使冠状动脉的血流量增加，促进侧支循环的形成，改善心肌供血，增加心脏泵血功能。适当运动可降低血甘油三酯、低密度脂蛋白胆固醇水平，提高高密度脂蛋白胆固醇水平，从而防治动脉粥样硬化的形成及其继发的冠心病。通过锻炼还可加强血液中抗凝系统的活性，降低血中尿酸水平，从而有助于抗血小板聚集，防止血栓形成，防止心肌梗死的发生。

不同年龄、不同体质、不同类型的冠心病患者，在运动量的要求上应有区别，冠心病患者运动量过大，会使心脏负担过重，易引发心绞痛或其他症状，甚至引起猝死；运动量太小，又达不到增强心脏工作能力的目的。那么适合的运动量是怎样的呢？一般认为，可以用 3 个指标来判断：①运动的强度接近于但未达到引起心绞痛的程度。②运动的强度应为极限活动强度的 80% 左右。③根据运动时心电图的变化，确定引起缺血性改变的心率，运动时的最高心率不应超过这个水平。专家们认为，40 岁以上的冠心病患者运动时的最高心率在 104 ～ 124 次 / 分。一般来说，患者锻炼时，心率不超过 110 次 / 分，一般不会引起心绞痛。能符合以上条件的运动量是适合冠心病患者的。适宜的运动能增强体力，而不适宜的运动，特别是超负荷的运动，则是弊多利少的不明智之举，冠心病患者应关心自己的健康，选择好适合的运动量。

冠心病患者进行运动时，应掌握循序渐进和持之以恒的原则。因为机体的适应性改变，要在一定的强度刺激下才能产生。过弱的刺激，也就是运动量过小，起不到运动疗法的作用；过强的刺激，也就是超过机体的耐受能力，只能给身体带来破坏性作用。作为患者，应从个体的功能出发，制订运动计划，逐步增加运动量。同时，必须持之以恒，反复多次地加强锻炼，才能收到运动疗法的效果。平时不运动者，不要突然从事过于强烈的运动。机体内外环境的适应是以一个统一的整体来实现的。机体内各器官系统的活动，是相互联系、相互制约、相互影响、相互促进的，而运动使器官功能加强后，心脏的功能也会相应地得到增强。严格遵守个别对待的原则，根据患者的症状、心肺功能情况来确定适当的活动量。

通常可用心率作为掌握运动量的指标，40 岁以上的冠心病患者运动时，运动量应掌握在最高心率为每分钟 100 ～ 124 次以下。运动量大小以不引起心绞痛或心前区不适或极度疲劳为度。锻炼过程中如出现疲劳、晕眩，则应减小运动量，并增加间歇休息时间。如觉得气促、心前区疼痛、频发心律失常、异常的心动过速和心动过缓，面色苍白、发绀、气短历时 10 分钟以上，或运动后继发不易恢复的疲倦、严重的失眠等，应停止运动，休息恢复后再根据具体情况调整运动量。

锻炼时间应避开心绞痛惯常发病时间。惯于在夜间发作者，最好在睡前半小时左右作轻松散步，这有助于预防夜间发作。病情稳定时，一般选择在清晨或上午。如果心绞痛常在早晨发作者，锻炼可选择在下午；常在饭后发作者，最好在饭前或饭后 2 ～ 3 小时进行。运动后心率超过运动前 20 次每分钟，休息 10 分钟内不能恢复到运动前心率，或运动后出现心律不齐者，应停止此项运动而另选项目。哈佛大学学者在调查曾有冠心病发作的 4000 名患者后，发现上午 9 时冠心病发作的概率比晚上 11 时要高 3 倍。这种现象可能是由于刚起床的几个小时内，血管内特别容易形成血栓而造成冠状动脉的栓塞所致，因而冠心病患者不宜在清晨进行锻炼。一般认为，冠心病患者晚上 7 ～ 9 时为最好。如果有些患者有在清晨锻炼的习惯，应注意不要过分锻炼，只宜做散步等轻微活动，以免冠心病发作而发生意外。对于冠心病患者来说，空腹时运动也是不适宜的。例如，早晨慢跑时的主要能量来源靠的是脂肪分解，此时，人体血液中游离脂肪酸浓度显著增高。老年人由于心肌活动能力降低，过剩脂肪酸所带来的毒性可使人产生各种心律失常，甚至导致休克而死亡。此外，血中游离脂肪酸增高，使肝脏合成的甘油三酯增高，还会引起和加剧老年人的冠心病和动脉粥样硬化症。

要避免进餐或饮浓茶、咖啡后立即进行锻炼。也要避免热水洗澡，因为全身浸在热水中，必然造成广泛的血管扩张而使心脏供血相对减少，应休息 15 分钟后洗浴，洗澡水的温度应控制在 40℃以下。大运动量锻炼时，不应穿着太厚，以免影响散热，增加机体消耗，增快心率。炎热的夏季及寒冷的冬季，应酌情减少运动量。运动前后应避免情绪激动，因为精神紧张、情绪激动均可使血中儿茶酚胺增加，降低心室颤动阈，加上运动则有诱发心室颤动的危险。竞赛中的竞争和紧张情绪可导致冠状动脉痉挛，因此冠心病患者，一般不要参加竞赛。

心绞痛频繁发作甚至休息时也有发作，有难以控制的心律失常、3～4级心力衰竭合并有严重的高血压，或急性心肌梗死初期者，均不宜参加锻炼。心律失常由于运动而加剧、尚未用药物控制者也不宜参加锻炼。心肌梗死急性期、冠心病不稳定型心绞痛、并发严重的心律失常和心力衰竭等，均需严格限制活动，必要时绝对卧床休息，防止引起严重的不良后果。心肌梗死发生后的半年之内不宜做比较剧烈的运动，一段时间后，由医生根据患者的身体恢复情况指导其进行锻炼，可从缓慢散步开始，以不发生心绞痛，不发生心动过速或心功能不良为度。

心肌梗死患者的康复锻炼不同于正常人的运动，既要让心脏受到一定锻炼，又不能让其负担过重。出院前在医生的监测下，患者应做一次低水平的运动试验，如登 1～2 层楼梯，测出其最大耐受量的心率值，也叫峰值心率。康复锻炼心率＝（峰值心率－休息心率）×（60%～70%）＋休息心率。例如峰值心率是 160 次／分，休息心率为 60 次／分，则康复锻炼心率值＝（160－60）×（60%～70%）＋60＝120～130 次／分。患者在康复锻炼时应尽量达到这一心率值。康复锻炼开始时可先采取小运动量活动，如生活自理、养花种草等，逐渐过渡到散步、打太极拳、骑自行车、游泳、打网球、慢跑、轻体力劳动等活动项目，患者可根据个人兴趣、爱好、环境条件自行确定，要求是达到康复锻炼的心率值。

患者在锻炼中，还应注意不要使自己感到很疲劳，要练习评价自己的疲劳度。夜间要保证睡眠 8～10 小时，中午也应适当午休。衣服要宽松，鞋以健身鞋和旅游鞋为好。当天气变化时，如下雨、下雪等，或非常寒冷和炎热时，都会使机体的消耗增加，这时要酌情减少活动量；遇到感冒、发热时，应暂停活动，待痊愈后再按照体力情况逐渐恢复锻炼。在锻炼过程中一定要戒烟，尽量少饮酒，还要积极治疗其他疾病，如肥胖、高血压、高脂血症等。有的患者出院后一点不敢活动，整日静养，结果身体越发虚弱，还容易合并其他疾病，心脏功能也日渐衰退，动辄心跳气喘不已，这样反而容易促使心肌梗死复发。

21. 防治冠心病的散步妙招

每天步行 3000 米者，冠心病等心脏病发作的危险只有步行 400 米者的一半。步行能减少动脉粥状硬化，还可减少心律不齐，有助于预防冠心病。冠心病患者在病情稳定时，每天在平地上进行散步，悠闲自得，这是一种良好的有氧代谢过程，对心血管和呼吸系统有很好的保健作用。散步的时机一般选择在清晨或傍晚进行，散步的地点应选择空气新鲜、环境优美的区域，并且划定行走路线，测定路程的长度和确定休息的适当位置，以便掌握和控制活动量。散步的持续时间，应根据患者的病情及体质不同而定，但最短不少于 15 分钟，最长不超过 1 小时，一般以 20～30 分钟为宜。

步行时肌肉收缩，呼吸循环系统功能加强，有利于将代谢产物排泄出体外，消耗体内过多的脂肪，而许多疾病均与脂肪过多有关。步行锻炼使血管扩张，血压下降，每周 3 小时以上的步行可减少动脉粥样斑块，降低动脉硬化，有助于预防冠心病发生。

散步的速度因人而异。中等速度的步速每分钟 110～115 步，每小时

3000～5000米；快速步行每分钟为120～125步，每小时5500～6000米。冠心病患者一般应采取中等速度。

在步行中，应根据体力情况适当休息1～2次，每次3～5分钟；以后可逐渐增加步行速度和持续时间，直至达到每小时3000～5000米的速度，步行30分钟可休息5分钟。每日可散步2次，长期坚持。应注意的是，患者在散步前，散步结束后即刻、3分钟、5分钟各测脉搏1次，并记录下来，作为制订合理运动计划时的参考。

心肌梗死患者在病后8周，只要身体情况许可，即可进行适宜的锻炼。初始阶段可以步行程序进行。4～6周时每日散步1次，每次5～10分钟，由400米渐增至800米；7～10周，每日散步1次，每次10～20分钟，由800～1600米；11～12周，每次20～30分钟，1600米以上。此后至半年，心肌已趋于愈合，一般已无明显症状，从恢复期进入到复原维持期，其运动量可逐渐增大，并进行康复锻炼。

散步能营造出一种生活气息，使人们在精神随意松弛中改善情绪，消除工作压力，让人从紧张、焦虑等不健康心理状态中解脱出来，大脑供血增加，脑细胞可得到更多的营养，思维会更活跃更敏锐。

因此，在不影响工作的前提下，可利用上下班的时间尽可能步行，对路途较远者可以少乘几站路以步行取代，这样做既能减少汽车流量，节约能源和保护环境，也可以治病，并能保持健康的机体和蓬勃向上的精神状态。

22. 防治冠心病的倒行妙招

包括倒行等在内的返序运动是由德国自然医学专家最先倡导的，具有强身健体的功效。人们总是习惯于向前行走，但它使肌肉活动分为经常活动和不经常活动两部分，影响了人体的微妙平衡，而倒行则可弥补前行的不足，给不常活动的肌肉以刺激，以使血液循环和机体保持平衡。倒行可使人的意识集中，训练神经的安定和自律性，对患冠心病、高血压、胃病的人来说，可以试用倒行的运动方法，但需要注意安全，以防跌倒。

23. 防治冠心病的慢跑妙招

慢跑对人体的作用比较全面，能锻炼人的心脏，增加机体的最大摄氧量，增强人体的活动能力。特别是对于中老年人来说，慢跑可以促使冠状动脉保持良好的血液循环，保证有足够的血液供给心脏，从而可以预防冠心病。如能每天坚持慢跑最好，至少每周进行 3 次。慢跑前应先做几分钟准备活动，使全身筋骨松弛。开始跑步时，应尽量跑得慢一些，配合自己的呼吸，向前跑 2 ～ 3 步吸气，再跑 2 ～ 3 步之后呼出。双手可以前后内外方向轻微摆动，上半身应稍向前倾，尽量放松全身肌肉，在平坦的马路上进行慢跑可以用脚前掌着地，利用下半身的弹性；上坡或逆风慢跑时，步子要放慢，使身体在整个跑步过程中感觉如一。心率每分钟超过 120 次时，应暂时停止运动，待恢复正常后再开始运动。如果在运动中出现胸闷、气短、头晕等不舒适的感觉时，要立即停止运动。因此，有心血管病的人须经医生检查决定是否可以慢跑。

通过慢速而较长距离的跑步，能显著增加肺排气量和氧气吸入量，促进有氧代谢，改善心、肺功能，增强心脏对运动负荷的适应能力，从而防治冠心病。虽然慢跑容易取得锻炼效果，但体力消耗大，对老年冠心病患者或者体力较差而无运动基础者来说，不宜采取此种锻炼方法，以免发生意外。

慢跑时应穿合适的运动鞋及宽松的衣裤，保持轻松的步伐，注意地面和环境，防止发生外伤。跑步前后应有适量的活动，做好准备和放松工作，然后步行与慢跑交叉进行，这种锻炼将耐力与强度相结合，比较适合于冠心病患者。如果在雨、雪或大风天气，或因其他原因不能外出锻炼时，可以在室内进行原地跑步。

24. 健心操防治冠心病有妙招

原地踏步4个8拍。

（1）站桩

预备姿势：自然站立，两脚分开如肩宽，两臂自然下垂，头部正直，保持轻灵、松静，下颌略内含，两足趾如钩，紧抓地面，如落地生根。排除杂念，精神集中，想着神阙穴（即肚脐处。伴有高血压病者可想着足心或一侧之大足趾）。

动作：吸气时，腹部波形自然向外，肛门肌收缩；呼气时，腹部波形自然向内，肛门肌放松。一呼一吸为一拍，连续呼吸4个8拍（32次）。呼吸应力求自然、轻柔、徐缓，用鼻呼吸或鼻吸口呼，合并神经衰弱或有肾虚表现的患者，可重复4个8拍。

（2）平血运动

预备姿势：自然站立，两脚分开如肩宽，两臂侧平举，掌心略向前上方，想着神阙穴。

动作：①呼气时，一臂随体侧屈而慢慢下降，另一臂慢慢相应抬高，两臂始终保持成一字形，头顶至尾骨则尽量保持正直位置。②恢复预备姿势，同时自然吸气，如此反复进行，一呼一吸合为一拍，共为4个8拍。

（3）体外心脏按摩运动

预备姿势：两手掌心擦热，左臂沉肩垂肘，斜向下垂与腋线约成45°，中指微用力。

动作：右手掌心置左手心前压，第2～第5指并拢，拇指分开，以鱼际部着力，循内、上、外、下路线在心脏区域顺时针轻柔缓慢地作环形按摩。按摩一圈为一次，周而复始。1分钟20～30次，连续按摩32次。

（4）整律运动

预备姿势：正身直立，两脚分开如肩宽，两臂自然下垂。

动作：①两臂向前平举，掌心向下。呼气时，两手紧握拳，中指指尖即叩紧掌心劳宫穴，拇指外包；吸气时，手掌放开。共握8次，为第1个8拍。②两臂侧平举，掌心向下，进行握拳运动，动作要领与①相同，进行第2个8拍。③两臂上举，掌心相对，行握拳运动，拇指内包，其余四指指尖紧贴掌，其余要领如①，进行第3个8拍。④两臂下垂，心向内，行握拳动作，要领同①，进行第4个8拍。

上述动作共4个8拍，心律不齐亦可重复4个8拍。握拳速度以每分钟30次为宜，心动过速者可减少到每分钟10次左右；心动过缓者每分钟可增加10次左右。握拳宜紧，放开时五指应舒展放松，但中指微用力；动作要均匀。

（5）扩胸运动

预备姿势：两脚分开如肩宽，两臂肘关节自然向前弯曲于胸前交叉，左手在上，右手在下，掌心斜向下，五指自然张开，中指微用力。

动作：①呼气时，肘关节逐渐向两侧慢慢拉开，掌心随扩胸而渐向上翻，成侧平举姿势；②吸气时，两臂慢慢回到预备姿势，掌心斜向下。如此反复进行。

上述动作共4个8拍32次，有胸闷、肩背疼痛者可重复4个8拍。面对初升的太阳操练，效果更佳。

（6）拍肩运动

预备姿势：两足分开如肩宽，腰膝微屈。

动作：①右手掌拍左肩，左手背拍右腰。②左手掌拍右肩，右手背拍左腰。如此反复进行。

上述动作共 4 个 8 拍 32 次，背部疼痛者可适当多练，疼处拍打时用力可稍重。做拍肩运动时应以腰部转动带动两臂拍打，头部也应随之转动，但头顶与尾骨应尽量保持垂直。

（7）伸臂运动

预备姿势：正身直立，头正直，目平视，两足分开如肩宽，两肘弯曲，两手握拳（拇指外包）置两胸前，拳心斜向下。

动作：①呼气时，两臂向前上方呈抛物线伸出，同时两手放开，指、腕、肩等关节放松。②吸气时，两臂收回，恢复到预备姿势。如此反复进行 32 次。

（8）眼部运动

预备姿势：两手拇指第二节背面互相擦热，拇指外包，轻握拳。

动作：①擦眼皮，擦眉。两手拇指第二节背面自目内眦向外眦轻擦眼皮，同时以示指末节外侧面擦眉毛，共 32 次。②按摩睛明穴。用两手示指指尖，循顺时针方向按摩睛明穴 16 次；再逆时针方向按摩 16 次。③转睛。两眼轻闭，两眼珠轻轻向左转 16 次，然后再轻轻向右转 16 次。

（9）耳郭运动

预备姿势：两手心互相擦热，两手掌心轻按在两侧耳轮上。

动作：①摩耳轮。两手掌心轻按两侧耳轮上，轻柔地顺时针按摩耳轮 16 次，再逆时针按摩 16 次。②鸣天鼓。两手掌心紧按两耳，手指置于与耳轮等高之后头部，两手示指置于中指之上，然后将示指自中指滑下，弹打风池穴，发出"咚、咚"之响声，共敲打 32 次。③按摩外耳道，振动鼓膜：用两手示指或中指尖轻塞于两侧耳道，做轻柔之旋转按摩 32 次。接着二指尖轻轻按外耳道，然后指尖突然拔出，两耳发出"崩"的鼓膜振动声。

（10）口部运动

预备动作：刷牙漱口，保持口腔清洁。端正站立，意守神阙，自然腹式呼吸 10 余次。

动作：①叩齿。精神集中，上下排牙齿互相轻叩 32 次，但不可过分用力。②舌轮转。口轻闭，用舌尖在口腔内齿槽外面先向左轮转 16 次，再向右轮转 16 次，使津液满口。③鼓漱。将口内津液漱 32 次。④吞津。自然腹式呼吸 10 次，将口内津液在呼气完毕时分 3 次咽下。

25. 八段锦防治冠心病有妙招

（1）两手托天理三焦：直立，两足分开，与肩同宽。两臂自然下垂，掌心贴附腿侧。两臂外展，掌心向上，至肩平处，乃屈前臂至头顶上方，覆掌，十指交叉，然后翻转掌心向下，如托物上举，同时足腿顺势跷起；两手分开，两臂内收复原，如鸟敛翼。反复进行。上举时吸气，下垂时呼气。

（2）左右开弓似射雕：直立，左足平开一大步，身体下蹲作骑马式。同时，右臂曲肘，从胸前握拳，如拉弓弦向右；左手中指竖起，余三指环扣，从右臂内作推弓势向左，左臂随之伸直，头亦左转，目视指尖。左右互换，反复进行。推弓拉弦时吸气，左右换势时呼气。

（3）调理脾胃须单举：直立，左臂外展并翻掌上托，五指并拢，指尖向右，左臂伸直，头仰视手背。同时下方之右手掌作按物势，指尖向前。左右互换，反复进行。上托下按时吸气，互换时呼气。

（4）五劳七伤往后瞧：直立，两手掌紧贴腿侧，头向左后方缓缓转动，目随之后视。然后，头再前旋复原。左右交替，反复进行。转颈时吸气，复原时呼气。

（5）摇头摆尾去心火：直立，左足平开一步，身体半下蹲，作高马步势，两手虎口对腹反按大腿上方。头面躯干缓缓前俯，继之，向左，向后，复向左，向前，缓缓作圆环转动，上身由俯而仰，复由仰而俯。转动数圈后，再反方向如法进行。由俯而仰时吸气，由仰而俯时呼气。

（6）两手攀足固肾腰：直立，并足，两膝挺伸，上身前俯，以两手攀握两足趾，头略昂起。然后恢复直立姿势，同时两手握拳，并抵腰椎两侧，上身后仰，再恢复直立姿势。反复进行。本式自然呼吸。

（7）攒拳怒目增气力：直立，左足平开一大步，作骑马式。两手握拳，贴置腰侧，拳心向上；左拳向前平击，拳心向下，怒目奋力；收回左拳，如法击出右拳，左右交替进行。击拳呼气，收拳吸气。

注意：心力衰竭患者，不宜作此势，或改"怒目奋力"为"缓缓伸拳"。

（8）背后七颠百病消：直立，并足，两掌紧贴腿侧，两膝伸直，足跟并拢提起，离地数厘米，同时昂首，作全身提举式。然后足跟顿地复原。反复进行，提跟时吸气，顿地时呼气。

本疗法适用于各种慢性病患者的治疗和康复，凡体质不太虚弱，活动无明显障碍者均可采用。对神经衰弱、冠心病、慢性支气管炎等病症尤为适用。根据体质不同，可全套采用，或重点选择一节或数节练习。

26. 十二段锦防治冠心病有妙招

（1）盘坐，两手握固，置于大腿上，上身挺直，含胸拔背，闭目存神，排除一切杂念。

（2）接上式，先叩齿36响，然后双手十指交叉，抱于后颈，两手掌紧掩耳门，以鼻慢慢呼吸9次，呼吸应细微，不得有任何声响。

（3）接上式，两手食指移叠于中指上，然后先左后右，用力滑下，弹击脑后，使耳后咯咯有声，左右各24响，共48响。然后，放下两手仍握固。

（4）接上式，低头转颈向左右交替侧视，两肩亦随之左右摇摆，各24次。

（5）接上式，以舌搅动口腔上下左右，使津液满口，鼓漱36次，分3次缓慢咽下，同时随着咽下之汩汩声，两目内视，以意念将所咽下之津液送至脐下丹田。

（6）接上式，以鼻吸满气后，闭气，用两掌相搓至极热，分别摩搓两后腰36次，同时以鼻缓缓呼气，两手摩腰毕仍握固。

（7）接上式，以鼻吸满气后，闭气，同时存想心头之火，下烧脐下丹田，至丹田觉热，及以鼻缓缓出气。

（8）接上式，两手屈肘，先以左手连肩如转辘轳般转36圈，然后右手亦如此转动36圈。

（9）接上式，放开盘腿，向前平伸，两手十指交叉，翻掌向上，如举重石般用力托过头顶，腰身一起用力上耸，然后叉手回到头顶，再用力上托，共9次。

（10）接上式，两手前伸，扳两脚底，俯身低头如做礼拜状几次，再收腿盘坐，两手握固。

（11）接上式，如第（5）式般鼓漱咽津2次。

（12）接上式，闭气存想下丹田中热气如火，然后以意运气过肛门，提肛，使热气上升经后腰、背脊、后颈、脑后至头顶，又从额上至两太阳穴、耳根前、两面颊，降至喉下、心窝，回至下丹田，至全身皆然。

本疗法以全套操练为宜，适用于冠心病恢复期患者。

27. 爬坡防治冠心病有妙招

步行爬坡是在有一定坡度的地段上，做定量步行的一种运动疗法，冠心病患者通过逐渐增加登坡高度的适应能力，可锻炼和保护心脏，有效地增加心肌的储备力，改善血管的功能。

步行爬坡的路线及方法举例：

第一条路线可往返 2000 米，其中有两段较短的坡路，各长 100 米，坡度为 5°～10°，其余为平路。先用 20～25 分钟步行 1000 米，休息 8～10 分钟，再用同样的时间按原路返回。

第二条路线可往返 3000 米，在 1500 米的终点有 30～50 米高的小山丘，坡度为 30°。先用 16～18 分钟走完 1000 米平路；休息 5 分钟后，继续用 7～8 分钟定完 500 米平路；再休息 3 分钟后，用 20～30 分钟的时间爬山，中间可适当进行休息，上山后要休息 5～10 分钟；然后用同样的时间按原路返回。

第三条路线可往返 4000 米，在 2000 米的终点有 30～50 米高的小山丘，坡度为 30°～45°，步速和休息时间及方法与第二条路线相同。

以上三条路线应循序渐进，适应一条路线后再换另一条路线。爬坡的速度以引起呼吸和心率适当加快，停止运动后 5 分钟恢复到运动前的水平为宜。

选择此项体疗方法前，须事先征求医生的意见。

28. 心理保健防治冠心病有妙招

（1）言语疏导：在分析患者病情、心理状态、情感障碍的前提下，进行语言开导，动之以情，晓之以理，消除其致病心因，纠正其不良情绪，达到治疗其心身疾病的目的。应用此法，要注意根据患者的不同形神气质类型、性别、年龄、文化程度、社会背景等拟订相应的疏导方案，注意言谈技巧的方式，并对患者的隐私表示保密，以取得患者的信任和合作。

（2）移情易性：运用各种方法，转移和分散患者的精神意念活动，使其淡化对疾病的过分注意，摆脱不良心理情绪的困扰，达到调理气机紊乱，纠正病理状态的目的，促使疾病得以康复。应用本法，必须首先了解患者平素爱好、兴趣和病因所在，巧妙地选择各种切合病情的方法。要设法取得患者的信任，使其能遵从医嘱。具体方法除了医生言语开导以转移其注意力，还可鼓励患者去发展有利于其身心健康的爱好和技能，可参阅本书"娱乐疗法"一节。

（3）情志相胜：根据情志之间的制约关系，以一种或多种情志，制约、消除患者的病态情志，可治疗由情志过激引起的心身疾病。①以怒胜思：思为脾志，五行属土；怒为肝志，五行属木。木克土，故怒胜思。凡因忧思积虑所致的疾病，可通过激怒之法疏肝运脾，宣散气结，以摆脱不良情绪的羁绊，重建心理上的平衡。②以思胜恐：恐为肾志，属水。土克水，故思胜恐。凡因惊恐畏惧不能解脱所导致的疾病，可通过启发诱导等方式开启其思，坚定其识，以摆脱恐惧。③以恐胜喜：喜为心志，属火。水克火，故恐胜喜。大喜过度，可导致心气涣散，神不守舍，表现为心神恍惚，注意力不集中，甚则嬉笑不止，状若癫狂。可以猝不及防的方式，突然示之以平素畏惧之事物，使其气下、气怯，突然清醒，恢复常态。④以喜胜悲：悲为肺志，属金。火克金，故喜胜悲。凡由生活受挫、爱情失意或亲友亡故而悲伤过度或悲观失望，致使形容憔悴，流泪叹息，不能自拔者，可用各种幽默逗乐之事，使患者笑逐颜开，悲忧消散，精神振作。⑤以悲胜怒：金能克木，故悲可胜怒。怒则气上，肝阳冲动，气血逆乱，可致面赤头痛，眩晕耳鸣，甚则吐衄、昏厥。当诳之以悲忧之事，顿挫其激扬之势，使怒气因悲泣而泄。

（4）言行暗示：医生用语言、行为等方式诱导患者无形中接受某种暗示，从而改变其情志和行为，减缓症状，治疗疾病。患者亦可以积极、自信、轻松的言语暗示自己，以消除不适，建立自信稳定情绪，平衡心理。暗示的方式很多，主要有语言暗示、动作表情暗示，以及配合以特定情境、药物等进行暗示。该疗法对心因性疾病、功能性疾病最为适宜。

（5）顺意疗法：意念未遂，所求不得，可导致或诱发许多疾病，应对此类患者，可顺从其意念，满足其心身要求，以解除致病心因。

（6）激情疗法：有目的地诱发患者的激情，利用由此产生的强烈情绪反应和行为反应，可动员其潜能，打破不良的平衡，纠正或改善原来的病理状态。常用的方法有激怒法、惊恐法、羞辱法等。

在治疗冠心病的过程中，医者应言行谨慎，避免不良暗示对患者身心健康的影响。忌用激情法，慎用悲恐相胜法。

29. 搓面防治冠心病有妙招

（1）预热：两手掌相对，用力搓动，由慢而快，对搓 30 ～ 40 次，搓热为度。

（2）搓面：手掌搓热后，立即改搓面部。从左侧开始经额到右侧，再经下颌部搓回左侧，此为一周，如此揉搓 10 余周，再从右到左逆时针揉搓 10 余周。

（3）用药：根据病情需要，可选用适当方药煎水洗脸后，再搓揉面部。本疗法每日早晚各 1 次，可坚持使用。冠心病患者可根据辨证论治的原则选用中药煎水洗脸。瘀血阻滞型：红花 15 克，桃仁 10 克；阳虚寒凝型：生姜 15 克，桂枝 6 克；阴虚阳亢型：菊花 15 克，枸杞子 10 克。搓面后可揉按睛明、迎香、风池等穴位，以清心安神、护卫固表。注意用力适度，以免损伤皮肤。

30. 刷牙防治冠心病有妙招

中医学理论认为，齿与脏腑经络的功能有着密切联系。齿为骨之余，而肾主骨生髓，牙齿由肾中精气所充养；手、足阳明经、手少阳之经筋以及督脉都循行于牙齿，因此，牙齿与肠、胃、三焦亦关系密切。刷牙防治冠心病的操作方法如下。

（1）选择合适的牙膏、牙刷，药物研末备用。

（2）温开水漱口，并将牙膏和药物挤放在牙刷上。

（3）刷牙时，应顺牙缝上下刷动。刷上牙时，牙刷顺牙缝向下转动；刷上牙时，牙刷顺牙缝向上转动，使上下内外、牙齿四周都能刷到。刷牙后温开水漱口。

（4）每日早晚各 1 次，也可根据病情每天刷牙 3 ～ 4 次。

31. 梳头防治冠心病有妙招

头部的血管、神经丰富，手、足三阳经在头面部交接，故头为诸阳之会。梳头疗法，可预防脱发，醒脑提神，养颜活血，调节脏腑经络，因此具有防病治病、延年益寿的作用。梳头防治冠心病的具体操作方法如下。

（1）梳子梳头：选择桃木梳、柳木梳、牛角梳、胶木梳等，每天在起床后、午休后、临睡前各梳头一次。梳头时分别在头正中、两旁、颞侧由前向后平稳移动，用力均匀适中，以局部略有酸胀感为度，梳理速度为每分钟 25 ～ 35 次。

（2）手指梳头：两手掬成爪状，以指尖轻轻抓揉头皮，像洗头一样，分别从正中、两旁、颞侧由前向后梳理，经过有头部穴位的地方时可加重指力。每次 3 ～ 5 分钟，每日 2 ～ 3 次。梳理后用拇指在印堂及两风池穴上各按揉 100 次。

32. 洗足防治冠心病有妙招

冠心病主病在心胸，与脾肾亦有密切关系。洗足药浴按摩足部，可活血温经，改善血液循环，同时具有健脾温肾的作用，因此对冠心病有一定的疗效。洗足有助于安然入寐，而良好的睡眠是阴阳调和，血压稳定的重要条件。洗足还可以缓解疲劳，提高抵抗能力，防止病从外入，因而具有预防保健作用。老年患者应用本疗法，需有人协助。另外本疗法需长期坚持，始可取得良好效果。

（1）用水选择：选取清洁的河水、井水、海水、自来水或矿泉水。

（2）用药选择：根据辨证原则选择合适的中药，亦可辨病选用中、西药，或选用有效的单、验方。

（3）药液制备：加水煎煮药物，滤汁倒入瓷盆内，保持水温在50～60℃。西药按要求制成一定浓度的药液。单纯温水不加药物亦可。

（4）洗足：患者坐正，赤足浸入热药液中，同时用双手搓洗，并按揉有关穴位，约15分钟。每日1～3次。

浸洗完毕，热水冲净双足，擦干，保暖，垫高双足，休息15～30分钟。

33. 沐浴防治冠心病有妙招

沐浴是将身体浸泡在水中或药液中洗浴，以治疗疾病的一种方法。本法内容丰富，包括有冷水浴、热水浴、药浴、矿泉浴、海水浴、蒸汽浴等。沐浴防治冠心病的操作方法如下。

（1）冷水浴：取20℃以下的井水、河水或自来水等，倒入浴盆或浴缸中，浴前先用手或毛巾浸水拍打身体，稍适应后入浴。沐浴时间10分钟左右为宜，水过冷则3～5分钟。体质强壮者可直接在河水或海水中沐浴。浴后用毛巾擦干身体，穿衣保暖。

（2）热水浴：取39～50℃的热水，倒入浴盆或浴缸内，以手试水温，以能耐受为度。沐浴 30 分钟左右，浴后擦干身体，适当平躺休息。注意保暖避风。

（3）药浴：根据病情辨证选用方药，煎煮取汁，倒入浴盆或浴缸中，再倒入一定量的温热水，制成一定浓度的浴液。再浸泡洗浴。约 30 分钟，浴后温水冲净，擦干身体，休息片刻。

沐浴疗法治疗冠心病只适用于病情较轻和体质较强者，全身热水浴仍需谨慎，可用热毛巾擦身而不全身入浴。餐后或劳累后不可入浴。

沐浴防治冠心病的注意事项：①不要在劳累和情绪不稳定时洗澡，洗澡时间不宜过长。②洗澡前应提前服药，并随身带上急救药品以备急用。③最好选用淋浴，不选用在大池中坐浴。④一旦出现胸闷、心慌、憋气，胸部疼痛等不适时，应立即离开浴室，取出急救药品，舌下含一片硝酸甘油，找一个通风的地点躺下休息。如果不适没有减轻反而加重，应尽快与家里或医院取得联系，尽快采取抢救措施。⑤患者洗澡时最好有家人陪同，以免出现意外。

34. 饮水防治冠心病有妙招

人体内部水平衡失调就会出现相应的病理状态，如机体缺水，则出现血液黏稠，口干舌燥，尿比重增高等表现，而早晨起床后饮一杯温开水，可及时补充体内所需水分，促进新陈代谢，洗涤肠胃，防止大便中毒，促进胃液分泌，增进食欲，使肠道轻松，血液纯净，使人年轻。因为经过一夜的水分消耗，又未及时补充，人体处于相对缺水的生理状态，血液浓缩，血管变细，血液循环减慢，代谢物堆积。晚上睡前饮杯温开水，保障夜间所需水分，更能稀释血液，防止夜间血液循环减慢而发生心脑血管梗死的疾患。饮水防治冠心病的操作方法如下。

（1）饮白开水法：①准备温开水 1 瓶、温度以入口不烫为度。②早晨起床后，先用温开水漱口，然后倒温开水 1～2 杯（250～500 毫升），慢慢饮下再进行洗脸、刷牙工作，半小时后可吃早饭。③晚上睡前同样饮温开水 1 杯（约 250 毫升）。本法可每日进行，亦可配饮矿泉水或磁化水。

（2）饮矿泉水法：①准备市售正宗矿泉水若干瓶。②每次于饭前饮用 150～160 毫升，每日 1～3 次，2 个月为 1 个疗程。

（3）饮磁化水法：①一般成人每天饮用 2000 毫升左右，早晨 1 次 500 毫升，余量分数次服完。②或以磁化杯泡茶，茶水即被磁化，随时饮用。

饮水防治冠心病的注意事项：①避免饮用老化水。所谓"老化水"，是指那些久不流动的积水和储存过久，以及多次煮沸的水。现代医学研究证明，水分子是呈链状结构而存在的，如果不经常流动和撞击，其链状结构就会不断扩大和延伸，亚硝酸盐的含量也会增高，增加致癌的危险性，减缓人体细胞的新陈代谢，加速身体衰老过程。②避免饮用软化水。所谓软化水，就是缺少无机盐的水，尤其是缺少钙、镁等离子，长期饮用则会增加冠心病的发生率和死亡率。③饮用的矿泉水必须是经过严格检验分析确实不含对人体有害的物质，符合饮水卫生标准的，才能饮用。④磁化水不宜久放或再煮沸。用热开水或凉开水放入磁化杯制备磁化水时，应随制随饮。据测定，磁化水经煮沸后，疗效将减弱 20%。

35. 音乐防治冠心病有妙招

由于音乐有利于消除精神紧张和烦躁不安感，因而对心血管系统有良好的调节作用。音乐可以促使血管舒张，紧张度降低，从而使血压下降，心脑血管的血液供应得到改善。治疗冠心病可选用平稳、安静及抒情、优美的音乐。平稳、柔美的音乐，能调节心律和呼吸，消除精神紧张，起到松弛、镇静和催眠的作用，对心律失常的冠心病患者尤为适宜。这类乐曲如贝多芬的《月光奏鸣曲》（第一乐章）、舒伯特的《摇篮曲》、

《圣母颂》、孟德尔松的《夜曲》、舒曼的《梦幻曲》、奥芬巴赫的《船歌》、马斯内的《沉思》、我国古曲《关山月》、《春江花月夜》、广东音乐《小桃红》、二胡曲《二泉映月》、黄自的《玫瑰三愿》、任光的《彩云追月》以及歌曲《牧歌》、《教我如何不想他》、《二月里来》、《半个月亮爬上来》、《送别》、《我的祖国》、《月亮之歌》、《渴望》等。

抒情类音乐可减轻患者的精神紧张，防止血压升高，因此对伴有高血压病的患者有良好效果。这类乐曲如阿里亚比叶夫的《夜莺》、舒伯特的《菩提树》、孟德尔松的《春之歌》、德沃夏克的《母亲教我的歌》、卡普阿的《我的太阳》、古曲《渔舟唱晚》、民间乐曲《寒鸦戏水》、广东音乐《平湖秋月》《雨打芭蕉》、刘铁山的《谣族舞曲》、董洪德的《凤凰展翅》、江先渭的《姑苏行》以及歌曲《赞歌》、《南泥湾》、《谁不说俺家乡好》、《情深谊长》、《茉莉花》、《妈妈教我一支歌》等。

欢快、激情的音乐能使情绪兴奋，痛阈升高，对疼痛有良好的抑制作用，可试用于对冠心病胸疼的治疗，但由于这类音乐能加速血液循环，增加心脏负担，提高心肌耗氧量，因此需谨慎选用。可在病情稳定期逐渐增加这类音乐的感受量，以提高抵抗力和耐受性。这类音乐如：贝多芬的《月光奏鸣曲》（第三乐章）、舒伯特的《军队进行曲》、李斯特的《匈牙利狂想曲》（第二号）、比才的《卡门》序曲、聂耳的《金蛇狂舞》、贺渌汀的《晚会》、车向前的《满江红》、刘天华的《光明行》以及歌曲《保卫黄河》、《长江之歌》、《我们走在大路上》、《祖国颂》、《我爱你，中国》等。

音乐治疗冠心病的注意事项：①选择适当的治疗方法。音乐治疗的方式有主动表达式和被动感受式两种。主动表达式是让患者亲自从事弹奏、歌唱等音乐活动来抒发内心情感，调节脏腑功能。适用于冠心病的稳定期，临床表现不显著。被动感受式是让患者倾听、欣赏音乐，领悟音乐的艺术意境，通过音乐的旋律、节奏、声调、音色等调节心理、生理功能。

可作为冠心病临床各期的辅助治疗。②选择适当的曲目。不同的旋律具有不同的心理生理效应，应根据病情灵活选用。国内外的音乐作品又可分为古典音乐、现代音乐和流行音乐三类，可根据患者的兴趣爱好及水平进行选择。在一个疗程内，乐曲应在同类范围内适当调剂，以免使患者感觉单调乏味而影响疗效。③合理布置环境。进行音乐治疗应选择合适的环境，如安静、无干扰等，最好进行合理的布置，使整个环境整洁、质朴，尽量与乐曲的意境相和谐。这样有利于患者全身心地投入乐曲欣赏之中，从而提高治疗效果。④注意控制音量。音量过大会产生一定的副作用，影响治疗效果。因此应适当控制音量，一般 40～60 分贝即可。⑤应用音乐疗法要注意与其他疗法相配合。

36. 歌吟防治冠心病有妙招

冠心病的发生与情志郁结、心血运行不畅有密切关系。通过歌吟，宣泄情感，解除抑郁具有一定的防病效果；歌吟通过调息，可畅达气血，增强心肺功能，因此对冠心病患者胸闷、胸痛等症，有缓解作用；通过歌吟，强身健体，提高抵抗力，预防外感和呼吸道疾患，则可防止冠心病的恶化。

（1）调畅情志：情志不遂，肝气郁结，可导致五脏气机不和，气血失调，由此引发多种疾病。现代医学亦发现，长期情绪不佳，心中郁郁不舒，可引起内分泌紊乱，甚至产生有害物质，影响健康。而声情并茂的歌吟，可宣发内心的郁闷，改善情绪，消除烦恼和悲伤，因而能健身防病治病。

（2）培养自信：歌吟不仅能使患者在音乐欣赏时发挥想象力，调节情感，而且可通过自身的参考，进行自我表现、自我欣赏，甚至可凭自己的想象和理解进行重新创作。这些都有利于发现其自身意义，满足其成就感，进而培养自信，采取积极的生活方式，对一些与心理因素有关的疾病，如口吃，更有重要意义。

（3）调理气息：唱歌强调用气，要求气沉丹田；饱满的声音依赖于充实的气息。经过一段时间的歌咏训练，能使人气息充足，呼吸调顺，气道通畅，肺活量增加。对呼吸道疾病患者，尚有理气排痰、宣肺平喘止咳的作用。

（4）强健形体：歌唱可直接锻炼咽喉、口齿唇舌、面部、胸腹部的肌肉和组织，防止脏器的功能性病变；"深吸长呼"有利于形成腹式呼吸，兼能通畅气道而增强肺活量，进而改善心肺功能；歌唱时的肢体运动有利于气血畅达，经脉流通，关节滑利；调气本身亦可以强壮形体，提高抵抗力。

冠心病患者可选择舒缓、柔美的歌曲进行吟唱，这类歌曲如《月之故乡》、《我为祖国献石油》、《三国演义》片头曲《滚滚长江东逝水》等，这类歌曲可产生胸部共鸣，有开胸理气之作用。吟唱时需掌握适量的原则，不可过频过强。伴有高血压病者，须慎用高声歌吟法，以免引起血压升高。

37. 舞蹈防治冠心病有妙招

有节奏的运动，直接起流通气血，舒筋活络的作用；而观赏风采各异的舞蹈亦可使人心旷神怡，气血畅通。一定的活动量，可加速血液循环，增强呼吸运动，从而使心肺功能得到锻炼。舞蹈之后，使人有宽胸畅怀、豁然开朗、周身微热、气血通达之感。因此，舞蹈对冠心病有一定的防治效果。

（1）形式要适宜：临床症状明显时，以舞蹈欣赏为宜；病情稳定后，可适当参与舞蹈运动，应结合个人爱好选择舞蹈种类，且应简单易学；以愈病为目的，不必要求舞蹈的艺术性。舞蹈种类应有所变换，以免单调乏味，影响疗效。目前流行的老年人健身操和集体舞，值得推荐给冠心病患者。

（2）强度要适中：冠心病患者的舞蹈运动不能过于剧烈，以柔美、和缓为主；锻炼后自感周身微热，心胸畅快最佳。若出现胸闷、心跳、乏力之症，则须停止锻炼，必要时到医院治疗；并提示活动量偏大，须适当调整。

（3）时间有节：舞蹈运动时间不宜过长，一般每日可进行 1 ～ 3 次，每次 1 小时左右，1 个月为 1 个疗程。舞蹈不宜在饭后立即进行，应推迟到进食半小时之后；睡眠前 1 小时也不要进行舞蹈活动。

38. 弈棋防治冠心病有妙招

弈棋是指通过参与或观赏棋类活动，以愉情消烦，修身养性，促进身心健康的一种方法。对弈之时，双方皆须安神定志，聚精会神，暂置烦嚣杂务于度外。故能使人幽闲若仙，烦郁愁闷忘之九霄；使人神形安泰，全身气血运行和畅。通过对弈，还可广交朋友，改善人际关系，缓解精神紧张和生活压力。

弈棋也是一种智力游戏。通过对弈，可以锻炼推理、判断、演绎等各种逻辑思维能力；亦可以锻炼沉着、宽容、乐观、自信等心理素质，两者的有机结合，可发掘潜能，使人睿智。

对弈之时，杂念全消，气血自畅，阴阳调和，对身心健康颇有裨益。"善弈者长寿"，此亦为养生之道。

弈棋融娱乐消遣和脑力劳动于一炉，具有宁心安神、调畅情志、和畅气血等作用，且运动量极小，因此，可作为各期各型冠心病的辅助治疗，对伴有心律不齐者有良好的效果，伴有高血压病者亦可选用。

对弈时，应注意时间不宜太长，时间太长有导致气血郁滞之弊；要切实做到心平气和，不因胜负而过分激动、亢奋，情志过激者有引起血压升高的可能。

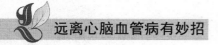

弈棋疗法对住院患者有着特殊意义。疾病初步稳定的住院患者，往往厌倦于单调乏味的病房生活，而由于体质及病情的限制，不便进行户外活动。此时，弈棋疗法提供了良好的娱乐方式，既丰富了生活，稳定了情绪，又达到了养生治病的效果，因而颇受欢迎。

39. 书画防治冠心病有妙招

书画疗法的方式有书画练习和书画欣赏两种。练习书画，执笔时须提肘悬腕，臂开足稳，使腰力、臂力、腕力、指力集于笔端，刚柔共济，灵活盘旋。因此使四肢骨骼、肌肉、关节、经络都能得到协调的锻炼。而且，写书作画时，须平心静气，排除杂念，可使脏腑协调，气血通畅。现代研究表明，写书作画时由于抒发情感，寄托希望，愉悦身心，故能使各器官系统的功能得到改善，加强其代谢活动，促进体内活性物质的分泌。作画时有规律的呼吸运动有助于改善肺功能，加强血液循环。而淡泊恬静的心志尚有平肝潜阳之功。

冠心病的发生，可缘于情志不舒，心血瘀阻，而书画疗法可舒心养性，通畅气血；冠心病患者常伴有血压的升高，而书画疗法可平肝潜阳，息风降火。此外，书画疗法能调节自主神经功能，促进胃肠蠕动和消化腺的分泌，因而可以强壮"后天之本"，提高患者身体素质。

书画练习和书画欣赏两种方式都可选择。如练习书法，可选择自己喜爱的一种或数种字体，每日坚持练习1小时左右。一边练习，一边对比、欣赏，长期不懈，自能渐入佳境，书法水平和身体素质都能得到提高，具有一石二鸟之效。再如，可坚持每日欣赏自己喜爱的国画作品，力求静息深思，体会画中所表现的艺术境界，还可配合记简短的欣赏随笔。日久天长，将建起一座自己的心灵乐园，可随时徜徉其中。

在选择书画作品时，尚须注意不同的格调有不同的医疗、娱乐作用。

楷书、隶书恬静清雅，沉重稳健，田园画幽静恬淡，适用于平素性情急躁，易烦易怒的冠心病患者；草书、行书和兰竹类国画，具有激情奔放、飘逸潇洒之风格，适用于平时精神抑郁、情绪低落的患者。

欣赏的内容，还可包括一些世界各国的名画。如法国米勒的油画《牧羊女和羊群》、法国基古的油画《普罗旺斯的景色》等视野开阔，给人一种心旷神怡的感觉；而意大利达·芬奇的油画《蒙娜丽莎》、法国安格尔的油画《泉》等则舒心恬静，有安神宁心、平肝潜阳之效。

书画欣赏应与其他娱乐疗法相配合，以取得动静结合、刚柔相济的效果。

40. 赏花防治冠心病有妙招

爱美之心，人皆有之。花卉以其绚丽的色彩，精巧的造型，呈现出大自然的神奇，给人以美的享受。种花养草，不仅可美化环境，装点生活，而且可陶冶情操，增添情趣。不同季节、不同地点、不同体质、不同心情的人都可以观赏到情趣各异的花朵，借其解郁排忧，寄物言志，娱乐消遣，愉悦身心。

花卉疗法防治冠心病，首先在于它可以解忧排愁，舒心养性，以绝气郁之源；其次，它可以舒筋活络，畅调气血，安定心神，疏理心胸之痹阻，缓解临床症状；再次它可以养生健体，扶助正气，提高抗病能力。

花卉治疗的方式，可根据患者的体质及爱好，种植或观赏均可。不需特别方式，花卉世界自能引人入胜，使人忘却烦恼；可着意每日在花草丛中独坐静思 10 ～ 30 分钟，观其色而闻其香，发掘造化之奥妙。须注意，养花为主者，勿过劳累。花草品种，要符合个人心理情绪特征和病情的需要。

必须强调，有些花卉对健康有一定的损害。如夜来香，久闻会使人头昏脑涨；夹竹桃花、曼陀罗花有毒，不宜食用或室内栽培；有些花卉会引起过敏反应，过敏体质者应避免接触。

41. 预防冠心病有妙招

冠心病的一级预防是针对未患有冠心病的健康人预防患冠心病。一级预防是对广大的健康人群积极开展冠心病的防治普及教育工作，定期进行身体检查和普查，以及尽早发现冠心病的危险因素，并及时去除或严格控制冠心病的危险因素，防止冠心病的发生。

冠心病一级预防工作是健康人群战胜冠心病的第一道防线和前沿阵地，一级预防工作主要有三点：①尽早发现和及时去除冠心病的危险因素。冠心病的发生与冠心病的危险因素有十分密切的关系，如果去除这些危险因素，就能有效地预防冠心病的发生。提倡不吸烟，建议健康人群定期到医院进行体检、测定血压等。血清胆固醇正常者，最少每 5 年重复测定血清胆固醇 1 次，对肥胖儿童、父母有早发（45 岁以前发生）冠心病家族史和有高脂血症及高血压家族史的青少年也应定期检查血清胆固醇和血压。②严把"病从口入"关，科学合理安排膳食。冠心病在很大程度上与吃有关，摄取过多的食物特别是过多的动物脂和奶油制品、过多的食盐，摄入过少的新鲜蔬菜和水果等有关。因此，提倡低盐、低脂的清淡饮食，改变以猪肉、牛肉为主的动物性肉类结构，如大豆及大豆制品，增加粗粮的食用比例，多吃蔬菜和水果，每日饮食量应相对恒定，限制过多甜食。肥胖者应节制饮食量，使体重严格控制在正常范围之内。③加强体力活动或运动，如跑步、登山、游泳、球类等，控制体重在正常标准范围之内，有规律地参加运动能有效地降低冠心病的发病率。

冠心病的二级预防是针对患有冠心病的患者防止其病情恶化，发展为不稳定型心绞痛、心肌梗死和猝死等。二级预防工作的具体措施必须是在一级预防工作的基础上进行，即冠心病患者不管过去是否进行过一级预防，都必须终身采取一级预防的具体措施，且应更加严格的控制冠心病的各种危险因素。

二级预防最主要的措施是 ABCDE 方案（A 代表阿司匹林，B 代表 β 受体阻滞药，C 代表降胆固醇药物，D 代表合理饮食及控制糖尿病，E 代表健康宣教及适当运动），即冠心病患者需长期服用阿司匹林、β 受体阻滞药治疗。血清胆固醇升高者须长期服用降胆固醇药物，使血清总胆固醇低于 4.2 毫摩 / 升，低密度脂蛋白胆固醇低于 2.6 毫摩 / 升。甘油三酯低于 1.7 毫摩 / 升。

阿司匹林已成为冠心病患者治疗的常规用药，一旦患者确诊为冠心病，应长期坚持服用。每日口服 50 ～ 150 毫克。由于用药剂量较小，副作用也很少。其作用机制是抑制血小板聚集和释放促凝血物质，防止粥样斑块灶血栓形成与血栓堵塞冠状动脉，减少心肌微循环中血小板聚集，因而改善心肌缺血，降低心绞痛、急性心肌梗死和猝死的发生率。国外应用阿司匹林进行二级预防的结果表明，心肌梗死的发生率降低 51%，冠心病死亡率也有所下降。急性心肌梗死早期每日服用 150 ～ 300 毫克阿司匹林，可使死亡率降低 23%。

β 受体阻滞药的应用能明显降低交感神经的兴奋性，减慢心率和降低血压，改善心肌缺血症状，降低室性心律失常发生率，从而明显降低不稳定心绞痛、心肌梗死和猝死的发生率。β 受体阻滞药治疗劳力型心绞痛的有效率 80% ～ 90%，能有效地防止其恶化为不稳定性心绞痛和急性心肌梗死，猝死率下降约 30%，总死亡率下降约 20%。

降胆固醇治疗在世界范围内正日益受被重视，对于确诊为冠心病的患者必须常规的血脂检查，对于血脂升高者需采用饮食疗法或药物疗法，使血清总胆固醇低于 4.2 毫摩 / 升，低密度脂蛋白胆固醇低于 2.6 毫摩 / 升，

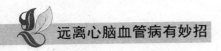
这一标准比一级预防的要求更加严格。

　　随着年龄的增长，老年人群中心力衰竭的患病率也会升高。值得注意的是，相当一部分老年心脏病患者，心功能已经不全，却缺少心力衰竭的典型表现或被其他疾病的症状所掩盖，即所谓隐性心力衰竭，故常易被人们忽视。临床发现，这种隐性心力衰竭约占心力衰竭总数的一半或更多，所以若能从以下的蛛丝马迹中识别早期心力衰竭，并给予早期治疗，对患者的愈后非常重要。

三、远离高脂血症有妙招

1. 西药降脂有妙招

轻、中度胆固醇升高，选用低剂量他汀类药物，也可选用弹性酶、泛硫乙胺、烟酸类、非诺贝特及吉非贝齐。严重的高胆固醇血症，如杂合子家族性高胆固醇血症或继发于肾病综合征的严重的高胆固醇血症选用胆酸螯合剂、他汀类药物，或两类药联用；非继发于糖尿病者也可用烟酸，或烟酸与胆酸螯合剂联用。纯合子家族性高胆固醇血症可首选普罗布考。高甘油三酯血症患者可选用贝特类、烟酸类或海鱼油制剂。继发于糖尿病患者，可选阿昔莫司、非诺贝特及苯扎贝特。伴有血凝倾向患者可选非诺贝特及苯扎贝特。混合型高脂血症以胆固醇增高为主者，选用他汀类药物等；以甘油三酯增高为主者，选用贝特类、烟酸类及泛硫乙胺。

（1）他汀类：他汀类药物即三甲基戊二酰辅酶 A 还原酶抑制药，也即胆固醇生物合成酶抑制药，是细胞内胆固醇合成限速酶，为目前临床上应用最广泛的一类调脂药物。由于这类药物的英文名称均含有"statin"，故常简称为他汀类。现已有 5 种他汀类药物可供临床选用：阿托伐他汀，常见药为立普妥、阿乐；洛伐他汀，常见药物有美降之、罗华宁、洛特、洛之特等；辛伐他汀，常见药物为舒降之、理舒达、京必舒新、泽之浩、苏之、辛可等；普伐他汀，常用药有普拉固、美百乐镇；氟伐他汀，常见药有来适可。该类药物最常见的不良反应主要是轻度胃肠反应、头痛。与其他降脂药物合用时可能出现肌肉毒性。

（2）贝特类：主要适应证为，高甘油三酯血症或以甘油三酯升高为主的混合型高脂血症。目前临床应用的贝特类药物，主要有环丙贝特、苯扎贝特、非诺贝特及吉非贝齐。据临床实践，这些药物可有效降低甘油三酯 22% ～ 43%，而降低 TC 仅为 6% ～ 15%，且有不同程度升高高密度脂蛋白的作用。该药常见的不良反应为胃肠反应、恶心、腹泻，严重者可导致肝损害。

（3）烟酸类：属 B 族维生素，当用量超过其作为维生素作用的剂量时，可有明显的降脂作用。该类药物的适用范围较广，可用于除纯合子型家族性高胆固醇血症，及 I 型高脂蛋白血症以外的任何类型高脂血症。但是，该药的速释制剂不良反应大，我们一般不单独应用。对于烟酸的降脂作用机制，目前医学界尚不十分明确。缓释制剂大大减少，主要为颜面潮红。

（4）胆酸螯合剂：这类药物也称为胆酸隔置剂。有考来烯胺，常用药物有降胆宁。该药常见的不良反应为胃肠反应、恶心、便秘或腹泻，肠梗阻或头痛等。

（5）泛硫乙胺：为辅酶 A 的衍生物，有降低血清胆固醇、甘油三酯和升高高密度脂蛋白－胆固醇的作用。

（6）藻酸双酯钠：是以海藻为原料的类肝素海洋药物。有降低血液黏稠度、扩张血管和降低血脂，升高 HDL 水平的作用。主要用于缺血性心脑血管病的防治。

（7）胆固醇吸收抑制药：主要通过抑制肠道内饮食和胆汁中胆固醇的吸收，来达到降低血脂的目的。目前，该类药物上市很少。

到目前为止，还没有一种药物能对高脂血症是药到病除、一劳永逸的，临床上多数调脂药物需要维持一定剂量、长期服用才能起到保持降脂效果，而这样又不可避免地带来许多明显的副作用。因此药物治疗应当遵循以下原则。①对症下药：在医生指导下选择合适的药物，根据高血脂的病因及类别，选择疗效高、副作用小、适应证明确的药物。②联合用药：对于严重的高脂血症患者单用一种调脂药无效时，应考虑联合用药，并注意不同药物之间的相互作用问题。③积极治疗原发病：继发性高脂血症，在调脂的同时，应注意治疗引发血脂异常的原发病，才能标本兼治。④服药同时坚持饮食疗法和运动疗法：运动、饮食和药物疗法，是高血脂治疗的"三部曲"，缺一不可，只有互相配合，才能起到好的疗效。⑤注意副作用：服药1～3个月应做血脂、肝肾功能检查，稳定后可每3～6个月复查一次，并视血脂水平调整药物剂量。老年人脏器功能有不同程度的退化，因此，更应当注意药物的副作用，如有异常，应考虑减低剂量或停药，并对异常指标追踪观察，直到恢复正常。⑥降血脂宜打持久战：高脂血症是一种慢性疾病，因此，治疗也是持久战，调脂药物原则上应当长期维持治疗。调整药物品种或剂量时应当在医生指导下进行，不宜自行调整药物。

2. 使用他汀类药物降脂有妙招

他汀类药物适用于除纯合子家族性高胆固醇血症外的任何类型高胆固醇血症和以血清胆固醇水平升高为主的混合型高脂血症。常用他汀类药物的用法用量如下。

（1）洛伐他汀：又名美降脂、乐瓦停、洛之达、洛特、罗华宁。口服，每日20毫克，最大量每日80毫克。

（2）普伐他汀：又名帕瓦停、替拉固、美百乐镇。口服，每日20毫克，最大量每日40毫克。

（3）辛伐他汀：又名塞瓦停、舒降之。口服，每日10毫克，最大量每日40毫克。

（4）阿托伐他汀：口服，每日10毫克，最大量每日80毫克。

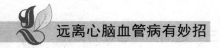

（5）氟伐他汀：口服，每日20毫克，最大量每日80毫克。

他汀类药物的副作用包括转氨酶、肌酸激酶、碱性磷酸酶水平轻度升高，2%～3%患者服药后出现胃肠功能紊乱、恶心、失眠、皮疹，偶见红斑狼疮、肌肉触痛、白内障。与烟酸、吉非贝齐、环孢素、雷公藤及环磷酰胺合用可引起横纹肌溶解症及肝肾功能损害。目前，西立伐他汀（拜斯亭）因能诱发致死性横纹肌溶解症而撤出医药市场，在使用他汀类降脂药时应高度重视可能出现的严重副作用。

他汀类药物降胆固醇的疗效呈剂量依赖性，除可明显降低血清胆固醇、低密度脂蛋白－胆固醇水平，也有一定降低血清甘油三酯的作用。降胆固醇作用美伐他汀和氟伐他汀较弱，洛伐他汀与普伐他汀相似，辛伐他汀疗效最好。但另有研究表明，阿托伐他汀疗效似乎比其他已知的本类药物作用都强。临床应用最广的是洛伐他汀，如国产的洛之达、洛特、罗华宇，其降脂的主要成分也是洛伐他汀。据国外报道，与其他他汀类药物不同，氟伐他汀能明显降低血清脂蛋白a。

服用他汀类药物应注意的事项：①严格按照医生处方服药，不可自行随意更改药物和剂量。②长期坚持不可中断，才能稳定调脂疗效，防治冠心病等心脑血管疾患。③初次服药1～3个月复查血脂和肝肾功能等，长期治疗过程中也应定期检查以上项目，以便及时调整剂量，纠正不良反应。④同时坚持饮食治疗，培养良好的生活习惯。⑤这些药物都有一些不良反应，如引起恶心、厌食、转氨酶升高、肌肉疼痛等，所以服药前请详细阅读说明书，如有副作用应及时就医加以纠正，包括减量服药与停药。

3. 使用胆酸螯合剂降脂有妙招

胆酸螯合剂适用于除纯合子家族性高胆固醇血症以外的任何类型的高胆固醇血症。对任何类型的高甘油三酯血症无效。对血清胆固醇与甘油三酯都升高的混合型高脂血症须与其他类型的降血脂药合用才奏效。

考来烯胺：又名消胆胺。口服，每次 4～5 克，每日 1～6 次，总量每日不超过 24 克，可以小剂量开始服，1～3 个月达最大耐受量。

考来替泊：又名降胆宁，是一种阴离子交换树脂。口服，每次 10～20 克，每日 1～2 次。

地维烯胺：是一种阴离子交换树脂。口服，每日 6～12 克。

胆酸螯合剂的副作用有便秘，还有恶心、嗳气、腹部胀满、胃部灼热感，但随时间延长可消失；干扰脂溶性维生素与其他许多药物的吸收，如叶酸、地高辛、华法林、普罗布考、贝特类、他汀类等。因此，在给予其他药物时，应在服本类药 4～6 小时后服用。

考来替泊药效及副作用基本与考来烯胺相似，但价格较便宜。地维烯胺临床应用不如以上两药广泛。近年由于他汀类药物显示出比其更强的降脂作用，胆酸螯合剂已不再将其作为降胆固醇的第一线药物。

4. 使用烟酸类药物降脂有妙招

烟酸类药物的用法用量：每次 1～2 克，每日 3 次。为减少服药反应，开始服药的 3～7 日，可每次服 0.1～0.5 克，每日 4 次，以后酌情渐增至每次 1～2 克，每日 3 次。

烟酸类药物的副作用有面红、皮肤瘙痒、食欲缺乏、恶心、胃肠胀气、腹痛和腹泻。偶见有高尿酸血症及急性痛风、斑疹、黑色棘皮病及轻度糖耐量减低等。长期大量服用，应定期检查肝功能。消化性溃疡者禁用烟酸。

烟酸的衍生物有阿昔莫司、烟酸肌醇酯和烟胺羟丙茶碱等。下面简单介绍一下。

（1）阿昔莫司：又名氧甲吡嗪、乐脂平，是烟酸衍生物。每次 0.25 克，每日 3 次，2 个月为 1 个疗程。副作用轻微，尤其适用于血清甘油三酯水平明显升高、高密度脂蛋白 - 胆固醇水平明显低下，而胆固醇水平轻度上升或正常的糖尿病患者。

（2）烟酸肌醇酯：口服吸收后水解成烟酸和肌醇，然后发挥作用。它能缓和与持久地扩张外周血管，改善脂质代谢，并有溶解纤维蛋白、溶解血栓和抗凝血作用。肌醇尚有抗脂肪肝的作用。用法为口服，每次 0.2 ～ 0.6 克，每日 3 次。

（3）烟胺羟丙茶碱：又名烟酸占替诺、利邦芬特。饭后口服，每次 150 毫克，每日 3 次。

5. 使用贝特类药物降脂有妙招

氯贝特：又名氯贝丁酯、安妥明、冠心病平等。口服每次 0.25 ～ 0.5 克，每日 3 次。少数患者可有恶心、腹胀和腹泻等胃肠道症状，长期服药可见一过性转氨酶升高，故肝肾功能不良者慎用。孕妇、哺乳期妇女及有生育可能的妇女应忌用此药。另外，氯贝特能增强华法林等抗凝药的作用，同时服用抗凝药时，应注意调整剂量。

利贝特：又名新安妥明。口服，每次 50 毫克，每日 3 次。

氯贝酸铝：口服，每次 0.5 克，每日 3 次。

双贝特：口服，每次 0.5 克，每日 3 次。

益多酯：又名特调脂、洛尼特。口服，每次 0.25 克，每日 2 ～ 3 次。

苯扎贝特：又名必降脂。口服，每次 0.2 克，每日 3 次。

非诺贝特：又名力平之、普鲁脂芬、适泰宁。口服，每次 0.1 克，每日 3 次，连服 4 星期为 1 疗程。

吉非罗齐（诺衡）：口服，每次 0.2 克，每日 3 次。

氯贝特适用于除 I 型高脂蛋白血症及纯合子家族性高胆固醇血症以

外的任何类型高脂血症。实际上，该药对高甘油三酯血症及对以甘油三酯增高为主的混合型高脂血症更有效。氯贝特作为贝特类药的第一代，降脂作用弱，副作用强，近年来已不常用。第二代产品吉非贝齐、益多酯和苯扎贝特等，适应证与氯贝特相同，且副作用相似，而降脂作用更明显，且益多酯副作用明显小于氯贝特及苯扎贝特和吉非贝齐。其中吉非贝齐主要适用于Ⅲ型高脂血症。非诺贝特为第三代苯氧乙酸类降脂药，已成为国外治疗高脂血症首选药。

6. 使用不饱和脂肪酸类药物降脂有妙招

月见草油胶丸：口服，每次 1.5 ～ 2.0 克，每日 2 次。

多烯康胶丸：口服，每次 1.8 克，每次 3 次。

脉乐康：口服，每次 0.45 ～ 0.9 克，每日 3 次。

鱼油烯康：每粒 0.25 克，口服，每次 4 粒，每日 3 次。

海鱼油制剂常见副作用为鱼腥味所致的恶心。游离脂肪酸型海鱼油制剂，长期服用易发生胃肠道出血；有出血倾向的患者忌用海鱼油制剂。

海鱼油制剂降甘油三酯的作用要强于降胆固醇，而亚油酸制剂和多烯康均能降低血中甘油三酯和胆固醇，但以降低胆固醇为主。

7. 使用其他药物降脂有妙招

（1）普罗布考：属有效抗氧化剂，具有中等强度降低总胆固醇作用，可抑制动脉粥样硬化斑块的形成。从 1977 年在美国首次上市以来，主要作为降血胆固醇及抗动脉粥样硬化药应用于临床，是一种很强的抗氧化剂。普罗布考能增加低密度脂蛋白受体活性，促进低密度脂蛋白的分解代谢，增加胆固醇转运和从胆酸排出。减少肠对胆固醇的吸收，抑制体内胆固醇的合成，使胆固醇水平降低，并有可能渗入低密度脂蛋白颗粒核心中，改变低密度脂蛋白结构，使其易通过非受体途径而被清除。能改变高密度脂蛋白亚型的性质和功能，升高血浆高密度脂蛋白水平，以利胆固醇从病变动脉壁清除。普罗布考适用于高胆固醇血症和高低密度脂蛋白－胆固醇血症。普罗布考每次 0.5 克，每日口服 3 次。少数患者有消化道反应及头痛。严重不良反应是心电图 Q-T 间期延长，有室性心律失常及 Q-T 间期延长者忌用。

（2）泛硫乙胺：泛硫乙胺的分子结构是辅酶 A 的组成部分。泛硫乙胺能促进血脂的正常代谢，加速脂肪酸的 β 氧化，抑制过氧化脂质的形成及血小板聚集，能明显降低血浆中的胆固醇和甘油三酯，还能防止胆固醇在血管壁的沉积。泛硫乙胺适用于高胆固醇血症、高甘油三酯血症及混合型高脂血症、合并糖尿病的高脂血症。泛硫乙胺每次 0.2 克，每日口服 3 次。泛硫乙胺可引起轻微腹泻、食欲缺乏、腹胀等不良反应。

（3）弹性酶：弹性酶是由胰脏提取或由微生物发酵产生的一种易溶解的弹性蛋白酶。弹性酶能阻止胆固醇的合成，促进胆固醇转化成胆酸，从而使血清胆固醇水平下降。弹性酶适用于 Ⅱ 型和 Ⅳ 型高脂血症，尤其是 Ⅳ 型高脂血症，以及脂肪肝的防治。弹性酶每次 10 ～ 20 毫克，每日口服 3 次；或肌内注射，每次 15 毫克，每日 1 次。弹性酶无明显副作用。

8. 中成药降脂有妙招

（1）脂可清胶囊：由葶苈子、山楂、茵陈蒿、大黄、泽泻、黄芩等药物组成。具有宣通导滞、通络散结、消痰渗湿的功效。症见血脂增高，胸闷头晕，四肢沉重，神疲倦怠，舌苔腻，脉滑弦。胶囊剂每粒 0.3 克，口服每次 2 ～ 3 粒，每日 3 次，30 天为一疗程。体弱及孕妇忌用。

（2）绞股蓝总甙片：内含绞股蓝总甙。有养心健脾、益气和血、除痰化瘀、降低血脂的功效。常用于高血脂见有头晕肢麻，胸闷气短，健忘耳鸣，自汗乏力，舌淡暗苔白。片剂每片含绞股蓝总甙 20 毫克，口服每次 2～3 片，每日 3 次。服药时个别有胃部不适，继续服药可自行消失。

（3）复方丹参滴丸：含有丹参、三七、冰片。功效为活血化瘀，理气止痛。症见心胸绞痛刺痛，胸中弊闷，血脂增高，舌质紫暗或有瘀斑，脉涩。适用于冠心病心绞痛伴血脂异常者。滴丸剂每粒 25 毫克，每次口服 8～10 粒，每日 3 次，30 天为一疗程。孕妇慎用。

（4）山楂降脂片：含有决明子、山楂、荷叶。功能清热活血，降浊通便。症见血脂增高，头晕目眩，胸闷脘痞，大便干结，口苦口干，舌质红，苔腻，脉弦滑。片剂口服每次 8 片，每日 3 次。脾虚便溏者不宜用。

（5）降脂灵胶囊：含有普洱叶、茺蔚子、槐花、葛根、杜仲、黄精等。有消食积、降血脂、通血脉、益气血等效用。症见血脂增高，纳呆食少，头晕肢麻，体倦乏力，腰膝酸软，舌暗苔腻。胶囊每粒 0.3 克，口服每次 5 粒，每日 3 次。服药时忌油腻厚味食物。

（6）山海丹胶囊：含药物三七、人参、红花、山羊血粉、决明子、佛手等。功用活血通络。适用于胸绞痛闷痛、心悸乏力、舌质淡紫暗、脉弦细的高血脂患者。

（7）脂降宁片：由山楂、何首乌、丹参、瓜蒌、维生素 C 等药物组成。功效行气散瘀，活血通经，益精血，降血脂。症见血脂增高，头晕耳鸣，胸闷胸痛，失眠健忘，头痛，肢体麻木，舌暗红，苔腻，脉弦滑。片剂口服 3～4 片，每日 3 次。脾虚便溏者慎用。

（8）决明降脂片：内有决明子、茵陈、何首乌、桑寄生、维生素 C、烟酸等药物。功能降低血脂。适用于血脂增高、头晕胁痛、纳差神疲、口干便秘。片剂口服每次 4～6 片，每日 3 次。肝胆湿热壅盛者忌服。

（9）降脂灵片：由何首乌、枸杞子、黄精、山楂、决明子组成。有补益肝肾、养血明目、降低血脂的作用。症见血脂升高、头晕目眩、视

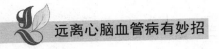

物昏花、目涩耳鸣、须发早白、腰腿酸软、舌红苔少、脉沉细。片剂口服每次 5 片，每日 3 次。服药时忌油腻辛辣食物。

9. 中草药降脂有妙招

（1）枸杞子：枸杞子可降低大鼠血中胆固醇，有轻微抗家兔实验性动脉粥样硬化形成的作用。本品对各种高脂血症均有极显著疗效（$P < 0.001$），其降甘油三酯及 β 脂蛋白疗效与安妥明相似，降胆固醇的疗效优于安妥明，且无安妥明的诸多副作用。

（2）何首乌：何首乌能使其血中的高胆固醇较快下降至近正常水平。何首乌中所含丰富的植物卵磷脂为纯天然营养素，它能阻止胆固醇在肝内沉积，阻止类脂质在血清滞留或渗透到动脉内膜，从而可减轻动脉硬化。何首乌卵磷脂进入血液，可除掉附着在血管壁上的胆固醇，从而降低血脂和减少动脉粥样硬化，起到治疗高脂血症、冠心病、高血压病等病症的作用。

（3）冬虫夏草：冬虫夏草对脂代谢有显著的影响，可明显降低血清胆固醇含量。此外，还可明显降低血浆 β 脂蛋白。

（4）螺旋藻：螺旋藻具有降血脂作用。螺旋藻制剂能抑制血中胆固醇上升，能使 HDL-C 上升，抑制 LDL-C 上升，能抑制血中、肝中胆固醇上升，其主要有效成分是脂溶性组分（如磷脂质、糖脂质等）。临床研究证实，螺旋藻在降低血脂、预防高脂血症、防止动脉粥样硬化方面的保健功效显著。

（5）绞股蓝：绞股蓝能降血脂、降血压、增加冠状动脉和脑血流量，在防治动脉粥样硬化症、高血压病、冠心病、脑卒中、糖尿病及肥胖症等方面疗效显著。绞股蓝的显著降脂作用与抑制脂肪细胞产生游离脂肪酸及合成中性脂肪有关。

（6）荷叶：荷叶具有降血脂、降胆固醇的作用，对治疗动脉粥样硬化、冠心病有效。

（7）决明子：决明子能抑制血清胆固醇的升高和动脉粥样硬化斑块的形成。决明子有降低血浆总胆固醇和甘油三酯的作用。

（8）虎杖：虎杖有降血脂作用，可部分抑制高脂饮食引起的大鼠肝中脂质过氧化物（LPO）的沉积，并能降低肝损害引起的转氨酶升高；还能降低动物血压，扩张冠状血管等。

（9）陈皮：即橘皮，有广陈皮、新会皮等异名，为芸香科常绿小乔木植物橘及其栽培变种的成熟果皮。现代中药药理研究表明，陈皮具有降血脂和防治动脉粥样硬化作用。陈皮所含有的橙皮苷对实验性高血脂兔，有降低血清胆固醇作用，并能明显地减轻和改善其主动脉粥样硬化病变。

（10）泽泻：泽泻降血脂作用明显。泽泻醇A有抑制小鼠小肠脂化胆固醇的功能，并使胆固醇在小肠内的吸收率下降；其所含胆碱及其增高血清高密度脂蛋白－胆固醇（HDL-C）的作用均有助于血胆固醇的运转和排泄而防其沉积。泽泻降胆固醇作用和安妥明相似，降甘油三酯的作用稍低于安妥明。临床研究观察表明，高脂血症患者自觉症状改善，头昏脑涨、胸闷等明显好转，且副作用小。

（11）姜黄：姜黄有降血脂作用，具有降胆固醇、甘油三酯及 β 脂蛋白作用，并能使主动脉中胆固醇、甘油三酯含量降低。

（12）丹参：丹参对血脂和动脉粥样硬化具有特定的作用。丹参注射液可使部分患者的胆固醇下降。复方丹参对高脂血症家兔模型血清胆固醇、中性脂肪、β 脂蛋白亦有明显的降低作用。而且丹参及白花丹参能抑制家兔实验性冠状动脉大分支粥样斑块的形成。

（13）蒲黄：蒲黄具有降血脂和防治动脉粥样硬化的作用。用蒲黄总浸膏糖衣片，每日服用量含生药 30 克，分 3 次服用，结果降血清总胆固醇和甘油三酯亦有显著差异，并能改善高脂血症患者临床症状。对降低体重、改善高脂血症合并冠心病与高血压病患者心电图及降压等方面亦有一定作用。

（14）三七：三七粉能阻止家兔肠道吸收脂肪，在脂质代谢中，能降低总脂质水平和甘油三酯含量。国内有报告指出，三七片制剂降胆固醇作用比较明显，降低血清总酯有一定作用。

（15）大黄：大黄具有降血脂和减肥作用。大黄的醇提部位有明显的降低血清总胆固醇的作用；石油醚提取物降低胆固醇的作用不显著。生、熟大黄（即生大黄、制大黄）具有明显的减肥作用，其降血脂和减肥成分可能是蒽醌类、儿茶素类化合物，大黄多糖也具有这些作用。

（16）人参：人参具有明显降脂及抗动脉粥样硬化作用。人参皂苷可促进正常动物的脂质代谢，使胆固醇及血中脂蛋白的生物合成、分解、转化、排泄加速，最终可使血中胆固醇降低，而当动物发生高胆固醇血症时，人参皂苷均能使其下降。

（17）银杏叶：用银杏叶提取物治疗冠心病，有明显升高血清磷脂的作用。

10. 汤剂降脂有妙招

（1）降脂饮：黄芪 30 克，水蛭 8 克，柴胡 15 克，山楂 12 克，川芎 9 克。水煎取药汁。每日 1 剂，分 2 次服。具有益气活血、化瘀消痰的功效。适用于高脂血症。

（2）化浊降脂汤：苍术 10 克，法半夏 10 克，泽泻 10 克，胆南星 5 克，何首乌 20 克，桑葚 15 克，沙蒺藜 10 克，蒲黄 6 克（冲），决明子 15 克，茵陈 10 克，山楂 10 克，荷叶 15 克（鲜荷叶可用 40 克），虎杖 10 克，三七 6 克(研粉冲服)。水煎取药汁。每日 1 剂,分 2 次服。具有化浊通瘀、益肾健脾的功效。适用于高脂血症。

（3）参芪降脂汤：生黄芪 30 克，白术 12 克，熟地 30 克，泽泻 30 克，怀山药 30 克，荷叶 30 克，何首乌 30 克，党参 15 克，山萸肉 15 克，茯苓 20 克，生山楂 20 克，水蛭粉 3 克（研末吞服）。水煎取药汁。每日 1 剂，分 2 次服。具有健脾固肾、祛湿化瘀的功效。适用于高脂血症。

（4）益心汤加味方：决明子 20 克，丹参 30 克，山楂 15 克，何首乌 20 克，泽泻 15 克，姜黄 20 克，赤芍 15 克。水煎取药汁。每日 1 剂，分 2 次服。28 日为 1 个疗程。具有活血通瘀、清浊降脂的功效。适用于冠心病伴高血脂。

（5）化脂灵：水蛭 5.6 克，土鳖虫 5.6 克，益母草 11 克，五加皮 11 克，黄芪 17 克，山楂 12 克，泽泻 16 克，何首乌 22 克。研末成丸。每次 9 克，每日 2 次，于饭后服用。具有健脾化痰、疏肝理气、活血化瘀的功效。适用于高脂血症。

（6）补肾通络方：制首乌 20 克，广地龙 20 克，土鳖虫 12 克，当归 12 克，赤芍 12 克，柴胡 12 克，枳壳 12 克，白芥子 15 克，生地 15 克，川芎 10 克。水煎取药汁。每日 1 剂，分 2 次服。具有补肾填精，活血通络，涤痰调气的功效。适用于高脂血症。

（7）活血降脂汤：赤芍 10 克，生山楂 20 克，丹参 20 克，决明子 20 克，何首乌 20 克，泽泻 20 克，水蛭 10 克，熟大黄 10 克，莱菔子 10 克，法半夏 10 克，橘红 10 克。水煎取药汁。每日 1 剂，分 2 次服。具有祛瘀消导、化浊降脂、益肾平肝的功效。适用于高脂血症。

（8）消痰化浊降脂汤：钩藤 10 克，生山楂 30 克，瓜蒌 15 克，泽泻 12 克，当归 15 克，赤小豆 20 克，党参 10 克，茯苓 12 克，决明子 12 克，柴胡 10 克，郁金 10 克，丹参 12 克，何首乌 20 克。水煎取药汁。每日 1

剂，分 2 次服。具有化痰祛浊，活血降脂的功效。适用于高脂血症。

11. 食物降脂有妙招

（1）芹菜：芹菜具有降低血清胆固醇作用，并可治疗高血压病。芹菜加各种调料可制成凉拌芹菜，有通血脉、降血压、祛风明目、醒脑利水和保护毛细血管等功能，可作为高脂血症伴发动脉粥样硬化、高血压病患者辅助治疗的佳蔬。

（2）大蒜：大蒜及其大蒜制剂能降低总胆固醇和甘油三酯水平，是防治动脉粥样硬化的重要药食之一。现代医学研究发现，每日服食相当于 50 克大蒜的新鲜蒜汁或精油（主要成分为丙烯基丙基二硫化物和二丙烯基二硫化物），均能防治饮食所引起的血浆胆固醇水平的升高。大蒜汁或大蒜提取油还可增加高密度脂蛋白（HDL）和减少低密度脂蛋白（LDL）。

（3）洋葱：健康男性每日口服 60 克油煎洋葱，能抑制高脂肪饮食引起的血浆胆固醇升高，并使纤维蛋白溶解活性下降，故可用于动脉粥样硬化症。洋葱中含有的二烯丙基硫化物、烯丙基二硫化物和硫氨基酸、蒜氨酸等具有降低胆固醇和血脂的作用。

（4）番茄：番茄具有较好的降血脂作用，被称为降血脂的辅助剂。口服番茄果胶可降低喂饲胆固醇大鼠的血清及肝中胆固醇含量。番茄含有丰富的膳食纤维，若将番茄外表皮洗净，连外表皮一起食用，则摄入膳食纤维更多。

（5）苜蓿：苜蓿具有预防由于高脂肪和高胆固醇饲料所引起的高脂血症和动脉粥样硬化作用。临床上给部分高胆固醇血症患者服用经过研磨和烘过的苜蓿子后，血胆固醇含量显著降低。研究认为，苜蓿的这种降胆固醇作用可能与其含有较多的膳食纤维，尤其是一种称为皂角素的物质有关。皂角素有很强的结合胆固醇的代谢物——胆酸的作用，因而有利于胆固醇的排除。

（6）马齿苋：马齿苋有保护心血管的作用，马齿苋中含有丰富的 ω-3 脂肪酸，该物质能抑制人体内血清胆固醇和甘油三酯的生成，是保护心脏的有益物质。ω-3 脂肪酸可使血管内皮细胞合成的前列腺素增多，血栓素 A_2 减少，从而使血液黏稠度下降。

（7）香菇：香菇含有丰富的纤维素，能促进胃肠蠕动，不仅可减少肠道对胆固醇的吸收，而且可防止便秘。同时，香菇中还含有香菇嘌呤等核酸类物质，对胆固醇有溶解作用，可有效地促使体内过多的胆固醇溶解并排出体外。

（8）蘑菇：蘑菇有降低血脂的作用。蘑菇所含膳食纤维相当高，有很好的降脂作用，在所含的膳食纤维中，纯天然的木质素成分占有相当比例，与含钾高等综合因素作用，不仅可降血脂，同时兼有降压、降糖及减肥等特殊作用。

（9）黑木耳：研究表明，素食者每天摄入大量的蔬菜和全谷，膳食纤维可达 22 克，而非素食者以动物性食物为主，每天膳食纤维摄入量仅为 10 克，前者血胆固醇、甘油三酯和致动脉粥样硬化脂蛋白含量均显著降低，由此可见，每日摄入一定量的黑木耳，可有效降低高脂血症患者的血脂含量。而且，木耳中含有大量纤维素，可增加大便体积，促进胃肠蠕动，将胆固醇及时排出体外，有洗涤胃肠的作用。

（10）玉米：玉米不仅有较好的降血糖、降血压作用，而且还有较好的降血脂效果。玉米油是一种富含多不饱和脂肪酸的油脂，是一种胆固醇吸收的抑制药，与花生油、豆油、芝麻油的作用相似。临床应用研究发现，长期食用玉米油，可降低血中胆固醇并软化动脉血管，因其所含的维生素 E 相当高，因而是高脂血症、动脉粥样硬化症、冠心病、高血压病、脂肪肝、肥胖症患者和中老年人的理想食用油。研究中还观察到，凡长期食用玉米油的，伴随血中胆固醇的下降，其临床症状均有显著改善。

（11）麦麸：麦麸是一种高膳食纤维食物，饮食中增加高膳食纤维食物，将增加胃肠的蠕动，可使脂肪及氮排泄增加，改善大便习惯，并增加排便量。

（12）花生：花生有降低血中胆固醇的作用。花生所含脂肪酸大部分为不饱和脂肪酸，达80%以上，这类不饱和脂肪酸具有降低胆固醇作用。

（13）绿豆：绿豆含有丰富的蛋白质和复合糖类，所含膳食纤维也很丰富，而脂肪含量较少。研究证明，绿豆中含有一种球蛋白和多糖成分，能促进动物体内胆固醇在肝脏分解成胆酸，加速胆汁中胆盐排出和降低小肠对胆固醇的吸收。

（14）大豆：大豆及其制品均具有降低血胆固醇作用。大豆所含的脂肪酸为不饱和双烯脂肪酸，即亚油酸，占所含脂肪55%以上；大豆中还含有大量豆固醇，几乎不含胆固醇，可以起到抑制机体吸收动物食品所含胆固醇的作用，协同不饱和脂肪酸与体内胆固醇结合转变为液态，随尿排出体外，从而降低胆固醇的含量，有助于高脂血症、高血压病、动脉粥样硬化症患者的康复。

（15）海带：海带含有丰富的牛磺酸，可降低血脂、降低血压，并可防治胆结石，能增强微血管的韧性，抑制动脉粥样硬化，对动脉血管有保护作用。海带中不含脂肪，所含纤维素和褐藻酸类物质如藻胶酸、昆布素等，可抑制胆固醇的吸收并促进其排泄。

（16）海鱼：鱼类含有丰富的优质蛋白质和多种维生素、无机盐及人体必需的微量元素，其中许多的成分是陆地上任何动、植物所不可比拟的。越来越多的事实证明，鱼类尤其是海鱼是防治高脂血症和冠心病的健康食物。现代医学流行病学研究证实，经常摄食鱼类，尤其是海鱼，对防治高脂血症和冠心病有更多的好处。

（17）核桃仁：核桃仁多数用于生吃，不必经过高温烹调，因此，这些多不饱和脂肪酸没有遭受任何破坏，不仅非常合乎生理需要，而且可最大限度地发挥其降胆固醇作用。多不饱和脂肪酸有抗凝固的作用，由于不少高脂血症和冠心病患者的血液常处于高凝固状态，易形成血栓，核桃仁所含多不饱和脂肪酸尤丰，若以饱和脂肪酸（S）为基数，则核桃仁的 P/S 值为 8.9，红花油为 7.44，菜油为 4.78，豆油为 4.24，玉米油为 3.18，芝麻油为 3.73。可见，核桃仁对预防高脂血症、动脉粥样硬化症和冠心病更为有效。

（18）山楂：山楂有降血脂作用，并对防治动脉粥样硬化有重要意义。山楂核醇提取物能显著降低鹌鹑血清总胆固醇，特别是低密度脂蛋白 - 胆固醇（LDL-C）和极低密度脂蛋白 - 胆固醇（VLDL-C）。

（19）苹果：果胶对动物和人体脂质代谢均有良好的作用。临床观察发现，对中老年高脂血症患者来说，每日食入 1 ～ 2 个苹果，可有效防止胆固醇增加，并有助于降低血压和减少血糖含量。这是由于苹果是优质高钾食品，且含较多纤维素、有机酸等成分，可促进肠胃的蠕动，增加粪便体积，使其变得松软，易于排出，从而减少胆固醇的吸收。

（20）牛奶：喝牛奶不仅不会升高血浆胆固醇，反而可使其降低。牛奶中含有一些如 3- 羟基 -3- 甲基戊二酸类物质，能抑制人体内胆固醇合成酶的活性，从而抑制体内胆固醇的合成，降低血胆固醇含量。同时，牛奶中含有较多的钙，也可减少人体对胆固醇的吸收。

12. 药茶降脂有妙招

（1）绞股蓝山楂茶：绞股蓝 15 克，生山楂 30 克。将绞股蓝、生山楂分别拣杂、洗净，切碎后同入砂锅，加水煎煮 30 分钟，过滤，去渣取汁即成。代茶，频频饮用，当日吃完。具有益气补脾、消食导滞、活血降脂的功效。适用于各种类型的高脂血症。

（2）螺旋藻橘皮茶：螺旋藻 5 克，鲜橘皮 10 克。将钝顶螺旋藻拣杂，晒干，备用。再将鲜橘皮外皮用清水反复洗净，切成细丝，与螺旋藻同入杯中，用沸水冲泡，加盖，闷 15 分钟，即可饮用。代茶，频频饮用，一般可连续冲泡 3～5 次，当日吃完。具有降低血脂、健脾燥湿的功效。适用于各种类型的高脂血症。

（3）三七绿茶：三七 3 克，绿茶 3 克。将三七洗净，晒干或烘干，切成饮片或研末，与绿茶同放入杯中，用沸水冲泡，加盖，闷 15 分钟即可饮用。当茶，频频饮服，一般可连续冲泡 3～5 次，当日吃完。当饮茶至最后，三七饮片还可嚼入口中嚼服。具有化瘀活血、理气降脂的功效。适用于各种类型的高脂血症，对中老年气血瘀滞、湿热内蕴型高脂血症患者尤为适宜。

（4）大黄蜂蜜茶：制大黄 2 克，蜂蜜 20 克。将制大黄洗净，晒干或烘干，研成极细末，备用。冲茶饮，每日 2 次，每次取 1 克，倒入大杯中，用沸水冲泡，加盖，闷 15 分钟，加入 10 克蜂蜜，拌和均匀，即可频频饮用。当日吃完。具有清热泻火、止血活血、祛瘀降脂的功效。适用于各种类型的高脂血症，对中老年湿热内蕴、气血瘀滞型高脂血症尤为适宜。

（5）红花山楂茶：红花（干品）2 克，鲜山楂 30 克。将红花拣杂、洗净后，晒干或烘干，放入棉纸袋中，封口挂线，备用。再将山楂除去果柄，洗净，切成片，与红花同放入大杯中，用沸水冲泡，加盖，闷 15 分钟即可饮用。代茶，频频饮用，一般可连续冲泡 3～5 次，当日服完，山楂片也可一道嚼食咽下。具有消食导滞、祛瘀降脂的功效。适用于各种类型的高脂血症。

（6）红花丹参茶：红花 5 克，丹参 15 克。将红花拣杂、洗净，盛入碗中，备用。再将丹参洗净，切成薄片，与红花同入砂锅，加水浓煎 2 次，每次 30 分钟，用洁净纱布过滤，合并 2 次滤汁，去渣后回入锅中，浓缩至 300 毫升，调入红糖，拌和均匀即成。早晚 2 次分服。具有养血和血、活血降脂的功效。适用于各种类型的高脂血症。

（7）蒲黄山楂降脂茶：蒲黄 10 克，山楂 30 克。将山楂拣杂、洗净后，切成片，晒干或烘干，一分为二，分装入两个棉纸袋中，每袋再各加蒲黄 5 克，封口挂线，备用。冲泡代茶服，每日 2 次，每次 1 袋，放入杯中，用沸水冲泡，加盖，闷 15 分钟后即可频频饮用，一般每袋可连续冲泡 3 ～ 5 次，当日吃完。具有消食导滞、活血化瘀、降血脂的功效。适用于各种类型的高脂血症，对中老年气血瘀滞、湿热内蕴型高脂血症尤为适宜。

（8）丹参山楂茶：丹参 15 克，山楂 15 克。将丹参、山楂拣杂、洗净、晒干或烘干，研成粗末，充分混匀后，一分为二，装入绵纸袋中，封口挂线，备用。冲茶饮，每日 2 次，每次取 1 袋，放入杯中，用沸水冲泡，加盖，闷 15 分钟，即可频频饮用，一般每袋可连续冲泡 3 ～ 5 次。具有补益肝肾、活血化瘀、降血脂的功效。适用于各种类型的高脂血症，对中老年湿热内蕴、气血瘀滞型高脂血症患者尤为适宜。

13. 药粥降脂有妙招

（1）豆浆粥：豆浆汁 500 克，大米 50 克，精盐适量。将大米洗净，与豆浆汁同入砂锅内煮粥，至粥稠，表面有粥油为度，加盐调味。每日早晚餐，温热食用。具有补虚润燥、降低胆固醇的功效。适用于高脂血症、冠心病。

（2）干橘皮粥：干橘皮 20 克，大米 100 克。将干橘皮研末。大米淘洗干净。炒锅上火，加入清水、大米，用大火煮沸后，改用小火煮约 15 分钟，再加入橘皮末，略煮即成。早晚餐分食。具有健脾养胃、理气减肥的功效。适用于高脂血症。

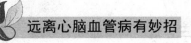

（3）葛粉决明粥：决明子（炒）10～15克，葛粉30克，大米50克，冰糖适量。把决明子放入铁锅内炒至微有香气，取出，待冷后煎汁，去渣取汁，用药汁与大米、葛粉共煮粥，将熟时，加入冰糖，再煮一二沸即可。早晚餐食用。脾胃虚寒者不宜用。具有清热通便的功效。适用于肠热便秘、高血压、高脂血症。

（4）海带粉粟米粥：新鲜海带30克，粟米100克。将海带放入米泔水中浸泡6～8小时，捞出，洗净，切成小片状，晒干或烘干，研成细末，瓶装密封，备用。将粟米淘洗干净，放入砂锅，加水适量，大火煮沸，改用小火煨煮30分钟，调入海带粉，拌匀，继续用小火煨煮至粟米酥烂即成。早晚2次分服。具有消痰散瘀、补虚降脂的功效。适用于高脂血症。

（5）何首乌粟米粥：干何首乌粉60克，粟米100克。将何首乌洗净，切成片，晒干或烘干，研成细粉，亦可直接从中药店（堂）购买，备用。将粟米淘洗干净，放入砂锅，加水适量，大火煮沸后，改用小火煨煮30分钟，调入何首乌粉，拌和均匀，继续用小火煨煮至粟米酥烂，搅匀即成。早晚2次分服。具有补益肝肾、养血降脂的功效。适用于高脂血症。

（6）荷叶粟米粥：荷叶细末15克，粟米100克，大枣15枚。将大枣、粟米拣杂，淘洗干净，放入砂锅，加水适量，大火煮沸后，改用小火煨煮30分钟，调入荷叶细末，继续用小火煨煮至粟米酥烂，加入红糖，拌匀即成。早晚2次分服。具有补虚益气、通脉散瘀、降血脂的功效。适用于高脂血症。

（7）黑木耳菜肉粥：水发黑木耳、大米各100克，猪肉末、白菜心各50克，虾米25克，精盐1克，味精2克，麻油20克。将黑木耳、白菜心洗净切细丝。虾米洗净放入碗中。炒锅上火，下麻油，入白菜心、猪肉末、黑木耳煸炒，调入精盐和味精，盛入碗中。大米淘洗干净入锅，加水煮粥，粥成后加入碗中的备料，调和即成。早晚餐食用。具有护肝养胃、祛脂减肥的功效。适用于高脂血症。

（8）黑木耳淡菜粥：黑木耳、淡菜各 30 克，大米 100 克，精盐少许。将大米淘洗干净。淡菜洗净，切成颗粒。黑木耳泡发，择洗干净，撕碎。大米放入锅内，加水适量，放入淡菜粒，用大火烧沸，改用小火煮 1 小时，下黑木耳、精盐稍煮即成。酌量食用，每日 2 次。具有益气行水、降压降脂的功效。适用于高脂血症、高血压病等。

14. 汤羹降脂有妙招

（1）百叶冬笋汤：百叶 100 克，香菇 50 克，冬笋 50 克，味精 2 克，精盐 2 克。麻油 3 克、植物油 25 克，鲜汤 500 克。将百叶上笼蒸软，切成菱形片，香菇用温水泡发，除去杂质洗净切成丝。冬笋切片待用。汤锅上火，放油烧热。随即加入鲜汤、味精、精盐、香菇丝、冬笋片、百叶烧开，去浮沫，起锅淋上麻油即成。佐餐食用。具有健身减肥的功效。适用于高脂血症等。

（2）荸荠黑木耳豆腐汤：荸荠 100 克，豆腐 200 克，黑木耳 20 克，枸杞子 10 克，葱、生姜、蒜、精盐、味精、植物油、麻油各适量。荸荠洗净，去皮，切片。豆腐洗净，切小丁。黑木耳泡发，择洗干净，切块。枸杞子洗净，泡发。葱、姜、蒜分别去皮，洗净，均切成末。炒锅内加植物油，烧至五成热，下葱、生姜、蒜炒香，加水适量，放豆腐、黑木耳、荸荠、枸杞子，炖煮至熟，加精盐、味精、麻油，调味即成。佐餐食用。具有消脂利水、健身美容的功效。适用于高脂血症等。

（3）鞭尖百叶汤：百叶 3 张，鞭尖笋 50 克，麻油、精盐、味精、鲜汤各适量。将百叶放入凉水中泡软后扯碎。鞭尖笋泡入清水中浸去咸味，用刀切成小段。汤锅中放入鲜汤、鞭尖笋、精盐、味精煮沸，撇去浮沫，投入百叶，稍烧后盛起装碗，淋上几滴麻油即成。佐餐食用。具有祛脂减肥的功效。适用于高脂血症等。

（4）草菇蛋汤：鲜草菇 100 克，鸡蛋 3 个，植物油、葱花、胡椒粉、精盐、鲜汤、麻油各适量。将草菇去蒂洗净，入沸水锅中略焯捞出，切薄片。鸡蛋磕入碗内，放精盐适量，打匀。汤锅上大火，放油烧热，下葱花爆香，倒入鲜汤，下草菇、胡椒粉、精盐、味精烧沸，倒入鸡蛋液，待汤再沸时，用手勺搅动片刻，出锅盛入汤碗，淋上麻油即成。佐餐食用。具有补虚强身的功效。适用于高脂血症、高血压病。

（5）草菇面筋豆腐羹：嫩豆腐 200 克，面筋 15 克，水发草菇 100 克，熟笋、绿菜叶各 50 克，精盐、味精、生姜末、湿淀粉、麻油、植物油各适量。将嫩豆腐、面筋、熟笋分别切成小丁。水发草菇去杂洗净，切成小丁。绿菜叶洗净切碎待用。炒锅上火，放油烧至八成热，下生姜末炝锅，加入鲜汤、豆腐、草菇、面筋、笋丁，烧一会儿再加精盐、味精，大火烧沸后，加入绿菜叶，烧至主料入味，即用湿淀粉勾稀芡，淋上麻油，出锅即成。佐餐食用。具有护肝养胃、祛脂减肥的功效。适用于高脂血症。

（6）草菇豆腐汤：鲜草菇 100 克，豆腐 200 克，精盐、味精、葱花、香菜末、鲜汤、植物油各适量。将草菇去杂质洗净，撕成薄片；豆腐洗净切成小块。汤锅洗净上火，加油烧热，放入草菇煸炒片刻，加入鲜汤、豆腐块、精盐，烧煮至草菇、豆腐入味，撒上味精、香菜末、葱花即成。佐餐食用。具有祛脂减肥、补中益气、健脾养胃的功效。适用于高脂血症。

（7）草菇鸡肉汤：鲜草菇 150 克，鸡肉 100 克，黄酒、精盐、生姜片、味精、花生油、鲜汤各适量。将鲜草菇用冷水浸泡，洗净切成片。鸡肉洗净，切成小块，待用。在煮锅里放入鲜汤，大火烧沸，下鸡肉、草菇、黄酒、生姜片，烧煮草菇和鸡肉入味，再放入花生油，煮沸，点入味精、精盐调味，起锅装碗即成。佐餐食用。具有滋补养血的功效。适用于高脂血症、高血压病。

（8）赤豆翡翠汤：赤小豆、西瓜皮、白茅根各 50 克。将赤小豆淘洗净。西瓜皮、白茅根洗净后分别切碎。将赤小豆、西瓜皮、白茅根一同放入砂锅中，加入适量清水，先用大火煮沸，再转用小火煮 2 小时即成。佐餐食用。具有清热利水、调脂减肥的功效。适用于高血压病、高脂血症。

15. 菜肴降脂有妙招

（1）扒酿香菇：罐头鲜香菇 20 只，嫩豆腐、素鲜汤各 100 克，冬笋、雪里蕻各 50 克，生姜汁 15 克，黄酒 5 克，青豆、麻油各 20 克，精盐、味精、湿淀粉各适量。将香菇修平，加少量生姜汁、黄酒、精盐拌匀腌一下，挤净水分。再将豆腐、冬笋、雪里蕻切成末，加精盐、味精、生姜汁、黄酒、麻油拌匀成馅。每只香菇酿满馅心并抹平，将青豆捻去皮，分两瓣插满香菇周边，逐一做好后入笼蒸 20 分钟取出，摆在平盘中。锅中加素鲜汤、精盐、味精烧沸，用湿淀粉勾薄芡，淋上适量麻油，浇在香菇上即成。佐餐食用。具有益胃护肝、调脂减肥的功效。适用于慢性肝炎、高脂血症。

（2）白菜烩豆腐：大白菜 120 克，豆腐 30 克，精盐 6 克，味精 1.5 克，豆油 6 克，淀粉 6 克。将白菜洗净切成长约 3 厘米的小片，将豆腐切成小方块。油锅烧热后放入白菜煸炒，半熟后加入水，淹过白菜，煮开，然后将豆腐放入，并加精盐、味精，再将淀粉加水调匀，放入锅中略翻，煮沸即成。佐餐食用。脾胃虚寒者少吃。具有调和脾胃、益气和中、清热利肠、调脂减肥的功效。适用于习惯性便秘、高脂血症。

（3）白菜心拌豆腐干：白豆腐干 250 克，大白菜心 250 克，蚕豆酱 10 克，甜面酱 5 克，大葱 20 克，花椒油 15 克，碱少许。将大白菜心切成罗圈丝，装在深盘中。豆腐干切成 3 厘米长的丝，放入沸水中，加少许碱，略煮片刻，捞出用凉水投洗，控净水分，码在大白菜心丝上大葱切成细丝，香菜洗净切成末撒在豆腐丝上。将大酱、面酱、花椒油拌匀浇在上面即成。佐餐食用。具有补气和中、调脂减肥的功效。适用于高脂血症等。

（4）白汁四素：水发腐竹200克，鲜笋100克，白菜心100克，菠菜心100克，植物油25克，鲜汤100克，精盐、味精、黄酒、葱花、生姜末、白糖、胡椒粉、湿淀粉、麻油各适量。将腐竹漂洗干净，切成3厘米长的段。笋、白菜心、菠菜心均切成宽1.5厘米、长5厘米的条，放入沸水中略烫捞出，放冷水中过凉。炒锅上旺火，放油，烧至五成热时，放入葱、生姜末炝锅，烹入黄酒，加入腐竹、笋、白菜心、菠菜心翻炒，然后加入精盐、味精、鲜汤、胡椒粉、白糖，至原料入味后用湿淀粉勾稀芡，淋上麻油搅匀，起锅后用筷子将腐竹摆入盘中间，四周整齐地摆上笋、白菜心、菠菜心，然后将锅内余汤浇淋在原料上即成。佐餐食用。具有清肺化痰、消脂减肥的功效。适用于高脂血症等。

（5）百合炒芹菜：芹菜500克，鲜百合200克，干红辣椒2个，精盐、味精、白糖、黄酒、植物油、葱花、生姜末各适量。将芹菜摘去根和老叶，洗净，放入开水锅中烫透捞出，沥净水。大棵根部（连同部分茎）竖刀切成2～3瓣，再横刀切成约3厘米长的段。百合去杂质后洗净，剥成片状。干红辣椒去蒂、籽，洗净切成细丝备用。炒锅上火，放油烧热，下葱花、生姜末、干红辣椒丝炝锅，随即倒入百合瓣、芹菜段继续煸炒透，烹入黄酒，加入白糖、精盐、味精和清水少许，翻炒几下，出锅装盘即成。佐餐食用。具有滋阴润肺、降压调脂、养颜美容。适用于高血压病、高脂血症。

（6）百合花莲蓬豆腐：鲜百合花30克，豆腐250克，菠菜250克，熟花生米50克，水发香菇30克，净笋30克，鲜汤200克，黄酒50克，淀粉25克，植物油25克，精盐、味精各适量。将鲜百合花洗净，用开水烫一下，放水中浸泡4小时捞出，挤干切碎。豆腐碾成蓉放精盐、味精拌匀。菠菜叶洗净，捣烂用纱布挤出菠菜汁，放入豆腐中，搅拌成绿色豆腐蓉。水发香菇、净笋肉洗净，切成绿豆大的丁，放入炒锅中，放入植物油、精盐、味精，炒出香味作馅心。取大酒盅 12 个，内壁涂油，每盅内放上半盅菠菜汁豆腐蓉，再将馅心均匀地放在 12 个大酒盅内，然后将余下的菠菜汁豆腐蓉，放在酒盅内馅上抹平，每酒盅内放花生米 8 粒（呈莲蓬形）。将酒盅放入平盘中，上笼蒸 7 分钟取出，有花生米的一面朝上，均匀地摆在大鱼盘上。炒锅烧热，倒入鲜汤、牛奶、百合花，烧开，放入精盐、黄酒、湿淀粉，调好口味，煨浓后浇在莲蓬豆腐上即成。佐餐食用。具有补中益气、养颜减肥的功效。适用于高脂血症等。

（7）拌合菜：白豆腐干 100 克，绿豆芽 75 克，粉丝 50 克，嫩笋 75 克，芹菜心 75 克，胡萝卜 60 克，蒜苗 60 克，芥末油、精盐、味精、醋、麻油各适量。将豆腐干洗净，切成细丝，绿豆芽去根，嫩笋去皮切成细丝，芹菜心洗净切成细丝，胡萝卜去皮切细丝，蒜苗切段，将以上各料用开水焯熟，捞出晾凉，将所有的主配料一同放入盘内。用芥末油、精盐、醋、味精、麻油调成汁，浇在菜上拌匀即成。佐餐食用。具有补气和中、减肥美容的功效。适用于高脂血症等。

（8）菜花黑木耳烧豆腐干：菜花 300 克，水发玉兰片、水发黑木耳、水发香菇、豆腐干各 50 克，植物油、白糖、味精、葱花、湿淀粉、麻油、黄酒、精盐、鲜汤各适量。将菜花洗净，掰成小朵。玉兰片洗净，切成菱形片。黑木耳洗净，去根蒂，撕成瓣。香菇去蒂，洗净，切成薄片。豆腐干切成薄片。锅置火上，放入油烧至七成热，下入葱花炝锅，出香味后把菜花、玉兰片、黑木耳、香菇倒入，大火煸炒至熟，放豆腐干、黄酒、精盐、白糖、鲜汤，烧开后改用中火烧熟，撒味精，拌匀，用湿淀粉勾芡，淋入麻油，出锅即成。佐餐食用。具有调脂强身、润肤养颜的功效。适用于高脂血症等。

16. 主食降脂有妙招

（1）白萝卜饼：白萝卜 150 克，面粉 150 克，猪瘦肉 100 克，姜、葱、精盐、植物油各适量。将白萝卜洗净，切丝，用油翻炒至五成熟，待用。猪肉剁碎，加入姜、葱、精盐、油、油炒白萝卜丝调成白萝卜馅。将面粉加水和成面团，揉成面剂，压成薄片，填入萝卜馅，制成夹心小饼，放锅内蒸熟即成。当主食食用。具有化痰通便，调脂减肥的功效。适用于习惯性便秘、高脂血症。

（2）草菇牛肉烧卖：鲜草菇 250 克，牛里脊肉 250 克，虾仁 20 克，烧卖皮 20 张，鸡蛋 2 个，精盐、胡椒粉、麻油各适量。将草菇去根蒂，洗净后沥净水，草菇加精盐适量抓匀，挤干水分，剁成细粒。牛里脊肉洗净后剁成细粒，虾仁洗净后剁成茸，然后加入草菇粒、鸡蛋清、胡椒粉、麻油充分拌匀成馅。在烧卖皮内放入馅包拢，上笼用大火蒸约 10 分钟即成。当主食食用。具有补气强身、补血养颜、健脾补肾的功效。适用于高脂血症、高血压病。

（3）草菇烧卖：鲜草菇 600 克，瘦猪肉 300 克，虾仁 150 克，烧卖面皮 20 张，鸡蛋 2 只，黄酒、精盐、酱油、胡椒粉、植物油、麻油、味精各适量。将草菇去杂洗净，下沸水锅焯一下，捞出，沥水。将猪肉洗净，与草菇、虾仁一起剁成茸，盛入碗内，磕入鸡蛋，加入黄酒、精盐、酱油、花生油、麻油、味精、胡椒粉，拌匀成馅。将馅包入烧卖皮，上笼蒸熟即成。当主食食用。具有滋阴润燥、补肾壮阳、健脾益血的功效。适用于高脂血症、高血压病。

（4）陈皮蒸牛肉饼：牛肉 150 克，陈皮末 2 克，香菜末 5 克，生姜丝 1 克，生粉 1 克，味精 2 克，胡椒粉 0.1 克，精盐 2 克，黄酒 4 克，鸡蛋清 18 克，酱油 6 克，植物油 8 克。酱牛肉去筋，剁碎成末，陈皮压碎。将牛肉末、陈皮、姜丝加入调料搅拌均匀。将搅拌好的牛肉末摊平放入盘内上锅蒸熟取出即成。分 2 ～ 3 次食用。具有健脾消食、调脂减肥的功效。适用于高脂血症等。

（5）赤豆饭：大米 150 克，赤小豆 60 克。将大米淘洗干净，放饭盒中，加入煮至七成熟的赤小豆，搅匀，再添清水（水高出大米、赤小豆 2 厘米），盖上盖，用大火蒸约 40 分钟即成。当主食食用。具有利水减肥、消肿解毒的功效。适用于高脂血症。

（6）大麦黄豆煎饼：大麦仁 500 克，黄豆 200 克。将大麦仁、黄豆分别去杂，洗净，磨成稀糊后混匀。煎锅烧热，用勺盛稀糊入锅，摊成一张张很薄的煎饼即成。当主食食用。具有益气健脾、活血减肥的功效。适用于脂肪肝、高脂血症。

（7）冬瓜猪肉蒸饺：冬瓜 200 克，猪瘦肉 30 克，面粉 100 克，水发香菇、葱花各 5 克，麻油、精盐、味精、酱油各适量。将冬瓜切方块，煮至六成熟捞起，切成黄豆粒大的丁，挤去水分。猪肉、香菇剁碎，加精盐、味精、酱油、麻油，搅拌，放冬瓜拌匀。面粉加温水，揉透，搓成条，揪成 12 个面剂，擀成面皮，包入馅，大火蒸熟即成。当主食食用。具有调脂减肥、健脾利水的功效。适用于高脂血症、脂肪肝。

（8）二米饭：粟米、大米各 50 克。粟米、大米淘洗干净，放入盒中，加水，上屉大火蒸约 40 分钟即可出笼，分成两份。当主食食用。具有健脾养胃、调脂减肥的功效。适用于高脂血症。

17. 饮料降脂有妙招

（1）大蒜酸牛奶：蜜渍大蒜头 2 个，酸牛奶 100 克，蜂蜜 10 克。将蜜渍大蒜头掰开，去茎，切碎，与酸牛奶一起放入家用果汁机中，快速打匀，取汁，对入蜂蜜，拌匀即成。每日早、晚分饮。具有消积解毒、行滞降压。适用于高血压病、高脂血症。

（2）冬瓜牛奶：冬瓜汁 250 克，鲜牛奶 200 克，绵白糖、红糖各 15 克。将冬瓜汁、红糖、白糖置容器（或家用果汁机）中，然后倒入牛奶，慢速边倒边搅，充分混合均匀，收集在杯中，加盖，置冰箱备用。每日早、晚分饮。具有清热去风、滋阴降压的功效。适用于高血压病、高脂血症。

（3）核桃仁葛根糊：核桃仁 100 克，葛根粉 30 克，黑芝麻 30 克，蜂蜜 20 克。将核桃仁、黑芝麻分别拣杂，核桃仁晒干或烘干，黑芝麻微火炒香，共研为细粉。锅置火上，加清水适量，大火煮沸，调入核桃仁、黑芝麻、葛根粉，改用小火煨煮，边煮边调，待羹糊将成时，停火、加入蜂蜜，拌匀即成。早晚 2 次分服。具有滋补肝肾、通脉调脂的功效。适用于高脂血症。

（4）黄瓜豆浆：嫩黄瓜 500 克，豆浆 250 克，蒜泥适量。将嫩黄瓜用清水反复洗净外表皮，放入温开水中浸泡片刻，切碎，放入家用绞汁机中，快速搅成浆汁，用洁净纱布过滤取汁，备用。再将豆浆放入砂锅，中火煮沸，把黄瓜浆汁调入，加蒜泥少许，拌和均匀即成。早晚分饮。具有清热利尿、调脂减肥的功效。适用于咽喉肿痛、高脂血症。

（5）苦瓜蜂蜜牛奶：苦瓜 1 个（约 100 克），蜂蜜 20 克，牛奶 200 克。将苦瓜洗净，去籽后切成片，或切碎，与牛奶放入洁净家用果汁机中，快速捣搅成浆汁，放入杯中，对入蜂蜜，拌匀即成。每日早、晚分饮。具有解热清心、益气降压的功效。适用于高血压病、高脂血症、习惯性便秘。

（6）胚芽豆浆：豆浆 150 克，红糖 20 克，小麦胚芽 50 克。将豆浆煮沸 3～5 分钟后冷却，备用。将红糖置于容器中，加少许豆浆混合均匀，再加入小麦胚芽，搅匀后，倒入剩余的豆浆，混合均匀，以大火煮沸即成。随早餐饮用。具有健脾和血、通脉调脂的功效。适用于高脂血症、脂肪肝等。

（7）洋葱酒牛奶：洋葱酒 20 克，苹果 100 克，鲜牛奶 200 克。将新鲜洋葱 200 克去杂，清洗后，晾干，切成细丝，浸入 500 克曲酒中，加盖密封，每日震摇 1 次，7 日后即可应用。将苹果洗净，去外皮及核，切成小块，与鲜牛奶一起放入家用果汁机中，快速搅成浆汁，倒入杯中，调入洋葱酒，拌匀即成。每日早晚分饮。具有清热化痰、祛瘀降压的功效。适用于高血压病、高脂血症。

18. 果菜汁降脂有妙招

（1）菠萝蛋清汁：菠萝 150 克，鸡蛋清 1 个，柠檬汁、苏打水各适量。将菠萝去皮，榨汁，加入鸡蛋清及少量清水，搅拌均匀后，再加柠檬汁，边加边搅，再倒入苏打水搅匀。代茶饮。具有降脂补虚的功效。适用于高脂血症。

（2）菠萝鸡蛋汁：菠萝 500 克，鸡蛋 1 个，柠檬汁、苏打水各适量。将菠萝去皮，洗净，榨汁，加入鸡蛋液及少量清水，搅拌均匀后，再加柠檬汁，边加边搅，再倒入苏打水搅匀即成。上下午分饮。具有补气降脂的功效。适用于高脂血症等。

（3）大蒜萝卜汁：生大蒜头 60 克，生萝卜 120 克。将生大蒜头剥去外表皮，将大蒜瓣洗净、切碎、剁成大蒜糜汁，备用。将生萝卜除去根、须及萝卜茎叶盖，洗净，连皮切碎，放入家用果汁捣搅机中搅压取汁，用洁净纱布过滤后，将萝卜汁与大蒜糜汁充分拌和均匀，也可加少许红糖调味，即成。早晚 2 次分服。具有杀菌消炎、化肉降脂的功效。适用于高脂血症，对中老年湿热内蕴、气血瘀滞型高脂血症患者尤为适宜。

（4）鲜芹菜汁：新鲜芹菜（包括根、茎、叶）500 克。将芹菜洗净，晾干，放入沸水中烫泡 3 分钟，捞出，切成细段，捣烂取汁。分 3 次饮用，当日吃完。具有平肝降压的功效。适用于高脂血症、高血压病。

（5）苹果酸奶蜜汁：苹果 1 个，酸牛奶 200 毫升，蜂蜜 20 克。将苹果外表皮反复洗净，连皮切碎，放入捣搅机中，搅打 1 分钟，使成苹果汁，与酸牛奶、蜂蜜充分混合均匀，即成。早晚 2 次分服。具有补虚益气、活血降脂的功效。适用于各种类型的高脂血症。

（6）香菇银杏叶蜜汁：香菇（干品）10 克，银杏叶（干品）10 克，蜂蜜 20 克。将香菇和银杏叶拣杂、洗净，切碎后同入砂锅，加水浓煎 2 次，每次 30 分钟，过滤，去渣，留汁；合并 2 次滤汁，回入砂锅，用小火浓缩至 300 毫升，趁温热调入蜂蜜，即成。早晚 2 次分服。具有益气滋阴、散瘀降脂的功效。适用于各种类型的高脂血症，对中老年肝肾阴虚、脾虚湿盛型高脂血症患者尤为适宜。

（7）毛豆浆红糖汁：毛豆 100 克，清水 450 毫升，红糖 20 克。将新鲜毛豆洗净，加 225 毫升清水，用捣搅机打碎，约 2 分钟后即成汁状。将 225 毫升清水注入锅中，用大火煮沸，倒入豆汁继续用大火烧煮至沸，然后用洁净纱布过滤，在滤液中加红糖，用小火煮沸 5 分钟，离火，晾凉后放冰箱，备用。每制作一批可作 500 毫升毛豆浆。早晚 2 次分服。具有润燥化痰、健脾活血、降血脂的功效。适用于各种类型的高脂血症。

（8）番茄酸牛奶汁：成熟番茄 200 克，酸牛奶 200 毫升。将番茄外表皮用温水浸泡片刻，反复洗净，连皮切碎，放入果汁捣搅机中，快速捣搅 1 分钟，加酸牛奶拌匀，取番茄酸奶汁即成。早晚 2 次分服。具有凉血平肝、补虚降脂的功效。适用于各种类型的高脂血症。

19. 步行降脂有妙招

步行降脂不需要特殊设备和环境条件。一般说，只要有路，腿脚行动自如，且无严重器质性疾病者皆可做到。

（1）散步：散步适用于中度以上的高脂血症患者及其并发肥胖症、高血压病、冠心病、糖尿病、溃疡病者。锻炼要点：①每次散步宜持续

30分钟左右。②散步速度以每分钟80～100步为宜。③散步时，呼吸要平稳，脉率每分钟不大于"170－年龄"，如65岁者，其脉率不应大于每分钟（170－65）即105次。注意事项：①由于散步是一种速度缓慢、全身放松的步行，是一种全身性有氧运动，因而须选择空气清新、道路平坦、有阳光、有树木的场所，避开雾天。②年老体弱者须结伴而行。③高脂血症伴严重心、肺功能不全以及伴高血压病且其舒张压大于110毫米汞柱时，不得外出散步。

（2）医疗步行：适用于轻度或中度高脂血症患者，对高脂血症伴轻、中度肥胖病者亦可照此办理。锻炼要点：①动作要领是挺胸、抬头、直膝、大步走或快步走，双手在体侧自然地大幅度摆动。②行走的距离可以从400米开始，逐渐增加到800米，再增加到1000米往返。③行走的速度一般为每分钟80～100米。④完成增加路程后可选择一段坡路（坡度以5°～15°为宜)进一步增加运动强度。⑤每次锻炼中途可休息3～5分钟。⑥步行运动在一日内任何时间、任何地点都可进行。注意事项：①行走的距离、速度及选择坡路应视自己的体力和病情而定，不可加速过快。②病情较重者初始步行距离和速度可更低些，如可从200米往返开始，速度可慢于每分钟80米。③有人认为清晨或晚餐后1小时，且在远离马路的地方进行更为有益。④步行持续时间要制订计划，逐步增加，循序渐进,且贵在坚持。⑤对高脂血症伴严重心肺功能不全及Ⅲ期（重度）高血压病者，不宜在室外进行医疗步行。⑥如运动中出现极度疲劳或原有症状加重，应暂停锻炼。

（3）跑步运动：是一项有氧运动，有短跑、长跑以及竞技跑、快速跑、慢跑等分别，对于高脂血症（与肥胖症等）患者来说，在没有其他并发症的情况下，以中距离慢跑尤为适宜。这种中距离慢跑运动强度小、时间长、耗氧量低，来得及从有氧运动中获得能量，吸入的氧量也基本满足运动的需要。此项运动适用于轻、中度高脂血症患者，对高脂血症伴轻、中度肥胖症者亦有较好的降脂减肥效果。慢跑可采取以下几种方法：①慢速放松跑：快慢程度根据本人体质而定，老年人和体弱者一般比走步稍快一点。最大负荷强度不应使心率超过"170－年龄"，如60岁老年人应控制在170－60＝110（次／分）以下，呼吸也以不喘大气为宜。跑步时，步伐要轻快，全身肌肉放松，双臂自然摆动。运动量以每天20～30分钟为宜。②反复跑：是以一定的距离作为段落，进行反复多次的跑步，段落可长可短，短者100～400米，长者1000～2000米，视各人情况而定。初练反复跑者可采用较短距离的段落，跑的次数也不要太多，一般以10（次）×100（米）或5（次）×200（米）为宜，在两个跑段之间可以慢走几分钟作为休整。③变速跑：跑时是快一阵慢一阵，而把慢跑本身作为两次快跑之间的恢复阶段。在平时进行变速跑锻炼时，快跑段落的距离及其数目应加规定，并且必须以同样速度跑完所有的快跑段落。比如在使劲快跑400米之后，以慢跑一定距离或时间作为休息，然后再快跑400米，接着又慢慢跑，如此快慢交替，周而复始。④原地跑：是一种不受场地、气候、设备等条件限制的跑步锻炼方法。初学者以慢跑姿势进行较好。开始可只跑50～100复步，锻炼4～6个月之后，结合自己身体情况和锻炼效果，每次可跑560～800复步。在原地跑时可以用加大动作难度的方法控制运动量，如采用高抬腿跑等都可使运动强度加大。⑤定时跑：一种是不限速度和距离，只要求跑一定时间；另一种有距离和时间限制，如在6分钟之内跑完800米，以后随运动水平提高可缩短时间，从而加快跑的速度。这种跑步方法，对提高年老体弱者的耐力、体力大有好处。锻炼要点：①以慢跑为宜，持续时间应在20分钟以上。如果按每分钟跑150米，消耗33.44千焦热量计算，20分钟可消耗668.8千焦。②慢跑前做3～5分钟准备活动，如肢体伸展及徒手操等。③慢跑速度掌握在每分钟 100 ～ 150 米为宜。④运动时自然跑动，全身肌肉放松，注意调整呼吸，匀速进行。正确的慢跑姿势为：两手微握拳，两臂自然下垂摆动，腿不宜抬得过高，身体重心要稳，步伐均匀有节奏，且应用脚前掌着地而不能用足跟着地。⑤制订每天的跑步计划，依据事先测定的运动耐量而定。运动耐量是按照达到最高心跳次数的 65% ～ 70% 心率的运动量作为运动指标。跑步计划依个人情况制订，注意循序渐进，不可操之过急。⑥每次慢跑后做整理运动：逐渐放慢速度直到走步，再做一些徒手操。注意事项：①慢跑应选择空气新鲜、道路平坦的场所。②慢跑时尽量用鼻呼吸，运动量大时可借助口鼻联合呼吸，呼吸频率与步伐协调，两步一呼一吸。③慢跑中若出现腹痛应减速或停止运动，并作相应的处理。④对于中青年（以及少数老年人）高脂血症患者，寻找伙伴进行慢跑运动锻炼，会更有益于降脂减肥，保健强身。

20. 跳绳降脂有妙招

跳绳是一种快速跳跃性运动，其运动强度比较大，既可以锻炼速度和耐力，又可以锻炼全身的跳跃、平衡、反应、协调能力等，且由于运动较剧烈、消耗体能较多，因此，对高脂血症患者（以及伴有肥胖症者）具有较好的降血脂和减肥作用。对于中老年高脂血症（及其并发肥胖症）患者来说，采用缓慢的左右脚轮跳的跳绳运动可以代替健身慢跑。且跳绳又不受时间、气候和场地条件的限制，所以，是一种极受欢迎的极好的降脂减肥、强身健美运动。

锻炼要点：①先掌握一般的跳绳法，即双手握绳的两端，向前甩绳，双脚同时跳起，让绳从脚下经过，可双脚跳，也可左、右脚轮换单跳，每次连跳 20 次。②每次连跳后可休息 1 分钟，再继续下一次连跳。③制订适合自己的运动计划，并循序渐进。④每时间段运动可控制在 30 ～ 60

分钟，使心率保持在 100 ～ 200 次／分。

跳绳的注意事项：①选取跳绳的长度，以脚踩绳的中间，其绳两端与肩平齐为宜。②甩绳跳过绳时，要求绳不能触身，并做到甩绳有弧度，跳绳有弹性。③锻炼时，以空气新鲜、地面平整的场所为宜。避开雾天，倘遇阴雨、冰雪时期，亦可选择合适的室内场所。④跳绳的速度可视各人的体力情况而定，自行调节。⑤严重高脂血症伴心、肺功能不全者，不宜练习跳绳运动。

21. 健美操降脂有妙招

选择适宜的降脂健美操与运动强度应根据个人的年龄、性别、工作、生活条件、环境、体力以及原有的运动基础综合判断和制订具体计划，具体实施中逐渐增加运动量，每次运动时间也要逐渐增加到 30 分钟以上，才能获得较为满意的效果。做本套降脂健美操时，一般以消耗 1344 千焦热量的强度为合适。若做操时出现头晕、心慌等不适反应，应停止操练。

（1）转体运动：两脚开立，与肩同宽，两手叉腰，上体向左转动至最大限度，还原。依此法再向右转动至最大限度，还原。连续转体 20 ～ 40 次。

（2）手摸脚踝：两脚开立，比肩略宽，上体前屈，两臂侧伸展，与地面平行，转肩左手摸右脚外侧（踝部）；转肩右手摸左脚外侧（踝部），重复 10 次。

（3）下蹲起立：两脚开立与肩宽，下蹲，膝关节尽量屈曲，起立，再下蹲，连续做 20 次。

（4）仰卧起坐：仰卧位，两手上举向前，带动身体向上坐起，还原，再坐起。连续做 20 次。

（5）对墙俯卧撑：面对墙站立，距墙 80 厘米左右，两手掌贴墙做双臂屈伸练习，连续做 20 次。

（6）原地高抬腿：两脚并立，两臂下垂，掌心紧贴同侧大腿外侧面，先将左脚高抬至尽可能高位，下踩；再将右脚高抬至尽可能高位，交叉连续做 20 次。

以上锻炼的量根据个人体力情况而定，开始时次数可少些，以后逐渐增加次数，操练中感到全身温热、自觉有汗为度。做操的同时，还应控制饮食，减少热量摄入，这样才能取得满意的降脂减肥效果。

22. 传统体育降脂有妙招

（1）调整呼吸操：患者坐在高矮适合的凳子或椅子上，双脚着地，使膝关节弯成 90°或小于 90°；双膝分开与肩同宽，双肘放在膝上，右手握拳，左手抱于右拳外（女子左内右外）。上身略前倾，低头，额头轻放于拳心处，微闭眼，全身放松。使思想意识、神经系统进入松静状态。继而尽量想象自己一生中最愉快最美好的事，面微带笑容，身心便会渐入心静神怡的状态。然后将思想完全集中在呼吸活动上，不受外界干扰。先随意吸一口气入腹部，再用嘴细小、缓慢、均匀地吐出，全身随之放松，感觉腹部变得松软。再用鼻细、慢、匀地吸气，小腹四周觉渐渐饱满，停止吸气 2 秒钟后再短吸一下，立即将气徐徐呼出。即为：呼、吸、停 2 秒，短吸的呼吸方式。整个过程胸部没有起伏，只有腹部一鼓一瘪的动作。以上动作反复进行 15 分钟，此时勿睁眼，抬起头，双手在胸前相搓 10 余次，再用双手十指自前向后梳头 10 余次；睁开眼，双手握拳，上举伸伸腰，深吸气一口，徐徐呼出，随之双手松开放下。

（2）减肥降脂操：患者采用平卧位，将膝屈成 90°，一手置胸部，一手置于腹部。集中思想，吸气时挺胸收腹，呼气时缩胸凸肚且尽量高，但勿过度。呼吸频率保持自然速度。保持 10 ～ 20 分钟。呼吸自然平稳后搓手 10 余次。此操除卧位锻炼外，也可采用站立、行走及乘车时练习。

（3）消积吐纳操：患者采取坐位姿势，膝部保持直角（90°）为合适；双脚自然分开；右手握拳，左手抱右拳，将额头枕于拳心；双肘撑在双膝上或身前桌上。集中注意力，先舒一口气，然后意想最愉快的事 1 ～ 2 分钟（保持自然呼吸）。后意念集中于呼吸：先随意吸一口气，再由口细、长、匀地呼出，当呼至八九成时停 1 ～ 2 秒钟，再短呼出，此时意念在收腹，尽量收。用鼻细、长、匀地吸气至八九成时停 1 ～ 2 秒钟，再短吸一口，同时逐渐挺腹至最大限度。如此反复进行，做 15 ～ 30 分钟。

最后采取干浴面、干梳头、鸣天鼓三种锻炼方法：①干浴面。双手搓热，掌心贴于额部，并逐渐擦动→沿鼻旁→下颌→下颌角→耳前→目外眦→额角，反复擦动 20 ～ 30 次。②干梳头。十指尖指腹部贴于前发际，先梳前发际至头顶至后发际，再梳两侧头部。反复梳 20 ～ 40 次。③鸣天鼓。双手掌捂双耳，手指贴于枕部，食指叠于中指上，向下滑动敲于枕下两侧（相当于风池穴），耳中有"咚"之音。反复作 20 ～ 30 次。

以上三种锻炼方法可单独应用，也可同时进行，但须循序渐进，持之以恒。

23. 针刺降脂有妙招

针刺降血脂作用的机制可能是调整了内分泌系统的功能；或由体表通过神经体液等途径传入相应的脏器而发挥作用。也有人认为选取特定的穴位，可影响肝脏对胆固醇的合成；或能影响肠道对胆固醇的吸收和排泄；或通过调节胰岛素的分泌，来减少内源性甘油三酯的合成，等等。虽然针刺降低血脂作用的机制尚不十分清楚，但其临床效果是肯定的，从而为防治高脂血症提供了更多的防治措施。

治疗高脂血症以健脾化湿、疏肝利胆为主要治则。常用穴位有内关、郄门、间使、神门、通里、合谷、曲池、乳根、足三里、丰隆、阳陵泉、肺俞、厥阴俞、心俞、太白、三阴交、公孙、太冲、中脘、鸠尾、膻中等，上下左右交叉配穴，每次取 3～4 个穴位，留针 15～20 分钟，疗程为 1 个月。对胆固醇、甘油三酯均有降低作用。还有报道，针刺治疗使血清高密度脂蛋白及高密度脂蛋白 / 低密度脂蛋白比值上升，表明针刺可以调节脂质代谢，且无明显副作用，很适合老年高脂血症。

针刺治疗高脂血症有良好的效果，常用穴位有内关、足三里、丰隆、三阴交、阳陵泉。

（1）单穴

方法 1：取单侧内关穴，快速进针，施提插加小捻转手法，留针 20 分钟，隔日 1 次。

方法 2：取足三里，得气后行平补平泻手法，留针 15 分钟，10 次为 1 个疗程。

方法 3：取丰隆穴，迅速直刺入皮下 1～1.5 寸，得气后施以徐而重之手法，使针感至二、三趾部，针感随时间延长而呈持续性加强，直至出针为止，留针 30 分钟，每日 1 次。

（2）辨证取穴

方法 1

取穴：肩髃、曲池、合谷、伏兔、足三里、风池、阳陵泉、环跳、太冲。

施术：每次选 5～6 穴，针刺得气后采用补虚泻实，留针 30 分钟，其间行针 1 次。

方法 2

主穴：曲池、风池、内关、三阴交、足三里、太冲。

配穴：百会、肩髃、照海、丰隆。

施术：用透刺，行平补平泻手法，每次取 3～4 穴，每日 1～2 次。

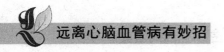

方法 3

主穴：内关、心俞、曲池、足三里、三阴交。

配穴：风池、环跳、神门、通里。

施术：平补平泻，留针 15～20 分钟，12 次为 1 个疗程。

方法 4

主穴：三阴交、足三里、内关或太白、阳陵泉、丰隆。

配穴：胸闷、前区痛者加部门、脑中；头晕耳鸣者加太冲、风池；头闷者加太冲、率谷、百会。

施术：除年老体弱者用平补平泻手法外，其余均用泻法。留针 15 分钟，其间捻转 2～3 次，10 次为 1 个疗程。

方法 5

主穴：足三里、三阴交、内关。

配穴：高血压配曲池、太冲；冠心病配心俞；糖尿病配脾俞、太溪。

施术：均用平补平泻手法，得气后留针 30 分钟，每间隔 5 分钟行针 1 次。隔日治疗 1 次，20 次为 1 个疗程。

24. 耳针降脂有妙招

耳压所用药籽，多采用王不留行籽，它是石竹科植物麦蓝菜的种子，色黑呈球形，如小米大小，质硬，表面较光滑，无须加工。

取穴：双侧神门、内分泌、皮质、肾上腺、心、脑点、肝、胆。

施术：取双侧耳定神门、内分泌、皮质下、肾上腺、心、脑点、胆，选用王不留行籽以胶布将其固定于耳穴，每日多次按压，三餐后及晚睡前重点按压，以适度的压力刺激耳穴，贴压 4 天为一次，8 次为 1 个疗程。

25. 艾灸降脂有妙招

取穴：足三里，丰隆，内关，中脘，脾俞，三阴交。

灸法：①艾条温灸。用艾条火头在穴位上方直接熏烤，皮肤产生灼痛感时即换其他穴位施灸，可每日灸治 1～2 次，10 天左右为 1 个疗程。②艾炷隔姜灸。穴位上放 2 毫米厚的生姜片，中穿数孔，生姜片上放艾炷，每次选 3～5 穴，每穴灸 3～10 壮，隔日 1 次，7～10 天为 1 个疗程。

26. 足部药浴降脂有妙招

（1）荷叶泽泻方：鲜荷叶 250 克（干品 150 克），泽泻 30 克，橘皮 20 克。将以上三味切碎同入锅中，加水适量，煎煮 30 分钟，去渣取汁，与 3000 毫升开水同入泡足桶中。先熏蒸后泡足，每次 30 分钟，每晚 1 次。20 天为 1 个疗程。具有祛脂减肥的功效，适用于高脂血症等。

（2）陈葫芦山楂方：陈葫芦 100 克，生山楂 30 克，玉米须 60 克。将以上 3 味切碎同入锅中，加水适量，煎煮 30 分钟，去渣取汁，与 3000 毫升开水同入泡足桶中。先熏蒸后泡足，每次 30 分钟，每晚 1 次。20 天为 1 个疗程。具有祛脂减肥的功效，适用于高脂血症等。

（3）泽泻乌龙茶方：泽泻 30 克，粗乌龙茶 10 克，决明子 30 克。将以上 3 味切碎同入锅中，加水适量，煎煮 30 分钟，去渣取汁，与 3000 毫升开水同入泡足桶中。先熏蒸后泡足，每次 30 分钟，每晚 1 次。20 天为 1 个疗程。具有祛脂减肥的功效，适用于高脂血症等。

（4）苍术莱菔子方：苍术 30 克，莱菔子 40 克，陈皮 20 克。将以上 3 味切碎同入锅中，加水适量，煎煮 30 分钟，去渣取汁，与 3000 毫升开水同入泡足桶中。先熏蒸后泡足，每次 30 分钟，每晚 1 次。20 天为 1 个疗程。具有祛脂减肥的功效，适用于高脂血症等。

（5）生大黄绿茶方：生大黄 15 克，粗绿茶 10 克，马齿苋 30 克。将以上三味切碎同入锅中，加水适量，煎煮 30 分钟，去渣取汁，与 3000 毫升开水同入泡足桶中。先熏蒸后泡足，每次 30 分钟，每晚 1 次。20 天为 1 个疗程。具有祛脂减肥的功效，适用于高脂血症等。

27. 足部按摩降脂有妙招

足部健身法的原理有经络脏腑说、神经反射说、生物全息胚说等。基本观点是人体各脏腑器官在足部均有其对应区（反射区），用按摩手法刺激这些对应区，能引起人体的某种生理变化，而缓解人体内部的"紧张状态"，即中医所说的疏通气血、调节脏腑功能和平衡阴阳等，从而起到治病保健作用。

可选用的足部反射区：基本反射区（肾、输尿管、膀胱、尿道、腹腔神经丛等 5 个）、垂体、甲状腺、甲状旁腺、肾上腺、脾、肝、胆、胃肠道（胃、胰、十二指肠、小肠、盲肠、升结肠、横结肠、降结肠、乙状结肠 - 直肠、肛门、直肠 - 肛门）等反射区。

可选用的穴位：涌泉、内庭、下巨虚、三阴交、足三里、丰隆等。

按摩程序与方法：

（1）用示指关节刮压基本反射区 1～2 分钟。

（2）示指关节点按垂体 30 次。

（3）拇指指腹推按甲状腺、甲状旁腺各 3～5 分钟。

（4）示指关节点按肾上腺、脾、肝、胆各 1～2 分钟。

（5）拇指关节刮压胃肠道反射区共 5～7 分钟。

（6）拇指点按涌泉、内庭、下巨虚、丰隆、三阴交、足三里等各 30 次。

（7）重复刮压 5 个基本反射区 1～2 分钟。

28. 拔罐降脂有妙招

取穴：肺俞、厥阴俞、心俞、督俞、曲池、合谷、郄门、间使、内关、通里、足三里、三阴交、公孙、太冲。

施术：用单纯火罐法吸拔上穴，留罐 10 分钟，每日 1 次。

29. 起居养生降脂有妙招

（1）生活有规律，按时作息，即使节假日或来亲戚、朋友也要注意不要随意打乱自己的"生物钟"。要严格养成"黎明即起，洒扫庭除"的好习惯，午间可小憩半小时，午睡不宜过长，也不宜经常熬夜。

（2）一日三餐，饮食有度。高脂血症患者特别须重视正常的正当家庭膳食餐饮，切忌暴饮暴食，做到均衡营养，粗细搭配得当，荤素调和得法，自觉做到不挑食、不嗜食、不偏食、不吃零食、不随心所欲随便吃超营养物质。

（3）经常坚持体育锻炼或体力活动，对高脂血症患者来说，尤其要高度警示：勿久坐、勿久立、勿久行、勿久卧、勿久蹲。在正常工作、学习、劳作的环境中，要坚持每日上下午各一次的广播体操（或工间操）的锻炼活动。

（4）要重视家务劳动，家务劳动不仅有较好的降脂减肥效果。尤其是男子适宜多做一些家务，还有促进家庭和谐和豁达情志的效果。对中老年高脂血症患者来说，家务劳动量要适宜，尤其老年人不宜过于劳累，应量力而行，适可而止。

（5）要有适量的文娱生活安排，要扭转多数高脂血症"生性喜静"的不良生活状态，到各类健康的、有益人体的活动锻炼中去，如结伴、合群的步行运动、跑步运动、跳绳运动、降脂健美操、跳迪斯科舞、骑自行车、游泳、爬山以及习练篮球、排球、足球、羽毛球、网球、乒乓球、门球、保龄球等。

（6）养成每天排便的好习惯，做到或达到每天排大便 1 次，是起居疗法的一个重要方面。

（7）保持健康向上的情志状态。高脂血症患者可以根据自己的爱好，尤其是中老年人，或选择旅行游览、种花养鸟，或习书作画、欣赏音乐等，都可以陶冶性情，培育情操，从而使情志和畅，益于身心，有助于高脂血症的康复。

（8）扭转或纠正"有病乱投医"的思维方式。

30. 心理保健降脂有妙招

心理、社会因素与健康和高脂血症的关系十分密切。高脂血症不是一个单一的病种，包括原发性高脂血症和继发性高脂血症两大类，所以防治措施也各不相同。患者应认识到，高脂血症是可以防治的，不应有过重的心理负担。高脂血症导致的严重不良后果是缓慢发生的，不要以为当前没有明显不适而忽视对它的治疗。高脂血症的治疗是一件长期的事情，不要期望于短期内治愈；也不要见已治愈就恢复以往不良饮食习惯等生活方式。

高脂血症及相关患者的消极情绪对疾病的康复极其不利，所以在进行心理调护时必须给予重视。恐惧是由某种危险情景引起的情绪。一般强度的恐惧对身体危害不大，强烈的恐惧会给人带来有害的影响。为克服这种恐惧情绪，医护人员应给予患者有力的心理支持，在患者可能产生恐惧情绪前，向患者介绍情况，使他有充分的心理准备。同时给患者以积极暗示，应以和蔼、耐心的态度对待患者，表现出权威和尊严，使患者对医护人员有信赖感。

高脂血症患者的焦虑情绪因人而异。由于其心境持续地处于焦虑状态之中，典型表现为长吁短叹，愁眉不展，坐立不安，似乎将灾难临头。有的反复诉说内心的不祥预感；有的自我沉思、愣神，默默抑制痛苦的心情；有的自暴自弃，拒绝服药治疗。解除患者的焦虑情绪，第一，要主动接近患者，进行有技巧的谈话，查明原因；第二，要向患者介绍有关知识，增强对医院的信赖，增强康复信心；第三，进行一定的休闲娱乐活动，从事一些力所能及的劳动，以解除无聊感，分散注意力；第四，引导患者适当发泄，倾诉积郁，医护人员应耐心、敏锐地观察，减轻患者的心理压力。

医护人员在患者信赖的基础上，要及时向患者反馈各种医疗信息，以增强患者治疗的信心。在沟通中要注意患者接收信息的情况，避免产生误解。

帮助患者树立生存的信心和勇气，调整患者的心态，重新寻找自我。向患者指出即使在痛苦中，也能发现生存的意义，人是能够承受痛苦、内疚、绝望和死亡的，关键是能正视它，战胜它，从而获得成功。缺乏生存意识是心理危机的中心问题，在干预的过程中，重建患者的人生观、价值观、责任感和使命感是核心任务。

采用支持疗法，给予心理上的援助。具体做法是采取劝导、启发、鼓励、同情、支持、说服、消除疑虑、再度保证等方式来帮助和指导患者分析认识他所面临的问题，给予权威性支持，使之增强抵御能力，适应环境。有时还可通过发泄或讨论，让患者把心中的不满、委屈等讲出来，使不良情绪得以缓解或消除。

心理危机的控制是一个全方位的干预，它涉及整个医疗系统。在心理危机的控制过程中除了医院及医护人员因素之外，还要注意对患者接受外界信息的有效控制，如家庭成员不良情绪的传播，亲属及朋友言语不当而导致的不良刺激，经济因素的困扰等，以防刚刚缓解的危机再度

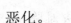

恶化。

31. 预防高脂血症有妙招

一级预防：①定期进行健康体检对于高危人群一定要定期监测血脂水平。高危人群包括：中老年男性，绝经后的妇女，有高脂血症、冠心病、脑血管病家族史的健康人，各种黄色瘤患者，以及超重或肥胖者。②上述高危人群要注意自我保健注意学习保健知识，积极参加体育锻炼，改善饮食结构，控制热能摄入，已有肥胖的人要注意积极而科学地减肥。③积极治疗可引起高脂血症的疾病如肾病综合征、糖尿病、肝胆疾病、甲状腺功能减退等。

二级预防：①饮食治疗。所有的高脂血症患者都应首先进行饮食治疗。大多数轻度或中度患者都可以通过饮食治疗得到很好的控制。重症高脂血症患者或经过半年饮食治疗无效者，则应联合药物治疗。②药物治疗。近年来无论西药还是中药都有不少进展。③适当锻炼。在进行饮食治疗和药物治疗的同时，我们不能忘记坚持有规律的体育锻炼。

三级预防：主要是针对冠心病、胰腺炎、脑血管病等并发症的治疗。

大多数患者的高脂血症是由于饮食不当造成的。饮食因素在高脂血症发病中的作用比较复杂，糖类摄入过多，可影响胰岛素分泌，加速肝脏极低密度脂蛋白的合成，容易引起高甘油三酯血症。胆固醇和动物脂肪摄入过多，与高胆固醇血症的形成有关。运动和体力活动可以使高脂血症患者血清 LDL 胆固醇和 VLDL 胆固醇及甘油三酯水平明显下降，并可以有效地提高血清 HDL 胆固醇水平。因此，对于大多数由于饮食因素所致的高脂血症患者来说，采取适当的饮食措施结合长期规则的体育锻炼和维持理想的体重，高脂血症是可以预防的。对于某些由于内分泌或代谢因素所致的高脂血症，如甲状腺功能减退所引起的高脂血症，通过积极治疗原发疾病并配合降血脂药物，可以纠正脂质代谢紊乱。少数由于遗传因素所导致的严重高脂血症如家族性高脂血症、严重的多基因高胆固醇血症和家族性混合型高脂血症，通过各种综合治疗措施，可以使脂质代谢异常得到控制和改善，并减轻临床症状。

四、远离脑卒中有妙招

1. 区分不同的脑卒中有妙招

脑卒中治疗前最关键的工作是区分脑卒中的类型，弄清楚是脑出血还是脑缺血，两者的抢救治疗措施是截然不同的。

出血性脑卒中包括脑出血和蛛网膜下腔出血，主要由于脑血管硬化，脑血管管壁损伤，厚薄不均，当血压急剧升高时，引起脑血管破裂而出血。在冬季由于寒冷，血管痉挛，血压升高较夏季更为明显，容易发生脑出血。一旦出血，需绝对卧床，尽量减少再出血，使血肿不再扩大，减少脑组织损伤。但要明确出血还是缺血，需迅速送医院行 CT 检查，明确诊断。

缺血性脑卒中包括短暂性脑缺血发作、脑血栓形成及脑栓塞。短暂性脑缺血发作是由于一过性脑缺血，可产生瘫痪、麻木、失语等症状，但只持续几分钟至数小时，迅速恢复，一般不超过 24 小时，但间隔一定时间可反复发作。短暂性脑缺血发作是脑卒中的危险信号，千万不能被症状的迅速恢复所迷惑，尤其是已有多次发作者，必须尽快到医院治疗。如果不积极治疗，约有 1/3 的患者将在短期内发展为缺血性脑卒中，肢体完全瘫痪。但如果治疗及时且不再发展，完全不会有后遗症。

脑血栓形成是由于脑动脉硬化，管腔变狭窄，管壁破坏。当血流减慢时，血液中有形成分沉积在管壁上，形成血栓，使血流减少到完全闭塞，在血管供应范围内缺血而产生缺血性脑卒中、坏死，病情虽较脑出血为轻，但后遗症多、致残率高。在缺血性脑卒中发生过程中一般认为，在缺血 5 ～ 60 分钟梗死灶中心已产生不可逆的坏死灶，而在它周围所谓"缺血半影区"虽然受到影响，但只要在 3 ～ 6 小时恢复血液供应，可以使其功能完全恢复。因此目前国内外神经科医务工作者都在研究，在 3 ～ 6 小时治疗时间之内，积极进行药物溶栓或抗凝治疗，尽快将血栓溶解，使脑血流恢复，抢救缺血半影区脑细胞，使症状迅速好转，减少后遗症，这方面已取得一定成效。

有些患者发病时症状较轻，因此常常没有引起足够重视，经过数小时至 1 ～ 2 天，待症状加重，肢体完全不能活动时再送医院，已错过了治疗最佳时间，即使再好的药也不起作用，因此对待脑卒中应该像对心肌梗死一样有抢救意识，争取时间，积极治疗，减少致残率，提高生活质量。

2. 救治出血性脑卒中有妙招

（1）注意休息：患者应卧床休息 2 ～ 4 周，保持安静，避免情绪激动和血压升高。严密观察体温、脉搏、呼吸和血压等生命体征，注意瞳孔变化和意识改变。

（2）保持呼吸道通畅：清理呼吸道分泌物或吸入物。必要时及时行气管插管或切开术；有意识障碍、消化道出血者禁食 24 ～ 48 小时，必要时应排空胃内容物。

（3）保持水、电解质平衡和营养：每日入液量可按尿量加 500 毫升计算，如有高热、多汗、呕吐，维持中心静脉压 5 ～ 12 毫米汞柱或肺楔压在 10 ～ 14 毫米汞柱水平。注意防止低钠血症，以免加重脑水肿。每日补钠、补钾、糖类、补充热量。

（4）调整血糖：血糖过高或过低者，应及时纠正，维持血糖水平在每升 6 ～ 9 毫摩。

（5）明显头痛、过度烦躁不安者，可酌情给予镇静镇痛药；便秘者可选用缓泻药。

（6）降低颅内压：脑出血后脑水肿约在 48 小时达到高峰，维持 3～5 天后逐渐消退，可持续 2～3 周或更长。脑水肿可使颅内压升高，并致脑疝形成，是影响脑出血死亡率及功能恢复的主要因素。积极控制脑水肿、降低颅内压是脑出血急性期治疗的重要环节。

（7）一般来说，病情危重致颅内压过高，内科非手术治疗效果不佳时，应及时进行外科手术治疗。

（8）康复治疗：脑出血后，只要患者的生命体征平稳、病情不再进展，宜尽早进行康复治疗。早期分阶段综合康复治疗对恢复患者的神经功能、提高生活质量有益。

（9）护理：有偏瘫或昏迷的患者护理很重要，定时翻身、拍背、吸痰，预防呼吸道感染及皮肤压疮。加强营养，保持患者适当的水、电解质平衡及足够的营养支持，以利于患者的早日康复。

3. 救治急性缺血性脑卒中有妙招

（1）吸氧与呼吸支持：合并低氧血症患者（血氧饱和度低于 92% 或血气分析提示缺氧）应给予吸氧，气道功能严重障碍者应给予气道支持（气管插管或切开）及辅助呼吸。无低氧血症的患者不需常规吸氧。

（2）心脏监测与心脏病变处理：脑梗死后 24 小时内应常规进行心电图检查，必要时进行心电监护，以便早期发现心脏病变并进行相应处理；避免或慎用增加心脏负担的药物。

（3）体温控制：对体温升高的患者应明确发热原因，如存在感染应给予抗生素治疗。对体温高于 38℃ 的患者应给予退热措施。

（4）血压控制：约 70% 的缺血性脑卒中患者急性期血压升高，主要包括：疼痛、恶心、呕吐、颅内压升高、意识模糊、焦虑、脑卒中后应激状态、病前存在高血压等。多数患者在脑卒中后24小时内血压自发降低。病情稳定而无颅内高压或其他严重并发症的患者，24小时后血压水平基本可反映其病前水平。目前关于脑卒中后早期是否应该立即降压、降压目标值、脑卒中后何时开始恢复原用降压药及降压药物的选择等问题尚缺乏可靠研究证据。国内研究显示，入院后约14%的患者收缩压≥220毫米汞柱，56%的患者舒张压≥120毫米汞柱。脑卒中患者低血压可能的原因有主动脉夹层、血容量减少以及心排血量减少等。应积极查明原因，给予相应处理。准备溶栓者，应使收缩压＜180毫米汞柱、舒张压＜100毫米汞柱。缺血性脑卒中后24小时内血压升高的患者应谨慎处理。应先处理紧张焦虑、疼痛、恶心、呕吐及颅内压升高等情况。血压持续升高，收缩压≥200毫米汞柱或舒张压≥110毫米汞柱，或伴有严重心功能不全、主动脉夹层、高血压脑病，可予谨慎降压治疗。并严密观察血压变化，必要时可静脉使用短效药物（如拉贝洛尔、尼卡地平等），最好应用微量输液泵，避免血压降得过低。有原发性高血压病史且正在服用降压药者，如病情平稳，可于脑卒中24小时后开始恢复使用降压药物。脑卒中后低血压的患者应积极寻找和处理原因，必要时可采用扩容升压措施。

（5）血糖控制：约40%的患者存在脑卒中后高血糖，对预后不利。目前公认应对脑卒中后高血糖进行控制，但对采用何种降血糖措施及目标血糖值仅有少数随机对照试验（RCT），还无最后结论。脑卒中后低血糖发生率较低，尽管缺乏对其处理的临床试验，但因低血糖可直接导致脑缺血损伤和水肿加重，对预后不利，故应尽快纠正低血糖。血糖超过11.1毫摩/升时给予胰岛素治疗。血糖低于2.8毫摩/升时给予10%～20%葡萄糖口服或注射治疗。

（6）营养支持：脑卒中后由于呕吐、吞咽困难可引起脱水及营养不良，可导致神经功能恢复减慢。应重视脑卒中后液体及营养状况评估，必要时给予补液和营养支持。正常经口进食者无须额外补充营养。不能正常经口进食者可鼻饲，持续时间长者经本人或家属同意可行经皮内镜下胃造瘘（PEG）管饲补充营养。

（7）特异性治疗：急性缺血性脑卒中患者的特异性治疗是指针对缺血损伤病理生理机制中某一特定环节进行的干预。近年研究热点为改善脑血液循环的多种措施，如溶栓、抗血小板、抗凝、降纤、扩容等方法，以及保护神经的多种药物。

4. 救治短暂性脑缺血发作有妙招

新发短暂性脑缺血发作患者短期内发生脑卒中的风险很高，因此应该按急症处理此病。首先需尽快明确病因及发病机制。针对短暂性脑缺血发作形式及病因采取不同的处理方法。偶尔发作或只发作 1 次在血压不太高的情况下，可长期服用小剂量肠溶阿司匹林或氯比格雷。阿司匹林的应用时间视患者的具体情况而定，多数情况下需应用 2 ～ 5 年，如无明显不良反应出现，可延长使用时间，如有致短暂性脑缺血发作的危险因素存在时，服用阿司匹林的时间应更长。同时应服用防止血管痉挛的药物，如尼莫地平，也可服用烟酸肌醇酯。

频繁发作即在短时间内反复多次发作者应作为神经科的急症。短暂性脑缺血发作频繁者如果得不到有效控制，近期内发生脑梗死的可能性很大，应积极治疗。其治疗原则是综合治疗和个体化治疗。①积极治疗危险因素：如高血压、高血脂、心脏病、糖尿病、脑动脉硬化等。②抗血小板聚集：可选用肠溶阿司匹林或氯比格雷等。③改善脑微循环：如尼莫地平、桂利嗪等。④扩血管药物：如曲克芦丁都可选用。⑤脑保护治疗：对频繁发作的患者，影像学检查有梗死病灶应给予脑保护治疗，如钙拮抗药、依达拉奉等。

预防治疗的目的是控制脑卒中的危险因素。①控制血压：有利于减少脑卒中危险，宜维持收缩压低于140毫米汞柱，舒张压低于90毫米汞柱。②治疗心律失常、心瓣膜病及充血性心力衰竭等。③控制高脂血症：宜低脂饮食，保持体重不增，可用降脂药。④控制糖尿病：使用降糖药或胰岛素。⑤抗血小板聚集：常用药物有阿司匹林和氯吡格雷等。⑥抗凝药物：如华法林，可用于心源性栓子引起的短暂性脑缺血发作。⑦使用他汀类药物稳定斑块。⑧手术治疗：血管造影证实为中至重度（50%～99%）狭窄病变，药物治疗无效时，颈动脉内膜切除术或血管内支架术可减少短暂性脑缺血发作或脑卒中的风险。⑨戒除烟酒或少量饮酒。⑩坚持活动或体育锻炼，每日30～60分钟，每周3～4次。

5. 药物救治蛛网膜下腔出血有妙招

急性期内科治疗原则是控制继续出血、降低颅内压、去除病因和防治并发症。

（1）绝对卧床休息：蛛网膜下腔出血发病后的2～4周，复发率和死亡率很高，4周以后复发者大为减少。凡能引起血压升高的因素，如过早活动、情绪激动、用力大便、剧烈咳嗽等，均可导致再出血。所以应要求患者绝对卧床休息，时间一般不少于1个月，并要注意控制情绪，避免精神激动和用力排便，尽量减少探视和谈话。对神志清醒者，给足量镇痛药以控制头痛。烦躁不安者，可适当选用镇静药。要避免尿潴留和大便秘结。昏迷患者留置导尿管，按时冲洗。大便秘结者，给予缓泻药和润肠药。

（2）止血药的使用：用抗纤维蛋白溶解药抑制纤维蛋白溶解酶原形成，推迟血块溶解，防止再出血的发生。常用的药物有6-氨基己酸，开始 8 克，每日 3 次。3 天后改为每日 6 ～ 8 克，连用 2 ～ 3 周。氨甲苯酸 100 ～ 200 毫克，每日 2 ～ 3 次，维持 2 ～ 3 周。注意止血药有引起静脉血栓形成的危险，因此不能单独使用，必须与钙拮抗药合用。另外，还可用氨甲苯酸、氨甲环酸、巴曲酶、酚膜乙胺、卡巴克洛、氨甲环酸、凝血质、维生素 K_3 等。

（3）控制血压：血压升高是引起蛛网膜下腔再度出血的主要原因。所以，要注意控制血压。一般要保持在平时水平，但不能降得太低，以防脑供血不足。在药物选择上，近年来多主张选用钙拮抗药，如硝苯地平、氟桂利嗪、尼莫地平、尼卡地平等药物。这类药物不仅可控制血压，还可通过血 - 脑屏障，选择性扩张脑血管，解除脑血管痉挛。

（4）脱水治疗：急性期出血量大可致脑水肿。必须积极脱水、降颅内压治疗，可选用甘露醇、呋塞米、白蛋白或甘油制剂等。

（5）减轻脑水肿：蛛网膜下腔出血后，脑脊液中混有大量血液，甚至有凝血块，影响脑脊液循环，使颅内压升高，患者常表现为剧烈头痛和意识障碍等，应积极治疗。一般选用 20% 甘露醇、呋塞米等。

6. 救治缺血性脑卒中有妙招

缺血性脑卒中的治疗方法可以分为溶栓治疗、抗凝治疗、抗血小板治疗、降纤治疗、神经保护治疗等。缺血性脑卒中首先宜明确并针对病因进行治疗。

（1）抗凝疗法：①重组组织型纤溶酶原激活药（rt-PA），为目前国外最为常用剂型。剂量：每千克体重 48 ～ 50 毫克，10% 剂量于 1 ～ 2 分钟静脉注射，其余剂量于 60 分钟缓慢静脉滴注。其长期疗效观察尚需进一步观察。②尿激酶，以天普洛欣为例，150 万单位加入 100 毫升生理盐水，30 分钟静脉滴注，12 小时后皮内注射低分子肝素 7100 单位，后连用 3 日。③链激酶，有报道显示其对缺血性脑卒中治疗无显著疗效，且增加严重出血不良反应，故不广泛应用。抗凝疗法适用于发病 6 小时以内可考虑，脑 CT、MRI 排除颅内出血，无神经功能相对应低密度影；无明显意识障碍的颈内动脉系统病变或基底动脉系统患者；肌力 0 ～ 5 度；年龄 18 ～ 75 岁。

（2）抗凝疗法：标准抗凝疗法历史可谓久矣，然其疗效亦是众说纷纭，莫衷一是。但风湿性心脏病患者使用长期抗凝治疗已为大多数人接受。低分子肝素是近年来提倡的一种新型制剂。很多报道说明其不良反应小于常规肝素治疗，但疗效尚待进一步检验。常用品种有速避凝，新抗凝等。给药方法为皮下注射。由于出血不良反应多，必须加强实验室监测。

（3）降纤疗法：由于纤维蛋白原升高也是缺血性脑卒中发病机制的重要环节，降纤疗法通过减少纤维蛋白原而减少纤维蛋白含量，从而抑制血栓形成。目前主要品种有东菱克栓酶、兆科降纤酶等。其方法：10 单位降纤酶加入 500 毫升葡萄糖注射液，连用 3 日，改 5 单位连用 10 日。主要不良反应仍为出血。

（4）常规疗法：①稀释和扩容疗法，40 低分子右旋糖酐 500 毫升，每日 1 次，连用 14 日。偶可发生血压下降等过敏现象。一般加入活血化瘀中药丹参 20 ～ 30 克。②抗血小板积聚治疗，阿司匹林主要通过抑制环氧化酶，抑制血小板内花生四烯酸转化为血栓素 A_2，而血栓素 A_2 促进血小板积聚引发血栓形成。目前使用小剂量阿司匹林，国内一般使用每日 50 ～ 100 毫克；噻氯匹定抑制 ADP 诱导血小板积聚，其抗血小板作用不可逆。剂量为 250 毫克，每日 1 ～ 2 次。氯吡格雷为新一代血小板积聚抑制药，其作用机制类似于噻氯匹定，但不良反应低。剂量为每日 75 毫克。目前，氯吡格雷临床试验正在进行中。③血管扩张药：钙拮抗药，常用尼莫地平，30 毫克，每日 3 次，目前对其疗效亦是众说纷纭，争论较多。④改善大脑代谢：中药活血化瘀，如红花、银杏叶制药、脑复康、都可喜等。

（5）对症及处理并发症：大面积缺血性脑卒中合并有脑水肿，治疗目的是：降低颅内压，维持脑血流灌注，防止脑缺血继续恶化，预防脑疝。一旦出现脑疝，患者会很快死亡。常用20%甘露醇125～250毫升，快速静脉滴注，依病情每6～8小时重复1次。甘油、呋塞米、高渗盐水、乙酰唑胺均有助于降低颅内压。监测血浆渗透压，维持在每升300～320毫渗量。为避免大剂量甘露醇引起脱水或静脉压下降，可同时使用白蛋白、血浆等保持胶体渗透压。对将要发生脑疝的患者降低颅内压的最快的办法是：气管插管给予辅助通气，降低二氧化碳。快速静脉注入20%甘露醇，每次每千克体重1克，有脑疝表现时可2小时给药1次。有脑干受压体征和症状者，应行颅骨钻孔减压术。也可作脑室内或脑膜下穿刺以降低和监测颅内压。对症治疗有抗惊厥、控制体温，保持水、电解质酸碱平衡等。

7. 救治缺血性脑卒中的血液稀释妙招

血液稀释疗法是指输入各种适当的稀释液和（或）放血，以期使血液浓度变稀，血细胞比容、血液黏稠度降低，血流阻力减小，从而改善、增加脑局部血流量，达到治疗疾病目的的一种治疗方法。理论上一般推测血细胞比容从45%降至30%，血液黏稠度可降低1倍，外周血管阻力也减少近1倍。此时心排血量可增加20%，且使心肌收缩力增强。若有心肌缺血，则侧支循环得到改善，使梗死范围缩小，到达脑、肝、肾、肌肉的血液量增加。通常血红蛋白降至每升100克，血细胞比容降至30%左右是比较安全的。

缺血性脑卒中是由于血液黏度升高，血容量不足而导致，通过补充血容量、血液得到稀释即可改善脑循环。缺血性脑卒中患者适用的血液稀释的方法有两种。①等容性稀释：在应用血液稀释剂输入患者的同时进行静脉放血。一般放血与输液各500毫升，使血容量保持原来的水平。目前较少应用。②高容性稀释：只输入一定容量的稀释液而不放血，使血容量处于较高容量状态。可静脉滴注低分子右旋糖酐，每日250～500毫升，以降低血黏度，7～10天为1个疗程。使用前应做皮试，心功能不全者慎用，糖尿病患者应加用适量的胰岛素。

血液稀释疗法的禁忌证包括：①严重高血压。②严重肝、肾、心脏功能不全或衰竭。③高热。④颅内新近出血及颅内压升高者。

8. 救治缺血性脑卒中的溶栓妙招

溶栓治疗是指通过应用某些溶栓药物，使脑动脉内的血栓或栓子溶解，堵塞的血管再通，脑血流恢复正常，达到缓解神经细胞损伤、改善脑缺氧、减轻症状的目的。缺血性脑卒中发病6小时采用溶栓治疗可显著减少患者的死亡率及致残率，改善生存者的生活质量。

目前较公认的溶栓治疗的适应证：①年龄低于75岁。②发病6小时之内。若为进展性脑卒中可延长至12小时。③临床表现为颈动脉系统脑卒中。④头颅CT除外脑出血，无大块缺血性脑卒中的低密度改变。⑤无昏睡、昏迷等严重意识障碍。但对基底动脉血栓形成者，由于预后极差，昏迷亦不禁忌。⑥有严重肢体瘫痪（肌力0～3级）。⑦患者或家属签字同意。

不适宜溶栓治疗的情况有：①溶栓治疗之前临床表现已出现明显改善。②轻微神经系统缺损，如轻微感觉障碍，肢体轻瘫，说话不清。③有脑出血或蛛网膜下腔出血病史。④近6个月有缺血性脑卒中病史，但无明显肢体瘫痪的腔隙性缺血性脑卒中不受影响。⑤未控制的高血压，收缩压高于200毫米汞柱，或舒张压高于100毫米汞柱。⑥收缩压低于100毫米汞柱，疑为血流动力学障碍所致的缺血性脑卒中者。⑦妊娠，严重心、肺、肝、肾功能不全，恶性肿瘤。⑧血小板计数低于$100 \times 10^9/L$。⑨缺乏急救设施（心电、血压、监护等）和处理出血并发症措施。⑩其他一般溶栓治疗禁忌证，如活动性出血，正在使用肝素、双香豆素等抗凝药，近6周外科手术、分娩、器官活检及严重创伤，近3个月内急性心肌梗死、感染性心内膜炎，近半年内有消化性溃疡或胃肠道、泌尿系出血，颅内动脉瘤、动静脉畸形、颅内肿瘤、糖尿病性出血性视网膜炎、已知出血倾向及出血性疾病。

溶栓治疗的药物目前已经经历了两代。第1代溶栓药包括链激酶、尿激酶、单链尿激酶等，由于有较大的出血不良反应，目前已不主张应用。

第2代溶栓药包括组织型纤溶酶原激活物（t-PA）、组织纤溶酶原激活物（rt-PA）。尿激酶是从人胚胎肾组织培养液或新鲜尿液中提取的一种丝氨酸蛋白水解酶，可静脉滴注，也可以局部给药。尿激酶的特点为毒性低，过敏反应相对较少，缺点是容易引起出血并发症。单链尿激酶最初是从尿、血浆和细胞培养液中获得的，现已用基因重组技术生产，其特殊的溶栓专一性可减少全身出血和脑出血，防止溶栓后的血栓形成。与第1代溶栓药相比，组织型纤溶酶原激活物（rt-PA）作用更强，不良反应更少，应用更方便。

溶栓治疗的用药途径有静脉用药和动脉用药两种。①静脉溶栓：确定溶栓治疗的适应证后，建立静脉通道，测定凝血时间及血小板计数，可静脉滴注20%甘露醇250毫升，亦可静脉滴注低分子右旋糖酐维持静脉通道。如果检验结果正常，应尽快使用溶栓药物，时间不超过2小时，一般1小时内完成。溶栓过程中密切观察病情变化。②动脉溶栓：随着介入神经技术的发展，溶栓方法由静脉途径发展到动脉途径，提高了溶栓的准确性和安全性，缩短了溶栓的时间，提高了闭塞血管再通率。

经常使用的溶栓药主要有以下几种。①尿激酶：100万～150万单位溶入生理盐水150毫升中，0.5～1小时点完，以后静脉滴注低分子右旋糖酐，以提高脑灌注压。②组织型纤溶酶原激活物（rt-PA）：总剂量低于90毫克静脉滴注。但需注意，rt-PA治疗的最初24小时内，严禁使用任何抗凝血药或抗血小板聚集药。

溶栓治疗的主要并发症就是继发出血，可以是本身的脑梗死病灶继发出血，也可以是血管再通后出现的再灌注损伤，甚至是再梗死。因此，严格选择溶栓治疗的适应证是非常重要的。必须强调要在有条件的医院，由有经验的医生慎重选择合适病例及溶栓药的剂量。溶栓治疗过程中，患者应该受到严密监测，医生定时对患者进行评价。

9. 救治缺血性脑卒中的抗凝妙招

血液凝固是通过一个复杂的蛋白质水解活化的连锁反应，最终使可溶性的纤维蛋白原变成稳定、难溶的纤维蛋白，网罗血细胞而成血凝块。参与的凝血因子包括以罗马数字编号的12个凝血因子和前激肽释放酶、激肽释放酶、高分子激肽原、血小板磷脂等。

通常大多数脑缺血患者不仅有心、脑血管病变，同时也有凝血系统某些凝血因子的活化，再加上创伤、手术、避孕药的使用、妊娠、分娩、癌症等均易引起高凝血状态。抗凝血药是一类干扰凝血因子，阻止血液凝固的药物。常用的药物有肝素、低分子肝素、华法林等，此类药物可用于进展性脑卒中。抗凝治疗的目的正是干预凝血过程，减少血管腔内血栓和栓塞的形成，防止血管堵塞及由此引起的脑缺血性损害。

抗凝药的作用在于抑制血小板凝集，改善高凝状态，阻止栓子的进一步扩大，改善侧支循环并减少继发的进行性神经功能损害，预防脑卒中的复发。

当出现反复发作的短暂性脑缺血发作、进展性缺血性脑卒中和心源性栓塞，尤其是多发性脑栓塞或脑栓塞合并身体其他部位的栓塞时，通常会考虑抗凝治疗。在溶栓后短期应用抗凝治疗还可以防止血管再次堵塞。

抗凝治疗的适应证：①短暂性脑缺血发作，频繁发作用阿司匹林无效者。②进展性脑卒中，用于椎－基底动脉系或颈内动脉系的进展性脑卒中。③心源性脑栓塞，心房、心室、心瓣膜等疾病均可引起脑栓塞。来源于心房和心室壁的栓子一般较大，易引起大面积缺血性脑卒中，应尽早抗凝治疗，以减少再次脑栓塞的危险。④溶栓治疗后短期应用防止再闭塞。⑤高凝状态。

抗凝治疗的药物有肝素、低分子肝素、华法林、水蛭素等，用于皮下注射的主要是低分子肝素，口服的主要是华法林。

10. 救治缺血性脑卒中的降纤妙招

缺血性脑卒中急性期血浆中纤维蛋白原和血液黏稠度升高。降纤治疗可以显著降低血浆纤维蛋白原水平，增加纤溶活性，抑制血栓形成，从而改善脑卒中患者的神经功能，减少脑卒中的复发。常用的降纤药物包括降纤酶、巴曲酶、蚓激酶、安克洛酶等。这类药物亦应早期应用，一般用于3天之内。用量首剂10单位，隔日5单位，静脉注射，3次为1个疗程。使用时仍需注意出血并发症。

巴曲酶又名凝血酶样酶、去纤维蛋白酶，是由矛头蛇蛇毒提取制得，具有降低血液黏稠度、分解血纤维蛋白原、抑制血栓形成、溶解血栓的作用。适用于急性缺血性脑血管疾病、突发性耳聋等症的治疗。巴曲酶的不良反应多为轻度，主要为注射部位出血、创面出血，偶有轻度皮下瘀斑、鼻出血。部分患者还可以出现头痛、头晕、耳鸣、恶心、呕吐、上腹部不适、皮疹、发热等，化验血中的肝功能、肾功能指标可以升高，尿隐血可以为阳性。罕见引起休克的情况。一旦出现不良反应，应仔细观察病情，发现异常时终止给药，并采取输血等妥当的措施。

降纤酶是一种具有溶解血栓，抑制血栓形成，改善微循环作用的蛋白水解酶。降纤酶的不良反应相对较少，个别患者用药后可能出现少量皮下瘀斑、鼻出血或牙龈出血，也可以有暂时性的肝功能指标轻度上升，停药后多数可以自行消失。降纤酶具有降低纤维蛋白原的作用，用药后可能有出血或止血延缓现象。因此，治疗前及给药期间应对患者进行血纤维蛋白原和其他出血及凝血功能的检查，并密切注意临床症状。给药期间一旦出现出血和可疑出血时，应中止给药，并采取输血或其他措施。如果患者有动脉或深部静脉损伤时，使用降纤酶有可能引起血肿。因此，用药前后应避免进行如神经节封闭、动脉或深部静脉等的穿刺检查或治疗。对于浅表静脉穿刺部位有止血延缓现象发生时，应采用压迫止血法。降纤酶必须用足够量的液体稀释后方可使用，一旦稀释后应立即使用。滴注过程中应该注意速度，一旦出现胸痛、心悸等不适症状时应减慢滴注速度。个别患者用药后可能出现少量瘀斑、鼻出血或牙龈出血，或有一过性天冬氨酸氨基转移酶或丙氨酸氨基转移酶轻度上升，停药后自行消失。

蚓激酶又称博洛克肠溶胶囊，每粒200毫克，是由人工养殖的赤子爱胜蚓中提取分离而得的酶复合物。临床用于缺血性脑血管病中人纤维蛋白原升高及血小板聚集率升高的患者。每次口服2粒，每日3次，饭前30分钟服用，3～4周为1个疗程，也可连续服用。临床研究证实，蚓激酶与纤维蛋白有特殊的亲和力，不影响机体正常的凝血系统功能，可明显减少缺血半暗带的范围。采用蚓激酶治疗缺血性脑卒中，对患者瘫痪肢体恢复有明显效果，能有效改善缺血性脑卒中患者的临床症状和体征，降低患者病残率，且后遗症状轻微，显效率和有效率明显优于腹蛇抗栓酶和血栓心脉宁，复发率明显低于常见的阿司匹林疗法和盐酸噻氯匹定等药物，不良反应轻微，是预防和治疗缺血性脑卒中较理想的口服抗拴溶栓药物。蚓激酶的不良反应较少，极少数患者可能出现轻度头痛、头晕、便秘、恶心等，一般不需特殊处理可自行缓解，若症状持续不退应咨询医生，必要时减量或停药。蚓激酶不适合用于急性出血的患者，有出血倾向的患者也应慎用。老年患者一般对蚓激酶耐受较好，可以按常规剂量用药。抑制血小板功能的药物（如阿司匹林）可以和蚓激酶互相影响，作用互相叠加，使抗凝作用增强，并避免同时使用。

安克洛酶是一种蛇毒来源的蛋白酶类溶栓药物，又称蛇毒抗凝酶，是从马来西亚蝮蛇蛇毒中分离出来的蛋白水解酶，能切断纤维蛋白原的 α键，形成可溶性易被纤溶酶溶解或被吞噬的纤维蛋白微粒而起抗凝作用。安克洛酶对凝血因子和血小板功能无明显影响。停药后 12 小时，纤维蛋白原可恢复到能止血的水平，10 ～ 20 天恢复正常。安克洛酶可用于治疗静脉血栓及防止除去血凝块后血栓的再形成。研究表明，在缺血性卒中 3 小时内应用此药可改善预后。安克洛酶一般皮下注射，也可静脉滴注。剂量：开始 4 天内每次每千克体重 1 单位，第 5 天后，每次每千克体重 1 ～ 2 单位，10 天后每次每千克体重 4 单位，每周 2 ～ 3 次。以血浆纤维蛋白原为监测指标，使其下降至每升 0.7 ～ 1.0 克，疗程一般为 3 ～ 4 周。安克洛酶具有抗原性，能使机体产生抗体，若使用超过 4 ～ 6 周，常产生耐药性，也可能出现过敏反应。静脉滴注安克洛酶时，需用生理盐水稀释，缓慢滴入，4 ～ 8 小时滴完。滴注过快，有时反而有发生血栓栓塞的危险。再次使用前应测抗体，待抗体从血中消失后方可再次使用。安克洛酶注射处可有红肿、荨麻疹等过敏反应，以及伤口愈合延缓等不良反应。用量过大时，可引起纤维蛋白原过低而导致出血，此时应静脉输注纤维蛋白原、全血或血浆。有出血及过敏患者禁用。

11. 救治脑卒中患者的神经保护妙招

具有明确疗效的神经保护药有钙拮抗药、谷氨酸拮抗药、谷氨酸释放抑制药、GABA 受体激动药、自由基清除剂、细胞膜稳定剂。神经保护药的使用应贯穿于缺血性脑卒中预防、急性期治疗、康复的全过程。神经保护药可以减轻脑卒中的氧化应激和炎症反应，促进神经再生与修复。临床医生会根据脑卒中的不同时期选择神经保护药或联合用药。

氟桂利嗪是一种钙通道阻断药。能防止因缺血等原因导致的细胞内病理性钙超载而造成的细胞损害。氟桂利嗪可用于治疗以下疾病：①脑动脉缺血性疾病，如脑动脉硬化、脑血栓形成、脑栓塞。②大脑与外周循环障碍的维持治疗，如头晕、耳鸣和眩晕。③注意力涣散、记忆力减退、睡眠节律紊乱。④行走与卧位时小腿痉挛、感觉异常、四肢发冷和肢体营养不良。⑤治疗脑缺血性偏头痛，尤其对年轻患者疗效较好。⑥下肢静脉和微循环障碍症状，如静脉曲张、腿部肿胀疼痛、夜间痉挛、感觉异常、踝水肿。服用氟桂利嗪可能出现的不良反应：a. 中枢神经系统反应，常见的是嗜睡、乏力等，少数人可以出现头痛、抑郁等。如果出现意识模糊、谵语、躁动、颈偏向一侧、静坐不能、双手震颤、面部肌肉活动障碍、闭口困难及流涎等情况时，说明症状加重，可以口服苯海索或肌内注射东莨菪碱，一般在停药 3～16 天后症状可以消失。该种情况更多见于老年人，尤其女性患者要慎重使用。b. 皮疹以四肢和躯干部多见，可以伴有红斑和瘙痒，甚至出现大面积皮肤剥脱，出现水疱。停药后多数不经治疗可以自行好转。c. 哮喘可以表现为恶心、呕吐、胸闷、憋气、呼吸困难、面色发绀、张口呼吸。应立即吸氧，及时就医予抗过敏治疗。d. 其他少见的反应如月经紊乱，可以表现为月经提前、量多、有血块等，停

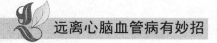

药后即可好转。氟桂利嗪应用过程中注意不能用含酒饮料冲服。与口服避孕药合用可引起溢乳，应避免同时应用。不良反应加重时应停药，如果需要应降低剂量重新开始治疗。

尼莫地平是一种钙通道拮抗药。临床上主要用于缺血性脑血管病，偏头痛，轻度蛛网膜下腔出血所致脑血管痉挛，突发性耳聋，轻、中度高血压，对突发性耳聋也有一定疗效，并且具有一定的脑保护和促进记忆的作用。因为具有脑保护作用，已成为临床治疗脑卒中的首选药物之一。一般认为，尼莫地平的不良反应较少，发生率为 10% 左右。常见的为头晕、头痛、耳鸣、胃肠道不适、低血压、皮疹等。症状较轻者无须停药，且多数停药后症状即可消失。

金纳多注射液为银杏叶提取物，适应证为脑部、周围血流循环障碍，注射用法为每天或每隔一天深部肌内注射或缓慢静脉推注 1 支 5 毫升。输液治疗可根据病情，通常每日 1～2 次，一次 2～4 支。若必要时可调整剂量至一次 5 支，每日 2 次。给药时可将本品溶于生理盐水、葡萄糖输液或低分子右旋糖酐或羟乙基淀粉中，混合比例为 1：10。若输液为 500 毫升，则静脉滴注速度应控制在 2～3 小时。后续治疗可以口服银杏叶提取物片剂或滴剂。或遵医嘱。金纳多的不良反应有过敏性紫癜，罕见轻度的胃肠不适、头痛、血压降低及过敏反应发生，一般可自行缓解。如症状严重应及时就医。

丁苯酞软胶囊的主要成分为丁苯酞，适应证为用于治疗轻、中度急性缺血性脑卒中。临床上可与复方丹参注射液联合使用。空腹口服，每次 2 粒，每日 4 次，10～12 天为 1 个疗程，或遵医嘱。丁苯酞软胶囊的不良反应较少，少数患者可以出现转氨酶轻度升高，通常是暂时的，在停药后可恢复正常，对肝功能的影响比较轻微。偶尔可以见到恶心、腹部不适、皮疹及精神症状等。丁苯酞软胶囊与低分子肝素、阿司匹林、降纤酶分别合用时，未表现新的不良反应。

依达拉奉可清除自由基，抑制脂质过氧化，从而抑制脑细胞、血管内皮细胞、神经细胞的氧化损伤。依达拉奉注射液的用法为一次30毫克，每日2次，加入适量生理盐水中稀释后静脉滴注，30分钟内滴完，1个疗程为14天以内。尽可能在发病后24小时内开始给药。依达拉奉与先锋唑啉钠、盐酸哌拉西林钠、头孢替安钠等抗生素合用时，有致肾衰竭加重的可能，因此合并用药时需进行多次肾功能检测等观察。依达拉奉的严重不良反应如下。①急性肾衰竭：用药过程中进行多次肾功能检测并密切观察，出现肾功能低下表现或少尿等症状时，停止用药并正确处理。②肝功能异常、黄疸：伴有多项酶的指标上升和黄疸，用药过程中需检测肝功能并密切观察，出现异常情况，停止用药并正确处理。③血小板减少：有血小板减少表现，用药过程中需密切观察，出现异常情况，停止给药并正确处理。④弥散性血管内凝血：可出现弥散性血管内凝血的表现，用药过程中定期检测。重度肾衰竭患者和对依达拉奉有过敏史的患者禁用。轻、中度肾功能损害的患者慎用；肝功能损害患者慎用；心脏疾病患者慎用。

胞磷胆碱主要用于治疗颅脑损伤和脑血管意外所导致的神经系统的后遗症。静脉滴注的用法为每日200～600毫克，5～10日为1个疗程。肌内注射一日量为200毫克。胞磷胆碱主要的不良反应有失眠、皮疹、头痛、恶心、食欲缺乏、一过性复视等。用于脑卒中偏瘫患者时，有时瘫痪肢体可能出现麻木感。比较少见的症状有恶心、肝功能异常、热感。罕见食欲缺乏、一过性复视、一过性血压波动及倦怠。最严重的不良反应就是患者偶尔会出现休克，表现为血压下降、胸闷、呼吸困难等症状，此时应立即停药并采取适当的处理。脑内出血急性期，不宜应用大剂量胞磷胆碱。

12. 药物救治短暂性脑缺血发作有妙招

（1）积极治疗危险因素：如高血压、高血脂、心脏病、糖尿病、脑动脉硬化等。眩晕严重的椎-基底动脉系统短暂性脑缺血发作可加用一些抗眩晕药，如倍他司汀、盐酸倍他司汀、地芬尼多等。

（2）抗血小板聚集：首选阿司匹林，开始每日300毫克，2周后改为50～75毫克。在服用阿司匹林过程中仍有发作，以及因消化道不良反应或患者不能耐受治疗时，可改用噻氯匹定每日250毫克或氯吡格雷每日50毫克。

（3）改善脑微循环：如尼莫地平、桂利嗪等。静脉滴注尼莫地平每日10毫克，或口服尼莫地平20～40毫克，每日2～3次。若为椎-基底动脉系统短暂性脑缺血发作可选用氟桂利嗪5～10毫克，每晚1次。

（4）扩血管药物：如曲克芦丁都可选用。

（5）抗凝药：抗凝药适用于心源性栓塞导致短暂性脑缺血发作的可能；短暂性脑缺血发作频繁，或持续时间较长；使用抗血小板聚集药过程中仍有发作。使用的药物为低分子肝素、普通肝素和口服抗凝药，如华法林。

罂粟碱属于阿片类生物碱，但无明显麻醉药性质，属于一种扩张血管的药物，主要用于缓解伴有动脉痉挛的大脑及外周血管疾病，治疗脑血栓、肺栓塞、肢端动脉痉挛及动脉栓塞性疼痛等；亦可用于治疗肠道、输尿管及胆道痉挛疼痛和痛经，以及作为复方支气管扩张喷雾剂的组分之一；还可用于高血压、心绞痛、并发心律失常的心脏局部缺血症等。罂粟碱口服常用量为每次30～60毫克，每日3次。极量，每次200毫克，每日600毫克。肌内注射或静脉滴注：每次30毫克，每日90～120毫克，一日量不宜超过300毫克。罂粟碱静脉注射过量或速度过快可导致房室传导阻滞、心室颤动，甚至死亡。应充分稀释后缓缓推入。应用罂粟碱可能出现恶心、呕吐、食欲缺乏、嗜睡、头痛、便秘、黄疸、嗜酸性粒细胞增多、肝功能异常等不良反应。如果用药后出现眼及皮肤明显黄染，提示肝功能受损。用药过程中还可引起注射部位发红、肿胀或疼痛。药物过量时还可有视力模糊、复视等。此外，该药属麻醉药品，久服可成瘾。应严格遵医嘱应用。帕金森病、完全房室传导阻滞者禁用罂粟碱。心绞痛、新近心肌梗死、卒中者慎用罂粟碱。使用罂粟碱期间应检查肝功能。罂粟碱与左旋多巴合用可使左旋多巴降效，吸烟也可使罂粟碱降低疗效。

13. 药物治疗慢性脑供血不足有妙招

慢性脑供血不足常用的治疗方法有：①首先去除危险因素，如治疗高血压、戒烟、禁止过度饮酒。②抗血小板聚集药——首选阿司匹林，抗血小板聚集药可以有效阻止血小板凝聚成块，对血液循环有好处，有利于脑部的血液供应。③抗凝血药物，抗凝血药物和抗血小板聚集药的作用相同，都可以使血液畅通，增加脑部血液供应，降低脑缺血的发作。④改善脑血液循环，可以在医生的指导下使用扩血管药物和银杏叶制剂等。⑤手术治疗：如颈动脉有严重狭窄（超过70%），可采用颈动脉内膜剥脱术或颈动脉支架成形术。

脑卒中后头晕和慢性脑供血不足都可以使用长春西丁。注射用长春西丁为脑血管扩张药，能抑制磷酸二酯酶活性，增加血管平滑肌松弛的信使环磷酸鸟苷的作用，选择性地增加脑血流量，此外还能抑制血小板凝集，降低人体血黏度，增强红细胞变形力，改善血液流动性和微循环，促进脑组织摄取葡萄糖，增加脑耗氧量，改善脑代谢。临床用于改善缺血性脑卒中后遗症、脑出血后遗症、脑动脉硬化症等诱发的各种症状。注射用长春西丁的用法为静脉滴注。开始剂量每天20毫克，加入适量的5%葡萄糖或0.9%氯化钠注射液中缓慢滴注，以后可根据病情增加至每天30毫克，或遵医嘱。注射用长春西丁的不良反应如下。①过敏症：有时可出现皮疹，偶有荨麻疹、瘙痒等过敏症状，若出现此症状应停药。②精神神经系统：有时头痛、头重、眩晕，偶尔出现困倦感，侧肢的麻木感。③消化道：有时恶心、呕吐，也偶然出现食欲缺乏、腹痛、腹泻等症状。④循环器官：有时可出现颜面潮红、头晕等症状，偶可见低血压、心动过速等症状。⑤血液：有时可出现白细胞减少。⑥肝：有时可出现转氨酶升高，偶尔也可见碱性磷酸酶升高和黄疸出现等。⑦肾：偶尔可出现血尿素氮升高。对于出血性脑卒中还没有完全止血的患者，以及严重心脏病、严重心律失常的患者应该禁用长春西丁。因为长春西丁含有山梨醇，所以糖尿病患者应该慎用。长期使用时，应定期监测血常规。颅内出血后尚未完全止血者禁用长春西丁。严重缺血性心脏病、严重心律失常者禁用长春西丁。对长春西丁过敏者禁用。注射用长春西丁应在医生指导下使用。出现过敏症状时，应立即停药就医。长期使用长春西丁应注意血常规变化。长春西丁不可静脉或肌内推注。长春西丁不可与肝素同用。

14. 药物治疗脑卒中后顽固性呃逆有妙招

脑卒中后顽固性呃逆的药物治疗有：①抗精神失常类药，如氯丙嗪、氟哌啶醇等。②抗癫痫药如苯妥英钠、丙戊酸钠等。③中枢神经刺激剂，如哌甲酯、亚硝酸异戊酯等。④副交感神经阻滞药，如东莨菪碱、阿托品、奎尼丁等。⑤镇静、镇痛、麻醉类药物，如喷他佐辛，戊巴比妥，氯胺酮等。⑥促进消化功能改善的药物，如甲氧氯普胺、多潘立酮等。

氯丙嗪也叫冬眠灵，常见的不良反应有口干、上腹部不适、食欲缺乏、乏力及嗜睡。可以出现一些神经系统的表现，如震颤、僵直、流涎、运动迟缓、静坐不能等。长期大量服药可引起迟发性运动障碍。氯丙嗪可引起溢乳、男子女性化乳房、月经失调、闭经等，主要是因为血浆中泌乳素浓度增加造成的。氯丙嗪可引起中毒性肝损害或黄疸。氯丙嗪可引起直立性低血压、心悸，心电图检查时可以有改变。氯丙嗪比较少见的不良反应有骨髓抑制、癫痫、过敏性皮疹或剥脱性皮炎。如果出现迟发性运动障碍，应停用所有的抗精神病药。出现过敏性皮疹时应立即停药并就诊。如果出现直立性低血压应卧床，必要时可静脉滴注去甲肾上腺素，但禁用肾上腺素。总之，出现其他不良反应时，应马上就诊咨询医生，必要时减药或停用。服用过程中应该定期检查肝功能与白细胞数目，用药期间不宜驾驶车辆、操作机械或高空作业。氯丙嗪过量时会出现一系列中毒症状。

氟哌啶醇有很好的抗幻觉妄想和抗兴奋躁动作用。口服氟哌啶醇，每日 4 ～ 60 毫克，开始时每次 1 ～ 2 毫克，无效时可逐渐增加剂量。用于呕吐和焦虑，每日 0.5 ～ 1.5 毫克。肌内注射，一次 5 ～ 10 毫克，每日 2 ～ 3 次。静脉注射 5 毫克，以 25% 葡萄糖液稀释后在 1 ～ 2 分钟缓慢注入，每 8 小时 1 次，如无效可将剂量加倍。如好转可改口服。氟哌啶醇的不良反应主要有：①锥体外系反应，较重且常见，急性肌张力障碍在儿童和青少年更易发生，出现明显的扭转痉挛，吞咽困难，静坐不能及类帕金森病。②长期大量使用可出现迟发性运动障碍。③可出现口干、视物模糊、乏力、便秘、出汗等。④可引起血浆中泌乳素浓度增加，可能有关的症状为：溢乳、男子女性化乳房、月经失调、闭经。⑤少数患者可能引起抑郁反应。⑥偶见过敏性皮疹、粒细胞减少及恶性综合征。⑦可引起注射局部红肿、疼痛、硬结。氟哌啶醇过量中毒的症状有高热、心电图异常、白细胞减少及粒细胞缺乏。目前还没有氟哌啶醇的特效拮抗药，发现超剂量症状时应采取对症及支持疗法。

苯妥英钠具有抗神经痛及骨骼肌松弛作用。成人口服苯妥英钠每次 100 毫克，每日 2 ～ 3 次，饭后服用。苯妥英钠的不良反应如下。①神经系统，可见眩晕、头痛、震颤、构音障碍、复视、共济失调等。②造血系统，可引起叶酸缺乏等，少数有巨幼细胞贫血再生障碍性贫血、白细胞减少和粒细胞缺乏等。③胃肠道反应，恶心、呕吐、胃痛、食欲缺乏、便秘等。④骨骼系统，维生素 D 缺乏症、佝偻病、骨软化等。⑤过敏性反应：皮疹、红斑狼疮、紫癜等。⑥牙龈增生、毛发增生、肝损害、致畸反应等。苯妥英钠过量后可出现视物模糊或复视，笨拙或步态不稳和步态蹒跚、精神紊乱，严重的会有眩晕或嗜睡，幻觉、恶心、语言不清。目前尚无特效解毒药治疗，应马上到医院治疗。

　　丙戊酸钠主要用于单纯或复杂失神发作、肌阵挛发作，大发作的单药或合并用药治疗，有时对复杂部分性发作也有一定疗效。丙戊酸钠的成人常用量为每日按每千克体重用药 15 毫克，分 2～3 次服。丙戊酸钠常见的不良反应表现为腹泻、消化不良、恶心、呕吐、胃肠道痉挛，可引起月经周期改变，较少见为短暂的脱发、便秘、倦睡、眩晕、疲乏、头痛、共济失调、轻微震颤、异常兴奋、不安和烦躁。长期服用偶见胰腺炎及急性重型肝炎。丙戊酸钠可使血小板减少引起紫癜、出血和出血时间延长，应定期检查血常规。丙戊酸钠对肝功能有损害，引起血清碱性磷酸酶和氨基转移酶升高，服用 2 个月要检查肝功能。丙戊酸钠偶可引起过敏，偶有听力下降和可逆性听力损坏。有药源性黄疸个人史或家族史者、有肝病或明显肝功能损害者禁用丙戊酸钠。有血液病、肝病史、肾功能损害，器质性脑病时慎用丙戊酸钠。用药期间避免饮酒，饮酒可加重镇静作用；全麻药或中枢神经抑制药与丙戊酸合用，前者的临床效应可更明显。

　　阿托品是从颠茄和其他茄科植物提取出的一种有毒的白色结晶状生物碱，为阻断 M 胆碱可用于胃、肠、胆、肾绞痛、早期感染性休克、麻醉前给药、阿 - 斯综合征、有机磷中毒、散瞳以治疗虹膜睫状体炎等。一般情况下，口服阿托品剂量为一次 1 毫克，每日 3 毫克；皮下或静脉注射剂量，一次 2 毫克。阿托品的不良反应有口干、眩晕，严重时瞳孔散大、皮肤潮红、心率加快、兴奋、烦躁、谵语、惊厥。青光眼及前列腺肥大患者禁用阿托品。阿托品用量超过 5 毫克时，即产生中毒，但死亡者不多，因中毒量 5～10 毫克与致死量 80～130 毫克相距甚远。急救口服阿托品中毒者可洗胃、导泻，以清除未吸收的阿托品。兴奋过于强烈时可用短效巴比妥类或水合氯醛。呼吸抑制时用尼可刹米。另外可皮下注射新斯的明 0.5～1 毫克，每 15 分钟 1 次，直至瞳孔缩小、症状缓解为止。对其他颠茄生物碱不耐受者，对阿托品也不耐受。

奎尼丁为膜抑制性抗心律失常药。奎尼丁每次 0.2 克，每 2 小时 1 次，连续 5 次。在服用本品期间，如果感到不适要尽快告诉医师或药师。情况紧急可先停止服药。本品约 1/3 的患者发生不良反应。以下是可能产生的不良反应，但不是每位患者都肯定发生，也有可能不会遇到任何一个，不必紧张。奎尼丁有促心律失常作用，产生心脏停搏及传导阻滞，较多见于原有心脏病患者，也可发生室性期前收缩、室性心动过速及心室颤动。诱发室性心动过速（扭转性室性心动过速）或心室颤动，可反复自发自停，发作时伴晕厥现象，此作用与剂量无关，可发生于血药浓度尚在治疗范围内或以下时。本品可使血管扩张产生低血压，个别可发生脉管炎。奎尼丁的胃肠道不良反应很常见，包括恶心、呕吐、痛性痉挛、腹泻、食欲缺乏、小叶性肝炎及食管炎。此外，有耳鸣、耳聋、视物模糊、神经错乱、谵妄；皮疹、发热、血小板减少、溶血性贫血、白细胞减少及肉芽肿性肝炎；频发室性期前收缩，室性心动过速和室颤，扭转型室性心动过速，严重窦性心动过缓，窦房传导阻滞，甚至窦性停搏，传导阻滞加重；心律转为正常时，可诱发血栓脱落，产生体循环栓塞；心肌收缩力减弱和低血压。对于可能发生完全性房室传导阻滞而无起搏器保护的患者，要慎用。长期用药需监测肝、肾功能，若出现严重电解质紊乱或肝、肾功能异常时须立即停药。对奎尼丁过敏者或曾应用该药引起血小板减

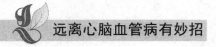

少性紫癜者禁用。奎尼丁禁用于没有起搏器保护的 II 度或 III 度房室传导阻滞、病态窦房结综合征。

哌甲酯主要充当去甲肾上腺素再摄取抑制药，一般可调整多巴胺水平，在较小程度上也影响去甲肾上腺素的作用。每次口服 5 毫克，每日 2 次，于早饭及午饭前服。以后根据疗效调整剂量，每周递增 5 ～ 10 毫克，一日总量不宜超过 60 毫克。长期使用哌甲酯可能导致急促的不良反应，故应留意用药期间出现的不良反应。有些兴奋药制剂的不良反应会在长期疗程中显现。使用哌甲酯的常见不良反应有紧张、昏沉和失眠。其他的不良反应包括腹痛、脱发、心绞痛、厌食症、焦虑、血压和脉搏上升和下降皆有可能、心律失常、抑郁、出汗、眩晕、运动障碍、欣快或烦躁不安、头痛、过敏、倦怠、性欲变化、反胃、心悸、瞳孔放大、精神失常、暂时性体重减少、嗜睡、生长萎缩、自杀倾向、心跳加速、口腔干燥。傍晚以后宜避免服用哌甲酯，以免引起失眠。癫痫、高血压患者慎用哌甲酯。青光眼、激动性抑郁或过度兴奋者忌用哌甲酯。

亚硝酸异戊酯是一种作用迅速的血管扩张药。吸入亚硝酸异戊酯可产生心动过速和局部血管扩张。使用时将安瓿包在一层手帕或纱布内，折断，经鼻腔吸入本品，每次 15 秒钟。亚硝酸异戊酯常见不良反应为头痛、低血压，也可发生晕厥，心电图有 S-T 段压低及其他心血管效应。接触亚硝酸异戊酯可导致接触性皮炎，停药后可减轻。如果出现过量可因血管扩张和高铁血红蛋白血症而引起发绀、晕厥、呼吸困难和肌软弱。如本品发生严重不良反应，可将中毒者腿部抬高，保暖，活动四肢末端可有助于静脉回流，吸氧或人工通气，给予血浆扩容药及适当的电解质溶液以维持循环功能，如发生高铁血红蛋白血症，应静脉注射亚甲蓝。如有较多的喷雾剂被吞咽下去，可采用洗胃方式治疗。亚硝酸异戊酯可增加眼压和颅内压，因此青光眼、近期脑外伤或脑出血患者禁用。亚硝酸异戊酯可以降低血压，故老年人和有心血管疾病的患者应慎用。

喷他佐辛的一日最大用量不能多于180毫克。喷他佐辛的不良反应多种多样：①瞳孔缩到针尖大小时，可出现视觉模糊或复视。②便秘，有局部胃肠道因素，也有中枢性因素。③抗利尿作用以吗啡为明显，兼有输尿管痉挛时，可出现少尿、尿频、尿急、排尿困难。④体位改变血压下降时，常有晕眩感、步态不稳及疲乏感。⑤中枢神经活动处于抑制状态时，临床表现可有嗜睡、梦幻、头痛眩晕等，继而自觉口干、食欲缺乏、饮食乏味及恶心、呕吐等不适，后者更多见于急症和第一次给药时。⑥组织胺的释放可引起面颊潮红，汗多。⑦胃肠道刺激和胆管痉挛可致腹痛。⑧可引起情绪紧张不安或难以入眠等反应。

氯胺酮是一种具有镇痛作用的静脉全麻药。氯胺酮的剂量临床上变异较大，单次静脉注射一般按每千克体重用药1～2毫克计算，肌内注射按每千克体重用药4～5毫克。氯胺酮的主要不良反应是在麻醉恢复期有幻觉、躁动不安、噩梦及谵语等精神症状，其次是在术中常有泪液、唾液分泌增多，血压、颅内压及眼压升高；偶有一过性呼吸抑制或暂停，喉痉挛及气管痉挛，多半是在用量较大、分泌物增多时发生。严重高血压、动脉硬化、冠心病、心功能不全、肺源性心脏病、肺动脉高压、颅内压或眼压过高者禁用。有癫痫、精神病史、甲状腺功能亢进及肾上腺嗜铬细胞瘤患者慎用。

甲氧氯普胺成人每次口服5～10毫克，每日3次，餐前30分钟服用。每日剂量不宜超过每千克体重0.5毫克。甲氧氯普胺的不良反应为镇静作用，可有倦怠、嗜睡、头晕等。其他有便秘、腹泻、皮疹及溢乳、男子乳房发育过度等，但较为少见。大剂量甲氧氯普胺或长期应用，可能因阻断多巴胺受体，使胆碱能受体相对亢进而导致锥体外系反应，主要表现为帕金森综合征，可出现肌震颤、头向后倾、斜颈、阵发性双眼向上注视、发音困难、共济失调等。可用苯海索等抗胆碱药治疗。

多潘立酮为胃肠促动力药类非处方药，适用于消化不良，腹胀、嗳气、恶心、呕吐、腹部胀痛。成人一次口服 1 片，每日 2～3 次，饭前 15～30 分钟服用。多潘立酮偶可引起轻度腹部痉挛、口干、皮疹、头痛、腹泻、神经过敏、倦怠、嗜睡、头晕等。有时血清泌乳素水平会升高、溢乳、男子乳房女性化等，但停药后即可恢复正常。罕见情况下出现闭经。非常罕见的不良反应包括血管神经性水肿、过敏反应、瘙痒、肝功能检验异常、惊厥、荨麻疹、锥体外系等。嗜铬细胞瘤、乳腺癌、机械性肠梗阻、胃肠出血等患者禁用多潘立酮。

15. 药物治疗脑卒中后失语有妙招

失语症是由于大脑功能受损所引起的语言功能丧失或受损。脑卒中是其最常见的病因。失语可以分为运动性失语、感觉性失语、混合性失语和命名性失语。临床常用的治疗药物有溴隐亭、吡拉西坦、多奈哌齐等。其中溴隐亭具有多巴胺能的活性，不但可以改善脑卒中患者的失语，还可以用于治疗脑卒中后出现的抑郁，以及帕金森病等。

溴隐亭每日口服 15～30 毫克，分 3 次口服。溴隐亭治疗的最初几天，有些患者可能出现恶心，极少数患者可能出现眩晕、疲乏、呕吐或腹泻，但不至于严重到需要停药。溴隐亭可引起直立性低血压，个别患者会出现虚脱，因此，患者特别是在治疗最初几天应监测血压。如发生此类症状可对症治疗。鼻塞、便秘、嗜睡、头痛等不良反应亦有报道，少数患者偶有精神紊乱、精神运动性兴奋、幻觉、运动障碍、口干、下肢痉挛、肌内疼痛、皮肤过敏反应及脱发。这些不良反应大多与剂量有关，通常降低剂量即可控制。对麦角生物碱过敏者、心脏病、周围血管病及妊娠女性禁用溴隐亭。

吡拉西坦的用法为：肌内注射每次 1 克，每日 2 ～ 3 次。静脉注射每次 4 ～ 6 克，每日 2 次；静脉滴注每次 4 ～ 8 克，每日 1 次，用 5% 葡萄糖注射液或氯化钠注射液稀释至 250 毫升后使用。吡拉西坦不良反应以消化道反应为常见，可有恶心、腹部不适、食欲缺乏、腹胀、腹痛等，症状的轻重与服药剂量直接相关。中枢神经系统不良反应包括兴奋、易激动、头晕、头痛和失眠等，但症状轻微，且与服用剂量大小无关。停药后以上症状消失。偶见轻度肝功能损害，表现为轻度转氨酶升高，但与药物剂量无关。锥体外系疾病患者禁用吡拉西坦，以免加重症状。肝肾功能障碍者慎用吡拉西坦并应适当减少剂量。

多奈哌齐是第二代胆碱酯酶抑制药，用量为每次 2.5 ～ 5 毫克，每日 1 次，睡前服用，至少维持 1 个月，做出临床评估后，可以将剂量增加到一次 10 毫克，每日 1 次，睡前服用。宜最大剂量为每日 10 毫克，3 ～ 6 月为 1 个疗程。服药后出现严重失眠的患者可改为晨服。多奈哌齐的不良反应有腹泻、恶心和失眠，通常是轻微和短暂的，无须停药，在 1 ～ 2 天可缓解。对盐酸多奈哌齐或哌定衍生物高度敏感的患者禁用；对心脏疾病、哮喘或阻塞性肺部疾病者有影响，也能增加患消化道溃疡的危险性；拟胆碱作用可能引起尿潴留及惊厥，用药时应注意观察；与琥珀胆碱类肌松药、抗胆碱能药有拮抗作用，故不能并用。

16. 药物治疗脑卒中后抑郁有妙招

至少有 40% ～ 50% 的脑卒中患者在卒中后有抑郁的体验，多发生在脑卒中后 2 个月至 1 年。由于抑郁反应的发生非常隐蔽，不易被察觉，有些患者由于存在语言障碍，使抑郁症状不能被检出，往往直到意外事件发生后才知道。如果对抑郁状态的表现早有所认识，多注意患者的情绪和精神状态，这种悲剧完全可以避免。临床上对脑卒中后出现的抑郁首先选择药物治疗。主要药物包括三环类抗抑郁药去甲替林、阿米替林、丙咪嗪等，以及选择性 5- 羟色胺再摄取抑制药氟西汀、舍曲林、西酞普兰等。药物治疗一般要服用 3 ～ 6 个月或更长时间，如能正规治疗，绝大多数患者的抑郁症状可以完全消除，有利于肢体功能的恢复，使患者生活和社会交往能力尽快得到恢复。

阿米替林为临床最常用的三环类抗抑郁药。口服成人常用量；开始一次 25 毫克，每日 2 ～ 4 次，然后根据病情和耐受情况逐渐增至每日 150 ～ 300 毫克。对三环类某一药物过敏者，对另一药物也有可能过敏。这类患者慎用阿米替林。老年患者因为代谢与排泄均功能下降，对本类药物的敏感性增强，用量一定要减小。使用中应格外注意防止直立性低血压以致摔倒。下列情况应慎用或禁用；①高血压、急性心肌梗死恢复期患者禁用；②支气管哮喘；③心血管疾病；④青光眼；⑤肝功能损伤；⑥甲状腺功能亢进；⑦前列腺肥大；⑧精神分裂症；⑨尿潴留；⑩癫痫病史。使用三环类药物时，用量必须注意个体化。宜在饭后服药，以减少胃部刺激。开始服药时常先出现镇静，抗抑郁的疗效需在 1 ～ 4 周才明显。维持治疗时，可每晚顿服。但老年、少年与心脏病患者仍宜分服。对易发生头晕、萎靡等不良反应者，可在晚间一次顿服，以免影响白天工作。突然停药时可产生头痛、恶心与不适，宜采取在 1 ～ 2 个月期间逐渐减少用量的办法。治疗期应定期随访检查血细胞计数、血压、心脏功能监测、肝功能测定等项目。阿米替林的不良反应有：偶有视力减退、眼痛（青光眼发作）、低血压昏倒、出现幻觉或谵妄状态、心律失常、心动过缓、肌肉震颤、尿潴留、癫痫发作、皮疹、咽痛、高热（粒细胞减少症）、黄疸等，须引起注意，采取相应的医疗措施；遇有便秘、头晕、萎靡、口干、头痛、恶心、心率加快、多汗、皮肤对光敏感、失眠等，应及时停药或减量。个别病例直立性低血压，可引起肝损害，迟发性运动障碍，排尿困难。

丙咪嗪具有较强的抗抑郁、抗胆碱能作用，镇静作用较弱。成人每次口服丙咪嗪 12.5 ～ 25 毫克，每日 3 次。丙咪嗪常见的不良反应有口干、心动过速、出汗、视力模糊、眩晕，有时出现便秘、失眠、精神紊乱、胃肠道反应、荨麻疹、震颤、心肌损害、直立性低血压，偶见白细胞减少。药物过量引起的中毒症状有谵妄、幻觉、昏迷、痉挛、血压下降、呼吸抑制、瞳孔散大；循环系统可见窦性心动过速、心肌缺血、多灶性期外收缩及房室或室内传导阻滞、心室颤动。处理：洗胃、催吐，以排除毒物，并依病情进行相应对症治疗及支持疗法。服丙咪嗪期间忌用升压药。高血压、动脉硬化、青光眼患者慎用丙咪嗪。癫痫患者忌用丙咪嗪。

氟西汀是一种选择性 5- 羟色胺再摄取抑制药（SSRI）抗抑郁药，用于成人抑郁症、强迫症和神经性贪食症的治疗。氟西汀的不良反应有全身或局部过敏、胃肠道功能紊乱（如恶心、呕吐、消化不良、腹泻、吞咽困难等）、厌食、头晕、头痛、睡眠异常、疲乏、精神状态异常、性功能障碍、视觉异常、呼吸困难等。对于正在使用单胺氧化酶抑制药者，应禁用氟西汀。对于肝功能不全者，氟西汀和去甲氟西汀的半衰期分别增至 7 天和 14 天，因此应考虑减少用药剂量或降低用药频率。

舍曲林用于治疗抑郁症的相关症状，包括伴随焦虑、有或无躁狂史的抑郁症。疗效满意后，继续服用舍曲林可有效防止抑郁症的复发和再发。每日 1 次口服给药，早晚服用均可。可与食物同时服用，也可单独服用。成人每日服用舍曲林 1 片（50 毫克）。服药 7 天内可见疗效。舍曲林的不良反应有以下几种：①胃肠道，腹泻 / 稀便、口干、消化不良和恶心。②代谢及营养，厌食。③神经系统，昏迷、抽搐、头痛、感觉减退、偏头痛、运动障碍（包括锥体外系副反应症状，如多动、肌张力升高、磨牙及步态异常）、肌肉不自主收缩、感觉异常和昏厥。还有 5- 羟色胺综合征相关的症状和体征，如一些因同时使用 5- 羟色胺能药物而引起的焦虑不安、意识模糊、大汗、腹泻、发热、高血压、肌强直及心动过速。④精神，攻击性反应、激越、焦虑、抑郁症状、欣快、幻觉、性欲减退、噩梦及精神病。⑤生殖系统及乳腺，溢乳、男子乳腺过度发育及阴茎异常勃起，女子月经不调。⑥皮肤及皮下组织，脱发症、血管性水肿、面部水肿、眼周水肿、皮肤光敏反应、瘙痒、紫癜、皮疹及荨麻疹。⑦肾及泌尿系统，尿失禁及尿潴留。⑧呼吸、胸及纵隔，支气管痉挛及打哈欠。⑨血管，异常出血（如鼻出血、胃肠出血或血尿）、潮热及高血压。⑩外伤，中毒及术后或手术等操作性并发症，骨折。

西酞普兰是一种新型选择性 5- 羟色胺再摄取抑制药，成人起始剂量 20 毫克，分 3 次服用，可增至 40～60 毫克。西酞普兰常见的不良反应有恶心、口干、嗜睡、出汗增多、头痛和睡眠时间偏短，通常在治疗开始的第 1～2 周时比较明显，随着抑郁症状的改善，不良反应会逐渐消失。亦有报道出现癫痫发作、激素分泌紊乱、躁狂及引起性功能障碍等不良反应。

17. 药物治疗脑卒中后睡眠障碍有妙招

睡眠障碍是睡眠量不正常及睡眠中出现异常行为的表现，也是睡眠和觉醒正常节律性交替紊乱的表现。睡眠障碍可由多种因素引起，常与躯体疾病有关，包括睡眠失调和异态睡眠。睡眠与人的健康息息相关，成年人出现睡眠障碍的比例高达 30%，睡眠障碍必须引起足够的重视。长期失眠会导致大脑功能紊乱，对身体造成多种危害，严重影响身心健康。脑卒中患者出现睡眠障碍的发病机制目前尚不完全清楚，可能与脑卒中损害的位置有关，年龄大的患者更常见，脑出血较脑梗死发生睡眠障碍的比例高。脑卒中合并睡眠障碍的主要表现为白天嗜睡，夜间清醒，有时会伴有精神症状。治疗上可以在睡前服用苯二氮䓬类药物如地西泮或艾司唑仑，如果无效可以加用氟西汀。脑卒中后睡眠障碍患者经药物治疗后，如果夜间睡眠超过 6 小时，白天睡眠不足 2 小时可以认为治疗有较明显的效果；如果夜间睡眠 4～6 小时，白天睡眠不足 2 小时可以称为治疗比较有效果；如果夜间睡眠不足 4 小时，白天睡眠超过 6 小时则认为治疗无效。

地西泮为苯二氮䓬类抗焦虑药，具有抗焦虑、镇静、催眠、抗惊厥、抗癫痫及中枢性肌肉松弛作用。其抗焦虑作用选择性很强，是氯氮䓬的 5 倍，这可能与其选择性作用于大脑边缘系统，与中枢苯二氮䓬受体结合而促进 γ-氨基丁酸的释放或突触传递功能有关。较大剂量时可诱导入睡，与巴比妥类催眠药比较，它具有治疗指数高、对呼吸影响小、对快波睡眠几无影响，对肝药酶无影响、大剂量时亦不引起麻醉等特点，是目前临床上最常用的催眠药。此外还具有较好的抗癫痫作用。成人每次口服 5～10 毫克，睡前服用。地西泮常见的不良反应有嗜睡、头晕、乏力等，大剂量可有共济失调、震颤。罕见的有皮疹，白细胞减少。个别患者发生兴奋、多语、睡眠障碍，甚至幻觉。停药后，上述症状很快消失。长期连续用药可产生依赖性和成瘾性，停药可能发生撤药症状，表现为激动或抑郁。老年患者更容易出现不良反应。宜从小剂量用起。青光眼、重症肌无力等患者慎用地西泮。粒细胞减少、肝、肾功能不全者慎用地西泮。老年人剂量减半。

艾司唑仑又称舒乐安定，是快速吸收和半衰期中等的苯二氮䓬安定类催眠药物，其镇静催眠作用比硝西泮强 2.4～4 倍。临床研究报道，晚上服用后其作用可持续 6 小时，可有效治疗入睡困难和睡眠维持困难。由于半衰期比较长，出现反跳性失眠比较少。成人睡前口服艾司唑仑，一次 1～2 毫克。艾司唑仑常见的不良反应：口干、嗜睡、头晕、乏力等，

1～2小时后可自行消失，大剂量可有共济失调、震颤。罕见的有皮疹、白细胞减少。个别患者发生兴奋，多语，睡眠障碍，甚至幻觉。停药后，上述症状很快消失。艾司唑仑有依赖性，但较轻，长期应用后，停药可能发生撤药症状，表现为激动或抑郁。个别患者偶有疲乏、无力、嗜睡等不良反应，1～2小时后可自行消失。服用艾司唑仑期间不宜饮酒。对其他苯二氮䓬类药物过敏者，可能对本药过敏。青光眼、重症肌无力患者应禁用艾司唑仑。中枢神经系统处于抑制状态的急性酒精中毒、急性或易于发生的闭角型青光眼、老年高血压、心脏病、肝病、肾病、严重慢性阻塞性肺部病变的患者应慎用艾司唑仑。

18. 药物治疗脑卒中后流涎有妙招

流涎是脑卒中后吞咽功能障碍患者的临床表现之一，在临床吞咽功能障碍的患者中有80%～90%患者均伴有流涎的症状，轻者在患者张嘴说话或吃饭时不自觉从患侧口角流出；重者则成线不断从患侧口角流出，给患者带来了极大困扰，严重影响了脑卒中患者的生活质量。脑卒中患者流涎主要是由于口腔肌肉协调功能障碍、吞咽障碍、口唇不能同步闭合所致。可以试用胰酶肠溶胶囊和莫沙必利治疗。

胰酶肠溶胶囊为助消化药，主要成分胰酶是从猪、羊或牛胰中提取的多种酶的混合物。主要为胰蛋白酶、胰淀粉酶与胰脂肪酶。胰酶在中性或弱碱性条件下活性较强，其消化能力取决于到达小肠中的量，在十二指肠中起效。胰脂肪酶将脂肪水解成为甘油和脂肪酸；胰蛋白酶将蛋白质水解成为氨基酸类及其衍生物；胰淀粉酶将淀粉水解成为糊精和糖类。按胰酶的标示量计算，以干燥品计，每克含胰蛋白酶不得少于540活力单位，胰淀粉酶不得少于6300活力单位，胰脂肪酶不得少于3400活力单位。胰酶肠溶胶囊用于消化不良、胰腺疾病引起的消化障碍和各种原因引起的胰腺外分泌功能不足的替代治疗。胰酶肠溶胶囊成人口服，一次 0.3 ～ 1 克，每日 3 次，餐前服用。胰酶肠溶胶囊的不良反应偶可见于对制剂中动物蛋白的变应反应。在长期或大剂量接触后，可能会有以下不利或不良反应：吸入粉末后，偶有鼻腔刺激和变应性鼻炎的发生；接触粉末后，有哮喘、支气管过敏和肺部过敏的病例报道；对胃肠道的作用方面，偶有腹泻、便秘、胃部不适、恶心的报道；对泌尿生殖系统作用方面，长期大量服用的儿童患者中有高尿酸血症、高尿酸尿和尿石病的报道；对皮肤的作用方面，有过敏引起的皮疹发生。

莫沙必利为选择性 5- 羟色胺受体激动药，能促进乙酰胆碱的释放，刺激胃肠道而发挥促动力作用，从而改善功能性消化不良患者的胃肠道症状，但不影响胃酸的分泌，不会引起锥体外系综合征及心血管不良反应。莫沙必利用于功能性消化不良伴有胃灼热、嗳气、恶心、呕吐、早饱、上腹胀、上腹痛等消化道症状，也可用于胃－食管反流性疾病、糖尿病性胃轻瘫及胃部分切除患者的胃功能障碍。莫沙必利成人口服用药一次 5 毫克，每日 3 次，饭前服用。莫沙必利的不良反应主要为腹泻、腹痛、口干、皮疹、倦怠、头晕、不适、心悸等。此外，尚可出现心电图的异常改变。偶见嗜酸性粒细胞增多和淋巴细胞增多，但尚不清楚与本药的关系。对莫沙必利过敏者禁用。胃肠道出血、穿孔者禁用莫沙必利。肠梗阻患者禁用莫沙必利。肝、肾功能不全者慎用莫沙必利。有心力衰竭、传导阻滞、室性心律失常、心肌缺血等心脏病史者慎用莫沙必利。电解质紊乱者尤其是低钾血症者，慎用莫沙必利。服用莫沙必利后可致嗜酸性粒细胞增多以及血清甘油三酯、丙氨酸氨基转移酶、天冬氨酸氨基转移酶、碱性磷酸酶和 γ - 谷氨酰转移酶等检验值升高。治疗过程中应常规做血生化检查，有心血管病史者或联用抗心律失常药的患者应定期做心电图检查。服用莫沙必利一段时间（通常为 2 周）后，如功能性消化道症状无改善，应停药。

19. 药物治疗脑卒中后智力明显减退有妙招

对于较大范围的脑卒中或脑卒中多次复发后，很多患者会出现智力障碍。主要表现为记忆力和计算力下降、反应迟钝、不能看书写字，最后发展为痴呆，连吃饭、大小便均不能自理。患者还可以出现胡言乱语、抑郁狂躁、哭笑无常等病态人格。对于智力减退的脑卒中患者，目前尚无特效治疗药物。可试用胆碱酯酶抑制药如多奈哌齐，脑代谢激活药如脑复康、钙拮抗药如尼莫地平、抗自由基药物如银杏制剂及增加血氧的药物如阿米三嗪萝巴新片等。

阿米三嗪萝巴新片的商品名为都可喜，是由血管扩张药萝巴新和呼吸兴奋药阿米三嗪这两种活性物质组成。用于治疗老年认知和慢性感觉神经损害的有关症状（不包括阿尔茨海默病），以及血管源性视觉损害和视野障碍的辅助治疗，血管源性听觉损害、眩晕和（或）耳鸣的辅助治疗。阿米三嗪萝巴新片每片含二甲磺酸阿米三嗪30毫克，萝巴新10毫克。成人口服每次1片，每日2次（分2次、定时服用），每日不可以超过2片，用半杯水整片吞服且不要嚼碎。如果有一次或数次漏服，在下一次服药时，不能服用双倍剂量。阿米三嗪萝巴新片的不良反应为体重减轻、周围神经病变、恶心、上腹部沉闷或烧灼感、消化不良、排空障碍、失眠、瞌睡、激动、焦虑、头晕、心悸。由于片剂中含有甘油，可能出现头痛、肠胃不适、腹泻。由于片剂中含有胭脂红A，可能出现过敏反应。药物过量时可能的症状有心跳过速伴有低血压；呼吸急促伴有呼吸性碱中毒。应采取的措施包括排空胃内容物、对症治疗、监测生命体征。对阿米三嗪萝巴新片中任何一种成分过敏者禁用。严重肝功能损害禁用。周围神经病变及具有周围神经病变史者禁用。阿米三嗪萝巴新片含有乳糖，禁用于先天性半乳糖血症、葡萄糖和半乳糖吸收障碍综合征或缺乏乳糖酶的患者。

20. 脑卒中患者选用降压药有妙招

脑卒中患者中血压升高者甚为多见，其脑血流量的自动调节能力明显减弱，而且急性期和恢复期的降压药物治疗选择有一定差别，在急性期选择具有扩张脑血管作用的药物较合适，使脑血流自动调节能力移向较低的血压水平。研究表明，虽然脑卒中患者约有80%伴有高血压，但在卒中后由于脑血管自动调节作用，仅有1/3的患者还会继续存在高血压的情况。而脑卒中急性期如果血压降低过快、降压幅度过大，是脑卒中后发生痴呆的重要诱因之一。因此，脑卒中的患者应该平稳降压。所有患者均应在改善生活方式的基础上，合理选用降压药物治疗。

某些钙拮抗药具有良好的扩张脑血管平滑肌的作用，可增加容量依赖性脑血流量，如尼莫地平等。而某些疗效时间短且降压作用强的钙拮抗药易引起降压过度和血压波动性大而加重靶器官损害等不利作用，如硝苯地平等，故对脑卒中恢复期的高血压患者应尽量避免使用。合并冠心病的卒中患者则可选择长效的钙拮抗药，如硝苯地平控释片、氨氯地平等。α受体阻滞药具有扩张脑血管作用及使脑血管自动调节能力下限下移的良好作用。但有些药物，例如哌唑嗪易使夜间血压明显降低，老年患者易发生直立性低血压及晕厥等。新型选择性突触后α受体阻滞药多沙唑嗪降压效果与哌唑嗪、依那普利相仿，降压作用发生较慢。极少发生首剂现象，对脂肪代谢有较好的影响。该药口服吸收良好，首次用药半衰期为10～18小时，多次用药后可延长22～24小时，常用剂量为每日1毫克。用于脑卒中患者较安全。β受体阻滞药不能改善脑血流量的减少，对脑卒中恢复期高血压的脑血流自动调节能力无明显保护作用，故一般不选择这类药物。但并发快速心律失常的患者可选择β受体阻滞药如美托洛尔、比索洛尔等。

硝苯地平控释片成年人宜剂量为一次 1 片（30 毫克或 60 毫克），每日 1 次。硝苯地平控释片的不良反应有水肿、头痛。对于伴有恶性高血压和低血容量的透析患者，可由于血管扩张而引起血压明显下降。硝苯地平控释片禁用于已知对硝苯地平或本品中任何成分过敏者；禁用于心源性休克。硝苯地平控释片与利福平合用时，硝苯地平达不到有效的血药浓度。因而不得与利福平合用。对于心力衰竭及严重主动脉瓣狭窄的患者，当血压很低时，服用硝苯地平控释片应十分慎重。硝苯地平控释片有不可变形的物质，因此胃肠道严重狭窄的患者使用硝苯地平控释片时应慎重，因为有可能发生梗阻的症状。

氨氯地平为硝苯地平类钙拮抗药。成人口服起始剂量每次 5 毫克，每日 1 次，以后根据需要可逐渐增至每日 10 毫克。老年人及肾功能减退者或合并应用其他降压药或抗心绞痛药时不必调整剂量。但初始剂量应在 2.5 毫克，每日 1 次。此剂量也可作为原使用其他降压药物治疗时需加用氨氯地平的治疗剂量。应根据个体反应调整剂量，一般的剂量调整应在 7～14 天进行。如临床需要，在对患者进行严密检测的情况下，可于短时间内开始剂量调整。对二氢吡啶类钙拮抗药过敏的患者禁用氨氯地平。肝功能损害者应慎用氨氯地平。对氨氯地平有过敏者禁用。严重阻塞性冠状动脉疾病患者慎用氨氯地平。

福辛普利为前体药，对血管紧张素转化酶直接抑制作用较弱，但口服后缓慢且不完全吸收，并迅速转变为活性更强的二酸代谢产物福辛普利拉。福辛普利起始剂量为每日 10 毫克，一般可顿服。如未达到预期降压疗效，可加大到每日 20～40 毫克。福辛普利不良反应较小，常见的不良反应有头痛、咳嗽、眩晕、乏力、腹泻等。最常见的停药原因为头痛和咳嗽。少见的不良反应有症状性低血压、直立性低血压、晕厥、心悸、周围性水肿、皮疹、皮炎、便秘、胃炎、焦虑、失眠、感觉异常、关节痛、肌痛、哮喘等。神经管性水肿罕见，如出现应立即停药。对福辛普利或其他血管紧张素转化酶抑制药过敏者忌用。移植肾、双侧肾动脉狭窄而肾功能减退者忌用。福辛普利能减少由噻嗪类利尿药诱发的血钾减少，保钾利尿药或补钾药可增加高钾血症的危险。因此如果同时应用这类药物应该谨慎，需要经常监测患者的血清钾。

卡托普利（开博通）适用于治疗各种类型高血压，每日 2～3 次，如仍未能满意地控制血压，可加服噻嗪类利尿药如氢氯噻嗪 25 毫克，每日 1 次。以后可每隔 1～2 周逐渐增加利尿药的剂量，以达到满意的降压效果。对卡托普利过敏者禁用，全身性红斑狼疮及自身免疫性胶原性疾病患者慎用。肾动脉狭窄者用药后可致肾衰竭，须禁用卡托普利。卡托普利的不良反应如下。①中枢神经系统：昏厥、头痛、眩晕、感觉异常、失眠及疲乏，由低血压引起，尤其在缺钠或血容量不足时发生。②心血管系统：心悸、轻度心率增快、首剂时低血压、头晕等。③胃肠道：味觉障碍、恶心、呕吐、腹泻、腹痛、便秘、口干、味觉迟钝、食欲缺乏、口腔有咸味或金属味、体重下降等。④血液系统：中性粒细胞减少、酸性粒细胞增多及各类细胞减少。治疗开始后 3～12 周出现，以 10～30 天最显著，停药后持续 2 周。⑤过敏反应：血清病样反应、关节痛及皮肤损害。⑥肾：尿酮、肾功能损害、肾病综合征、肾小球肾炎等。蛋白尿常发生于治疗开始 8 个月内，在 6 个月内渐减少，疗程不受影响。⑦皮肤：皮疹（常发生于治疗 4 周内）、荨麻疹、斑丘疹、血管神经性水肿及光过敏。减量、停药或给抗组织胺药后消失，7%～10% 伴嗜酸性粒细胞增多或抗核抗体阳性。⑧其他：抗核抗体测定阳性、咳嗽等。卡托普利可升高血钾浓度，可能引起血钾过高。

缬沙坦是一种口服有效的特异性的血管紧张素 II 受体拮抗药，降压效果维持至服药后 24 小时以上，治疗 2 ～ 4 周后达最大降压疗效，并在长期治疗期间保持疗效。与噻嗪类利尿药合用可进一步增强降压效果。突然终止缬沙坦治疗，不引起高血压"反跳"或其他不良反应。缬沙坦不影响高血压患者的总胆固醇、甘油三酯、血糖和尿酸水平。缬沙坦的不良反应主要有头痛、头晕、病毒感染、上呼吸道感染、咳嗽、腹泻、疲劳、鼻炎、背痛、恶心、咽炎及关节痛。不良反应的发生率与剂量和治疗时间长短无关，与性别、年龄或种族无关。缬沙坦偶尔可引起血红蛋白和血细胞比容减少，偶尔会出现肝功能指标升高。这些不良反应多不需要停药。如果症状明显，需要及时就医。

美托洛尔治疗高血压时一般每次口服 25 ～ 50 毫克，每日 2 ～ 3 次，或每次 100 毫克，每日 2 次。美托洛尔的不良反应如下。①心血管系统：心率减慢、传导阻滞、血压降低、心力衰竭加重、外周血管痉挛导致的四肢冰冷或脉搏不能触及、雷诺现象。②因脂溶性及较易透入中枢神经系统，故该系统的不良反应较多。疲乏和眩晕占 10%，抑郁占 5%，其他有头痛、多梦、失眠等。偶见幻觉。③消化系统：恶心、胃痛、便秘、腹泻，但不严重，很少影响用药。④其他：气促、关节痛、瘙痒、腹膜后腔纤维变性、耳聋、眼痛等。普萘洛尔能延缓使用胰岛素后血糖水平的恢复，但选择性 β_1 受体阻滞药的这一不良反应较小。须注意用胰岛素的糖尿病患者在加用 β 受体阻滞药时，其 β 受体阻滞作用往往会掩盖低血糖的症状如心悸等，从而延误低血糖的及时发现。但在治疗过程中选择性 β_1 受体阻滞药干扰糖代谢或掩盖低血糖的危险性要小于非选择性 β 受体阻滞药。长期使用美托洛尔时如欲中断治疗，须逐渐减少剂量，一般于 7 ～ 10 天撤除，至少也要经过 3 天。尤其是冠心病患者骤然停药可致病情恶化，出现心绞痛、心肌梗死或室性心动过速。大手术之前是否停用 β 受体阻滞药意见尚不一致。使用 β 受体阻滞药后，心脏对反射性交感兴奋的反应降低，使全麻和手术的危险性增加，但可用多巴酚丁胺或异丙基肾上腺素逆转。

比索洛尔是一种高选择性的 $β_1$ 肾上腺受体拮抗药，通常每日 1 次，每次 5 毫克。最大宜剂量为 10 毫克，每日 1 次。比索洛尔的不良反应如下：服药初期可能出现有轻度乏力、胸闷、头晕、心动过缓、嗜睡、心悸、头痛和下肢水肿等，继续服药后均自动减轻或消失。在极少数情况下会出现胃肠紊乱（腹泻、便秘、恶心、腹痛）及皮肤反应（如红斑、瘙痒）。偶见血压明显下降，脉搏缓慢或房室传导失常。有时产生麻刺感或四肢冰凉，在极少情况下，会导致肌肉无力，肌肉痛性痉挛及泪少。对间歇性跛行或雷诺现象的患者，服药初期，病情可能加重，原有心肌功能不全者亦可能病情加剧。偶尔会出现气道阻力增加。对伴有糖尿病的年老患者，其糖耐量可能降低，并掩盖低血糖表现（如心跳加快）。比索洛尔禁用于以下患者：①Ⅱ、Ⅲ度房室传导阻滞，心源性休克，严重心动过缓，低血压，病态窦房结综合征患者。②严重支气管哮喘或严重慢性肺梗阻的患者。③外周动脉阻塞型疾病晚期和雷诺综合征患者。④未经治疗的嗜铬细胞瘤患者。⑤代谢性酸中毒患者。⑥已知对比索洛尔及其衍生物或本品任何成分过敏的患者。⑦严重肝、肾功能不全。

21. 脑卒中患者选用降脂药、降糖药有妙招

在缺血性脑卒中的各种危险因素中，血脂异常是危险因素之一。血脂异常包括胆固醇和甘油三酯含量，胆固醇又分为高密度脂蛋白胆固醇、低密度脂蛋白胆固醇及极低密度脂蛋白胆固醇。在首次脑卒中发生后需积极监控血脂水平，并进行饮食控制和药物干预治疗，使患者的血脂水平稳定在理想的范围内。治疗药物首选他汀类，如阿托伐他汀、普法他汀、辛伐他汀等，不但可以降低脑卒中再发的风险，对减少冠心病发生也有

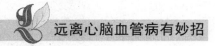

良好的作用。如果脑卒中患者的血糖水平高于每升7.8毫摩，那么其脑卒中再发的风险就会升高。应在内分泌科医生的指导下利用口服药物或胰岛素积极控制血糖。脑卒中患者应定期检测血糖、血脂，必要时应该采用药物治疗。

在临床上常用的降脂药物有许多，归纳起来大体上可分为五大类。①他汀类：他汀类药物即三甲基戊二酰辅酶A还原酶抑制药，也即胆固醇生物合成酶抑制药，是细胞内胆固醇合成限速酶，为目前临床上应用最广泛的一类调脂药物。由于这类药物的英文名称均含有"statin"，故常简称为他汀类。现市场已有5种他汀类药物可供临床选用，即阿托伐他汀、洛伐他汀、辛伐他汀、普伐他汀和氟伐他汀。该类药物最常见的不良反应主要是轻度胃肠反应、头痛。与其他降脂药物合用时可能出现肌肉毒性。②贝特类：贝特类药物的主要适应证为：高甘油三酯血症或以甘油三酯升高为主的混合型高脂血症。目前临床应用的贝特类药物，主要有环丙贝特、苯扎贝特、非诺贝特及吉非贝齐。据临床实践，这些药物可有效降低甘油三酯22%～43%，而降低血清总胆固醇（TC）仅为6%～15%，且有不同程度升高高密度脂蛋白的作用。该药常见的不良反应为胃肠反应、恶心、腹泻，严重者可导致肝损害。③烟酸类：烟酸类药物属B族维生素，当用量超过其作为维生素作用的剂量时，可有明显的降脂作用。该类药物的适用范围较广，可用于除纯合子型家族性高胆固醇血症及Ⅰ型高脂蛋白血症以外的任何类型高脂血症。但是，该药的速释制剂不良反应大，一般不单独应用。对于烟酸的降脂作用机制，目前医学界尚不十分明确。缓释制剂大大减少不良反应，主要为颜面潮红。④胆酸螯合剂：这类药物也称为胆酸隔置剂。有考来烯胺，常用药物有考来替泊。该药常见的不良反应为胃肠反应、恶心、便秘或腹泻，肠梗阻或头痛等。⑤胆固醇吸收抑制药：此类药物主要通过抑制肠道内饮食和胆汁中胆固醇的吸收，来达到降低血脂的目的。目前，此类药物上市较少。

糖尿病患者发生脑卒中的概率较大。更令人担忧的是，目前还有许多糖尿病患者不知道自己已经患有糖尿病。所以应定期体检、定期检测血糖，以期早发现、早诊断、早治疗。糖尿病患者如果出现脑卒中症状，如突然头晕、头痛、眩晕、恶心、麻木、视物模糊、动作失灵等，应立即送医院，及时疏通脑血管阻塞，可减少不良后果。如栓塞时间稍长，引起脑组织坏死，就很难恢复。对于脑卒中患者，一定要问其是否有糖尿病，检查血糖及有关生化代谢指标，以指导临床用药。血糖如果高于每升 10 毫摩，必须要用胰岛素，血糖应降至每升 8 毫摩左右，这样相对安全些，待脑卒中危险期过后可再用口服降糖药，认真调整好血糖，以防脑卒中的复发。

22. 脑卒中合并高热有妙招

出血性脑血管病有 80% ～ 90% 的患者合并发热，缺血性脑血管病有 21% ～ 40% 合并发热。高热原因主要有中枢性高热、感染性发热、吸收热及脱水热。中枢性高热用药物治疗效果不好，常采用物理降温。

（1）首先应治疗原发病，如脑出血者应降颅内压；蛛网膜下腔出血者在降颅内压的同时给予止血药。

（2）卧床休息，加强营养支持，多饮水。

（3）物理降温可降低脑组织代谢，减少脑组织耗氧量，减轻脑水肿。酒精或温水擦浴，酒精蒸发或局部血管扩张带走热量，擦浴时可先上肢后下肢，一侧擦完换另一侧，最后擦腰背部。但在擦浴过程中应注意观察患者病情变化，如有体温下降、寒战、面色苍白、口唇发绀等征象时，应立即停止擦浴，并应盖上被子保暖。也可用冰袋或冰帽降温，将冰块放入塑料袋内，系紧口，将冰袋放置于大血管处，即两侧腋下、大腿根部、颈部及头部，1 小时更换 1 次，还可采用头戴冰帽，较冰袋效果好，用冰袋或冰帽时注意用纱布保护耳朵，防止冻伤。

（4）患者若无严重心、肝、肾等内脏疾病及急性感染时，可用人工降温机降温。

经物理降温后，体温仍不下降者则用药物进行人工冬眠疗法。

23. 脑卒中合并上消化道出血有妙招

随着年龄增长，血液黏度升高，血流阻力加大，导致低灌流。低灌流时血流速度及切变率下降，达到某一临界值以下，血液表现为非牛顿特性，血液黏度随血流减慢而显著升高，血流阻力因而进一步增大，血流速度进一步减退，形成恶性循环，促进血栓形成，因此易导致缺血性脑卒中。血液黏度升高也导致了胃肠黏膜血流量的减少引起胃肠黏膜缺血缺氧，从而使胃黏膜屏障功能减弱、上皮细胞代谢障碍及变性坏死，从而导致氢离子反向弥散入胃黏膜，刺激肥大细胞释放组胺，促使壁细胞分泌酸增多，胃黏膜毛细血管通透性增强，最终使胃黏膜充血水肿、糜烂及溃疡形成，导致出血。

（1）一般治疗：卧床休息，保持安静，保持呼吸道通畅，避免呕血时吸入气管；加强护理，密切观察病情变化、生命体征、呕血与黑粪等情况，必要时留置胃管观察活动性出血情况；尿量观察；定期复查红细胞计数、血红蛋白、红细胞压积及尿素氮，必要时作中心静脉压的测定。

（2）去除病因或诱因：静脉应用 H_2 受体拮抗药、质子泵抑制药等；据病情分清主次，尽量少用或停用经静脉的皮质激素、血管扩张药、纤溶类及抑制血小板凝集类的药物。

（3）补充血容量：缺血性脑卒中并发上消化道出血时，要及时补充血容量，保证脑血流量，大出血或有休克时要适量输血以保证全身循环血量。补液量、输血量及输次速度据失血情况而定。

（4）止血治疗：肌内注射或静脉注射巴曲酶（注射用血凝酶），它是由巴西蝮蛇的毒液中提炼出来的凝血酶类，只在血管破损处局部发挥作用而不发生血管内凝血现象。或者口服凝血酶、云南白药等止血药，尽量减少经静脉使用其他止血药，以免加重或诱发新的缺血性脑卒中。

（5）生长抑素的应用：静脉滴注生长激素释放抑制激素（如施他宁），可选择性收缩内脏血管而使血流量下降，还可抑制胃肠道的内、外分泌，尚有保护胃黏膜细胞的功能，对治疗上消化道出血非常有利。

（6）其他：如果对脑出血患者早期常规应用制酸、胃黏膜保护药，积极降低颅内压、减轻脑水肿，慎用激素类药物，可以大大减少应激性溃疡出血的发生。

24. 脑卒中合并癫痫有妙招

脑卒中后合并癫痫，有些是脑卒中急性期合并癫痫发作，这是由于脑出血或脑缺血的病灶直接刺激附近的神经细胞所致。更多的脑卒中后 1 ～ 2 年发生癫痫者，是由于出血或缺血后局部脑组织受到破坏，以后又形成瘢痕，它也能刺激周围的神经细胞引起癫痫发作。脑血管病癫痫的发生率为 10% 左右，因脑卒中的发病率较高，故相应的脑卒中性癫痫的实际患者数仍然比较高，所以仍为癫痫常见的病因。脑卒中后癫痫常见有单纯部分发作、全身性运动性发作和癫痫持续状态这几种类型。

脑卒中引起癫痫发作，首先要控制癫痫。可用地西泮 10 毫克于 5 ～ 10 分钟直接静脉注射，必要时每隔 15 ～ 20 分钟重复应用；如果仍不能控制可用地西泮或丙戊酸钠缓慢静脉滴注，同时给予脱水药物减轻脑水肿。此外还要注意治疗原发病及去除诱发癫痫的因素。

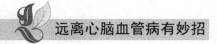

对于有痫性发作危险性的脑卒中患者不宜使用预防性抗痫治疗。对于脑卒中急性期的痫性发作可用抗痉治疗，孤立出现的一次痫性发作或急性期的痫性发作控制后，可以不继续长期服用抗痉药；若出现癫痫持续状态，可按癫痫持续状态的治疗原则进行处置；脑卒中发生 2 ～ 3 个月后再次发生痫性发作则应按癫痫的常规治疗方法进行长期药物治疗。常用的药物有苯妥英钠、卡马西平、丙戊酸钠、托吡酯等。应缓慢加药，用最小量维持，减药或停药时一定要在医生指导下实施，否则突然停药，会引起癫痫大发作及癫痫持续状态。用药期间要定期查血常规及肝、肾功能。癫痫治疗的同时还需进行病因治疗，给予活血、扩血管药及营养神经药等。

25. 脑卒中合并肺感染有妙招

肺部感染是缺血性脑卒中患者最常见的并发症。研究表明，肺部感染成为缺血性脑卒中患者最主要的致死因素。脑卒中并发肺感染的原因是多方面的，首先脑卒中出现丘脑受损，内脏功能异常，血中儿茶酚胺升高，引起急性肺动脉高压，导致气体交换障碍，严重者引起肺水肿，肺功能受损，极易发生感染。脑卒中患者的肺部感染还与长期卧床有关，因此要勤翻身、勤吸痰。此外，照顾不当，引起患者饮水或饮食呛咳也会引发吸入性肺炎。患者使用抗生素不当，造成菌群失调，加上患者抵抗力差，也增加了易感因素。

患者要保持口腔清洁，及时吸痰，帮助患者咳嗽排痰，定时翻身拍背，抬高床头，给予易消化的流食、半流食，少食多餐；吞咽障碍者予鼻饲饮食，如伴有呕吐时，及时清除口腔内的分泌物，以防误吸；保持环境清洁，及时消毒病室，与感染患者隔离。让患者及其家属知道如何预防肺感染非常重要。

脑卒中合并肺感染患者要及时做痰培养、药敏试验，根据结果选择最有效的抗生素，应注意其不良反应，在无药敏结果的情况下，可使用强效广谱的三代头孢及喹诺酮类药，3～5天无效时可更换抗生素。在应用抗生素的同时应予化痰药，如氨溴索、祛痰灵等，还可以雾化，稀释痰液以助排痰。对于咳嗽反射迟钝、昏迷及呼吸衰竭的患者可行气管切开。

26. 脑卒中合并泌尿系感染有妙招

脑卒中患者的免疫功能低下，日常生活中较易合并泌尿系感染，严重者引起肾盂肾炎、肾衰竭，给患者带来很大痛苦。泌尿系感染的主要表现是发热、尿急、尿频、尿痛，还可以出现腰痛，个别患者会出现血尿，行尿常规检查表现为白细胞增多，还可有红细胞及尿蛋白。

对于脑卒中患者应加强护理，预防合并泌尿系感染。发生泌尿系感染后最有效的药物治疗方法是应用抗生素，应用尿培养指导用药，泌尿系感染本身较难治疗，再有脑卒中后的泌尿系感染多为院内菌感染，更难控制，所以用药时间要稍长，一般为2～3周。有尿潴留者应及时无菌导尿，密切观察患者，导尿时间最好不要超过1周，伴有前列腺增生的患者应针对病因进行治疗。

27. 药物治疗脑－心综合征患者有妙招

脑－心综合征是因急性脑病，主要为脑出血、蛛网膜下腔出血、急性颅脑外伤累及下丘脑、脑干自主神经中枢所引起类似的急性心肌梗死、心内膜下出血、心肌缺血、心律失常或心力衰竭的统称。脑卒中多生在老年人，且老年人心脏功能大多减退，多数合并有冠心病，脑卒中后会使冠心病加重。

脑卒中合并心脏损害的治疗应注意以下几方面。

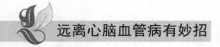

（1）病因治疗：首先应积极治疗原发病。心脏活动的异常和心电图改变可随着原发病的好转而逐渐恢复正常。

（2）保护心脏功能：对有心肌损害或心功能不全者，应尽量少用或不用脱水药如甘露醇等，以减轻心脏的负担，避免发生心力衰竭；可适当选用利尿药。心肌有缺血性损害时，其治疗与脑梗死相似，可给予扩容药、抗血小板聚集药、溶栓药等。

（3）药物治疗：临床观察发现，大多数治疗心律失常的药物对脑－心综合征的心律失常无效。用钾盐和肾上腺素能 β 受体阻滞药获得良好疗效。根据临床情况可选用以下几种药物。①普萘洛尔：每次 10 ～ 40 毫克，每日 4 次，口服，1 ～ 4 小时可获得最大疗效，可持续 5 ～ 6 小时若病情要求迅速终止发作可静脉给药一般用 1 ～ 3 毫克稀释于 5% ～ 25% 葡萄糖溶液 20 毫升中以每分钟 1 毫克的速度推注，发作终止后停止注射，总量不超过每千克体重 0.1 毫克，静脉注射过程中，必须同时监听心率或行心电监护。严重心力衰竭、心动过缓、Ⅱ度或Ⅲ度房室传导阻滞、支气管哮喘、慢性阻塞性肺气肿及脆性糖尿病（病情极不稳定、血糖忽高忽低难以控制）患者禁用。②普拉洛尔：以 2.5 ～ 5 毫克溶于 25% 葡萄糖溶液 20 毫升中，在 2 ～ 3 分钟静脉注入；必要时可每隔 5 ～ 10 分钟重复 1 次，直至心动过速终止或总量已达 25 毫克。一般有效量在 10 毫克左右。普拉洛尔也可口服，每天剂量 30 ～ 300 毫克，分次服用。普拉洛尔与普萘洛尔相比有以下优点：无奎尼丁样不良反应；对心肌收缩力无显著抑制作用；不引起支气管痉挛。

28. 药物治疗脑卒中合并肾功能不全有妙招

脑卒中并发急性肾功能不全在临床上较常见，脑血管病一般多发生在老年人，而老年人多患有高血压、糖尿病，已经存在着高血压性及糖尿病性的肾损害，脑血管病的突然发生可能会诱发肾损害，使原本功能不佳的肾，进一步使功能减退，有时会发生急性肾衰竭，危及生命。

脑血管病并发肾损害的机制可能为脑血管病累及丘脑下部，使其分泌活性物质，通过血液循环至肾，导致肾功能损害。脑血管病还可累及脑干，通过迷走神经，使肾血管舒缩功能障碍，发生肾缺血损害。另一方面是由治疗不当引起的，如应用对肾有损害的药物，甘露醇、抗生素等，还可因为脱水过度造成肾血流量不足，引起急性肾衰竭。

急性肾功能不全时多表现少尿、无尿及水肿，尿常规及肾功能异常。脑血管病出现肾功能异常时，首先停用对肾有损害的药物，控制输液量，使出入量保持平衡，应用利尿药减轻水肿，如仍少尿或无尿时，可进行透析治疗。急性肾衰竭非常危急，必须及时处理，由于其死亡率很高，预防就显得十分重要。

29. 药物治疗脑卒中合并水、电解质紊乱有妙招

脑卒中大多起病急骤，而且大部分患者都陷入不同程度的意识障碍，不能经口摄食。又因发热、出汗、呕吐等症状的出现，就更容易引起机体的水、电解质及酸碱平衡的失调，这不仅能成为致死的原因之一，而且也能产生神经精神症状，就更加干扰了对脑卒中病情的估计。临床上，脑卒中合并水、电解质紊乱极为常见，以低血钾、低血钠、低镁、低氯、高钙多见，还可出现酸碱平衡紊乱。

水、电解质代谢紊乱如果得不到及时的纠正，水、电解质代谢紊乱本身又可使全身各器官系统特别是心血管系统、神经系统的生理功能和机体的物质代谢发生相应障碍，严重时常可导致死亡。为了避免这种并发症的发生，应该注意以下几点。

（1）密切观察患者的病情变化，体温、脉搏、血压、体重的变化，

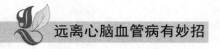

记录出入量，以调节、维持出入量的平衡，及时处理肾功能不全及心功能不全，对于脑血管病急性期的患者要常规检查血、尿常规及肝、肾功能，血离子钾、钠、氯、阴离子间隙等，还应查心电图，必要时监测血电解质。

（2）如果持续呕吐或明显脱水，则需静脉补充 5% ～ 10% 葡萄糖盐水及其他相关电解质。鼓励摄入清淡流质或半流质食物，以防止脱水或治疗轻微的脱水。

（3）必要时可注射止吐药，如肌内注射氯丙嗪 25 ～ 100 毫克。止泻药如蒙脱石散，每次 1 袋，每日 2 ～ 3 次。

（4）输液量一定要适度，脱水药应用时要注意肾功能，及时纠正脱水药引起的低血钾、低血钠、低镁、低氯等。

30. 药物治疗脑卒中合并下肢静脉血栓形成有妙招

下肢静脉血栓是常见的周围血管疾病，下肢静脉血栓导致的静脉瓣膜功能不全及并发的肺栓塞是患者劳动力及生命安全的一大危险。脑卒中并发下肢静脉血栓也较常见，如不及时处理，会产生下肢静脉回流不畅，引起肢体缺血缺氧坏死，栓子脱落可招致肺栓塞，应予以高度重视。

对于脑卒中合并下肢静脉血栓形成的治疗主要是抗凝、溶栓、活血、化瘀等，必要时可手术治疗。主要是如何预防本病的发生。对于卧床的患者要加强下肢的主动及被动活动，保护好患肢不受压，经常更换体位，定时翻身，也要防止压疮发生；鼓励患者进食水，保证营养及血容量，降低血液黏度，输液时要避免一个部位的反复穿刺，降低药物浓度，尽可能减少输液量，有高凝状态时要及时予以处理，减低血液黏稠度，同时要控制血压、血脂及血糖。

31. 中成药防治脑卒中有妙招

除清开灵注射液用于脑卒中危重症候，一般多用于脑卒中后遗症，在急性期后 72 小时开始投药，且疗程一般多长达 3～6 个月以上。

（1）舒血宁片（银杏叶提取物）：具有活血化瘀、通脉舒络、益气健脑的功效。用于瘀血阻络引起的胸痹、心痛、脑卒中、半身不遂、舌强语謇；冠心病稳定型心绞痛、脑梗死见上述证候者。研究表明，舒血宁片可促进脑血液循环、扩张脑血管、增加脑血流量、改善和保护脑细胞；增加神经递质的含量，减少神经细胞损伤；改善缺氧脑细胞的能量代谢和营养，提高脑细胞的耐缺氧能力；提高红细胞超氧化物歧化酶活性，抑制细胞膜脂质过氧化。舒血宁片的主要成分为银杏叶提取制得的浸膏糖衣片，每片含总黄酮 2 毫克，性状为薄膜衣片。除去包衣后显浅棕黄色至棕褐色；味微苦。规格为一包 12 片。每次口服 2 片，每日 3 次。

（2）安宫牛黄丸：具有清热解毒、镇惊开窍的功效。用于热病，邪入心包，高热惊厥，神昏谵语；脑卒中昏迷及脑炎、脑膜炎、中毒性脑病、脑出血、败血症见上述证候者。研究表明，安宫牛黄丸可以抑制脑细胞的凋亡，而脑细胞凋亡是不可逆转的，昏迷时间长了，带来的呆傻、半身不遂等，都是脑细胞凋亡造成的。而安宫牛黄丸对于脑卒中所致的神昏、谵语、抽搐、惊风、狂躁、四肢厥冷、牙关紧闭、偏瘫失语、休克晕厥等症有非常好的治疗效果。本药是一种急救药，一般在脑卒中发病初期应用效果最佳。安宫牛黄丸的主要成分为牛黄、水牛角浓缩粉、人工麝香、珍珠、朱砂、雄黄、黄连、黄芩、栀子、郁金、冰片。性状为黄橙色至红褐色的大蜜丸或者为包金衣的大蜜丸，每丸重 3 克。除去金衣显黄橙色至红褐色；气芳香浓郁，味微苦。每次口服 1 丸，每日 1 次。或遵医嘱。有文献报道，使用安宫牛黄丸不当致体温过低，亦有个别患者引起过敏反应，过敏体质者慎用。安宫牛黄丸为热闭神昏所设，寒闭神昏不得使用。

安宫牛黄丸中含麝香，芳香走窜，有损胎气，孕妇慎用。服药期间饮食宜清淡，忌食辛辣油腻之品，以免助火生痰。安宫牛黄丸处方中含朱砂、雄黄，不宜过量久服，肝、肾功能不全者慎用。在治疗过程中如出现肢寒畏冷，面色苍白，冷汗不止，脉微欲绝，由闭证变为脱证时，应立即停药。高热神昏，脑卒中昏迷等口服本品困难者，当鼻饲给药。服用安宫牛黄丸前应除去蜡皮、塑料球壳及玻璃纸，不可整丸吞服。

（3）华佗再造丸：具有活血化瘀、化痰通络、行气止痛的功效。用于痰瘀阻络之脑卒中恢复期和后遗症，症见半身不遂、拘挛麻木、口眼㖞斜、言语不清。华佗再造丸的主要成分为川芎、吴茱萸、冰片等。性状为黑色的浓缩水蜜丸；气香，味苦。每次口服 4 ～ 8 克，每日 2 ～ 3 次；重症每次 8 ～ 16 克，早晚各服 1 次。连服 10 天，停药 1 天，30 天为 1 个疗程，可连续服用 3 个疗程。预防量与维持剂量每次 4 克，早晚各服 1 次。或遵医嘱。孕妇忌服；服药期间如有燥热感，可用白菊花蜜糖水送服，或减半服用，必要时暂停服用 1 ～ 2 天。

（4）大活络丸：具有祛风止痛、除湿豁痰、舒筋活络的功效。用于缺血性脑卒中引起的偏瘫，风湿痹证（风湿性关节炎）引起的疼痛、筋脉拘急、腰腿疼痛及跌打损伤引起的行走不便和胸痹心痛证。大活络丸的主要成分为蕲蛇、乌梢蛇、威灵仙、两头尖、麻黄、贯众、甘草、羌活、肉桂、广藿香、乌药、黄连、熟地黄、大黄、木香、沉香、细辛、赤芍、没药（制）、丁香、乳香（制）、僵蚕（炒）、天南星（制）、青皮、骨碎补（烫、去毛）、豆蔻、安息香、黄芩、香附（醋制）、玄参、白术（麸炒）、防风、龟甲（醋淬）、葛根、豹骨（油酥）、当归、血竭、地龙、水牛角浓缩粉、人工麝香、松香、体外培育牛黄、冰片、红参、草乌（制）、天麻、全蝎、何首乌，共 48 味。性状为棕褐色的大蜜丸；气微香、味苦。规格每丸重 3.5 克。温黄酒或温开水送服，每次 1 丸，每日 1 ～ 2 次。大活络丸的不良反应尚不明确。肾病患者禁用。大活络丸中含有马兜铃科植物细辛，在医生指导下使用，定期复查肾功能。

（5）回天再造丸：具有祛风散寒，理气豁痰，通经活络的功效。用于急性脑血管病，如脑出血，蛛网膜下腔出血、脑血栓形成、脑栓塞和一过性脑缺血发作的恢复期。回天再造丸的主要成分为羌活、姜黄片、附子（制）、天麻、林下参、牛黄、胆南星、僵蚕（炒）、冰片、麝香、地龙等。温黄酒或温开水送服，每次 1 丸，每日 1～2 次。药理研究表明，黄连、葛根、当归、白术、天麻、萆薢、红花、黄芪、川芎、玄参等，有扩张外周血管作用，能明显降低外周血管和冠状血管阻力，增加血流量，玄参浸膏灌流蟾蜍下肢血管，呈现血管扩张效应。白术、川芎、当归、肉桂、红花、姜黄、葛根等有抗凝血作用，当归水药和阿魏酸钠对凝血酶诱导的血小板聚集有明显抑制作用。

（6）天龙息风颗粒：具有平肝息风、活血通络的功效。用于脑卒中中经络急性期（急性脑梗死轻症）肝阳暴亢，风火上扰证。症见眩晕、头痛，烦躁易怒，口苦咽干，语言謇涩，口舌㖞斜，偏身麻木，半身不遂，舌质红，脉弦。天龙息风颗粒的主要成分为天麻、钩藤、白芍、地龙、熊胆粉等。性状为棕褐色颗粒；味甜、微苦。规格为每袋装 4.5 克。开水冲服，每次 2 袋，每日 3 次。天龙息风颗粒的不良反应，为少数患者服药后可出现胃肠道反应，如恶心、纳呆、大便稀等。个别患者可出现过敏。可停药加用相应抗过敏等治疗措施。脑出血及孕妇禁用天龙息风颗粒。过敏体质者慎用。高血压有脑出血倾向者慎用。天龙息风颗粒是处方药，应在医生指导下应用。在治疗过程中，应根据病情配合加用必要的治疗措施。

（7）培元通脑胶囊：具有益肾填精、息风通络的功效。研究表明，培元通脑胶囊有减轻脑缺血动物的脑水肿、缩小脑梗死范围，改善动物的行为活动和病理组织学的损伤程度。另外，培元通脑胶囊还有抗血小板聚集，抗凝血作用。用于缺血性脑卒中中经络恢复期肾元亏虚，瘀血阻络证。症见半身不遂，口舌㖞斜，语言不清，偏身麻木，眩晕耳鸣，腰膝酸软，脉沉细。培元通脑胶囊的主要成分为制何首乌、熟地黄、天冬、龟甲（醋制）、鹿茸、肉苁蓉（酒制）、肉桂、赤芍、全蝎、水蛭（烫）、地龙、山楂（炒）、茯苓、炙甘草。胶囊内容物性状为棕褐色粉末；气特异，味咸、辛。规格为每粒胶囊装 0.6 克。每次口服 3 粒，每日 3 次。培元通脑胶囊的不良反应为个别患者服药后出现恶心，一般不影响继续服药。偶见嗜睡、乏力，继续服药能自行缓解。孕妇禁用培元通脑胶囊，产妇慎用。服药期间忌辛辣、油腻，禁烟酒。

（8）麝香抗栓胶囊：具有通络活血、醒脑散瘀的功效。用于脑卒中，半身不遂，言语不清，手足麻痹，头痛，目眩。麝香抗栓胶囊的主要成分为麝香、羚羊角、全蝎、乌梢蛇、三七、僵蚕、水蛭（制）、川芎、天麻、大黄等。胶囊内容物性状为棕黄色的粉末；气辛，味甘。规格为每粒装 0.25克。每次口服 4 粒，每日 3 次。孕妇慎用麝香抗栓胶囊。

（9）脑血栓片：具有活血化瘀、醒脑通络、潜阳息风的功效。用于因瘀血、肝阳上亢出现之脑卒中先兆，如肢体麻木、头晕目眩等和脑血栓形成出现的脑卒中不语、口眼㖞斜、半身不遂等症。脑血栓片的主要成分为红花、当归、水蛭（制）、赤芍、桃仁、川芎、丹参、土鳖虫、羚羊角、牛黄。性状为糖衣片，除去糖衣后呈棕色；味辛甘。规格为每片重 0.3 克。每次口服 6 片，每日 3 次。脑血栓片的不良反应尚不明确。

（10）通关散：具有通关开窍的功效。用于脑卒中、风痰所致的牙关紧闭、痰涎上壅、神志不清、昏迷不醒等气机阻滞、清窍闭塞之证。通关散的主要成分为猪牙皂、鹅不食草、细辛。性状为浅黄褐色的粉末；气香，味辛，有刺鼻感。规格为每瓶装 1.5 克。每用少许，吹鼻取嚏。孕妇慎用通关散。脑实质性病变患者忌用。

（11）十香返生丸：具有开窍化痰、镇静安神的功效。用于脑卒中痰迷心窍引起的言语不清、神志昏迷、痰涎壅盛、牙关紧闭。十香返生丸的主要成分为沉香、丁香、檀香、土木香、香附（醋炙）、降香、广藿香、乳香（醋炙）、天麻、僵蚕（麸炒）、郁金、莲子心、瓜蒌子（蜜炙）、金礞石（煅）、诃子肉、甘草、苏合香、安息香、人工麝香、冰片、朱砂、琥珀、牛黄。性状为深棕色的大蜜丸；气芳香，味甘、苦。规格为每丸重6克。每次口服1丸，每日2次；或遵医嘱。十香返生丸的不良反应尚不明确。孕妇忌服。十香返生丸的处方中含朱砂，不宜过量久服，肝、肾功能不全者慎用。服用十香返生丸前应除去蜡皮、塑料球壳；十香返生丸可嚼服，也可分份吞服。用药期间忌气恼，忌食辛辣动火之品。

（12）牛黄清心丸：具有清心化痰、镇惊祛风的功效。用于气血不足，痰热上扰引起胸中郁热、惊悸虚烦、头目眩晕、脑卒中不语、口眼㖞斜、半身不遂、言语不清、神志昏迷、痰涎壅盛的脑卒中患者。牛黄清心丸的主要成分为牛黄、当归、川芎、甘草、山药、黄芩、苦杏仁（炒）、大豆黄卷、大枣（去核）、白术（炒）、茯苓、桔梗、防风、柴胡、阿胶、干姜、白芍、人参、六神曲（炒）、肉桂、麦冬、白蔹、蒲黄（炒）、人工麝香、冰片、水牛角浓缩粉、羚羊角、朱砂、雄黄。性状为红褐色的大蜜丸；气芳香，味微甜。规格为每丸重3克。每次口服1丸，每日1次。牛黄清心丸的不良反应尚不明确。孕妇慎用。牛黄清心丸中含朱砂、雄黄，不宜过量久服，肝、肾功能不全者慎用。服用前应除去蜡皮、塑料球壳。

（13）脑立清胶囊：具有平肝潜阳、醒脑安神的功效。用于脑卒中出现头晕目眩、耳鸣口苦、心烦难寐等症状的患者。脑立清胶囊的主要成分为磁石、熟酒曲、冰片、牛膝、珍珠母、酒曲、薄荷脑、赭石、半夏（制）、猪胆汁。胶囊内容物性状为红棕色的粉末；气清香，味清凉、微苦。

规格为每粒装 0.33 克。每次口服 3 粒，每日 2 次。脑立清胶囊的不良反应为慢性皮肤过敏。孕妇忌服。体弱虚寒者不宜服用脑立清胶囊，其表现为气短乏力，倦怠食少，面色白，大便稀溏。有肝病、肾病患者应在医生指导下服用。对脑立清胶囊过敏者禁用，过敏体质者慎用。脑立清胶囊性状发生改变时禁止使用。

（14）脑心通胶囊：具有益气活血、化瘀通络的功效。用于气虚血滞、脉络瘀阻所致脑卒中中经络，半身不遂、肢体麻木、口眼㖞斜、舌强语謇及胸痹心痛、胸闷、心悸、气短；脑梗死、冠心病心绞痛属上述证候者。研究表明，脑心通胶囊对"血瘀"模型的全血高切、低切黏度、血浆黏度、还原黏度、血小板黏附率均有显著降低作用；可抑制二磷酸腺苷诱导的血小板聚集；可明显抑制血栓形成，且有一事实上的量效关系；可明显增加脑血流量，明显降低脑血管阻力，明显延长凝血时间。脑心通胶囊主要成分为黄芪、赤芍、丹参、当归、川芎、桃仁、红花、乳香（制）、没药（制）、鸡血藤、牛膝、桂枝、桑枝、地龙、全蝎、水蛭。胶囊内容物的性状为淡棕黄色至黄棕色的粉末；气特异，味微苦。规格为每粒装 0.4克。每次口服每日 3 次，每次 2～4 粒。或遵医嘱。脑心通胶囊的不良反应为少数患者有轻度胃肠道反应，胃痛、恶心、食欲减退等。

（15）苏合香丸：具有芳香开窍、行气止痛的功效。用于痰迷心窍所致的痰厥昏迷、脑卒中偏瘫、肢体不利，以及中暑、心胃气痛。苏合香丸的主要成分为苏合香、安息香、冰片、水牛角浓缩粉、人工麝香、檀香、沉香、丁香、香附、木香、乳香（制）、荜茇、白术、诃子肉、朱砂。性状为赭色的大蜜丸；气芳香，味微苦、辛。规格为每丸重 3 克。每次口服 1 丸，每日 1～2 次。苏合香丸的不良反应尚不明确。孕妇禁用。苏合香丸服用前应除去蜡皮、塑料球壳；苏合香丸可嚼服，也可分份吞服。

（16）脑得生片：具有活血化瘀、通经活络的功效。用于淤血阻络所致的眩晕、脑卒中，症见肢体不用、言语不利及头晕目眩；脑动脉硬化、缺血性脑卒中及脑出血后遗症见上述证候者。脑得生片的主要成分为三七、川芎、红花、葛根、山楂（去核）。薄膜衣片除去糖包衣后的性状为显黄褐色；味微苦。规格为每片重 0.32 克。每次口服 6 片，每日 3 次。脑得生片的不良反应尚不明确。

（17）红花注射液：具有活血化瘀的功效。用于治疗缺血性脑卒中、冠心病、脉管炎。红花注射液可以有效扩张血管，并降低血清中总体胆固醇、总酯、三硝酸甘油酯及酯化脂肪酸及抗血栓形成和抑制血小板聚集作用；并可对脑组织具有保护及镇痛、镇静、抗惊厥、抗炎、兴奋平滑肌的作用；还能改善细胞乏氧状态和机体内环境增加心脑肝等脏器的血流量，改善微循环。红花注射液为菊科植物红花经加工提取的中药制剂，性状为黄红色至棕红色的澄明液体。规格为每支装 20 毫升。治疗闭塞性脑血管疾病静脉滴注，每次 15 毫升，用 10% 葡萄糖注射液 250 ～ 500 毫升稀释后应用，每日 1 次。15 ～ 20 次为 1 个疗程。红花注射液不良反应为偶见粉红色点片状皮疹、荨麻疹、瘙痒、黏膜充血、局部水肿及喉头水肿等过敏反应，面部潮红、恶心、呕吐、腹泻等胃肠道反应，过敏性休克、Ⅲ度房室传导阻滞并休克、缓慢心律失常、急性肾衰竭、寒战、发热、头晕、头痛、血压升高、呼吸困难、背痛、急性闭角型青光眼、月经过多、鼻出血、全身无力等。孕妇及哺乳期女性禁用红花注射液。出凝血时间不正常者禁用。有眼底出血的糖尿病患者不宜使用。

（18）清开灵注射液：具有清热解毒、化痰通络、醒神开窍的功效。用于热病，神昏，脑卒中偏瘫，神志不清；急性肝炎、上呼吸道感染、肺炎、脑血栓形成、脑出血见上述证候者。清开灵注射液的主要成分为胆酸、珍珠母（粉）、猪去氧胆酸、栀子、水牛角（粉）、板蓝根、黄芩苷、金银花。清开灵注射液为棕黄色或棕红色的澄明液体。规格有：① 2

毫升，含有黄芩苷 10 毫克，总苷 5 毫克；② 5 毫升，含有黄芩苷 25 毫克，总苷 12.5 毫克；③ 10 毫升，含有黄芩苷 50 毫克，总苷 25 毫克。肌内注射时，每日 2～4 毫升。重症患者静脉滴注：20～40 毫升，每日以 10% 葡萄糖注射液 200 毫升或生理盐水注射液 100 毫升稀释后使用。有表证恶寒发热者慎用。清开灵注射液如产生沉淀或浑浊时不得使用。如经 10% 葡萄糖或生理盐水注射液稀释后，出现浑浊亦不得使用。对清开灵制剂过敏者禁用，过敏体质者禁用。

（19）醒脑静脉注射射液：具有清热解毒、凉血活血、开窍醒脑的功效。用于气血逆乱，脑脉瘀阻所致脑卒中昏迷，偏瘫口㖞；外伤头痛，神志昏迷；酒毒攻心，头痛呕恶，昏迷抽搐。脑栓塞、脑出血急性期、颅脑外伤，急性酒精中毒见上述证候者。醒脑静脉注射射液的主要成分为麝香、郁金、冰片、栀子，辅料为聚山梨酯 80、氯化钠。性状为无色的澄明液体。规格为每支 10 毫升。肌内注射时，每次 2～4 毫升，每日 1～2 次；静脉滴注每次 10～20 毫升，用 5%～10% 葡萄糖注射液或氯化钠注射液 250～500 毫升稀释后滴注，或遵医嘱。醒脑静脉注射液偶见皮疹等过敏反应，对本品过敏者应慎用。出现过敏症状时，应立即停药，必要时给予对症处理。

（20）脉络宁注射液：具有清热养阴、活血化瘀的功效。用于血栓闭塞性脉管炎、动脉硬化性闭塞症、脑血栓形成及后遗症、静脉血栓形成等。脉络宁注射液的主要成分为牛膝、玄参、石斛、金银花，辅料为聚山梨酯 80。性状为黄棕色至红棕色的澄明液体。规格为每支 10 毫升（相当于中药材 100 克）。静脉滴注时，每次 10～20 毫升（1～2 支），加入 5% 葡萄糖注射液或氯化钠注射液 250～500 毫升中滴注，每日 1 次，10～14 天为 1 个疗程，重症患者可连续使用 2～3 个疗程。脉络宁注射液的不良反应为偶见皮肤瘙痒、皮疹、荨麻疹、面部潮红、肌肉震颤、出汗、头晕、头痛、腹痛、腹泻、恶心、呕吐等，罕见呼吸困难、过敏性休克。孕妇、有过敏史或过敏体质者禁用脉络宁注射液。

（21）灯盏细辛注射液：具有活血祛瘀、通络止痛的功效。现代药理研究表明，灯盏细辛注射液有扩张血管，增加动脉血流量，改善外周血管阻力，改善脑循环的作用，有利于建立侧支循环，且能降低血小板数及抑制血小板聚集，能抑制内凝血功能，增强纤溶活性。用于瘀血阻滞，脑卒中偏瘫，肢体麻木，口眼㖞斜，言语謇涩及胸痹心痛；缺血性脑卒中、冠心病心绞痛见上述证候者。灯盏细辛注射液的主要成分为灯盏细辛经提取酚酸类成分制成的灭菌水溶液。主要含野黄芩苷和总咖啡酸酯。性状为棕色的澄明液体。规格为每支装 2 毫升（含总黄酮 9 毫克）或 10 毫升（含总黄酮 45 毫克）。静脉注射时，每次 20 ～ 40 毫升，每日 1 ～ 2 次，用 0.9% 氯化钠注射液 250 ～ 500 毫升稀释后缓慢滴注。灯盏细辛的口服制剂为灯盏细辛胶囊，每粒含灯盏细辛提取物 0.17 克，每次口服 3 粒，每日 3 次。灯盏细辛注射液的不良反应较少，仅个别患者出现心悸、发热寒战、皮肤瘙痒、潮红、头晕、头痛及血压下降等症状，如果出现以上情况，请即刻停药并对症处理，症状即可消失。脑出血急性期禁用灯盏细辛注射液。灯盏细辛注射液在酸性条件下，其酚酸类成分可能游离析出，故静脉滴注时不宜和其他酸性较强的药物配伍。如果灯盏细辛注射液出现浑浊或沉淀，请勿继续使用。

（22）血栓通注射液：具有活血祛瘀、扩张血管、改善血液循环的功效。用于视网膜中央静脉阻塞，脑血管病后遗症，内眼病，眼前房出血等。血栓通注射液的主要成分为三七总皂苷。性状为淡黄色至黄色的澄明液体。规格为每支 5 毫升，含 175 毫克三七总皂苷。肌内注射每次 2 ～ 5 毫升，每日 1 ～ 2 次。静脉注射时每次 2 ～ 5 毫升，用氯化钠注射液 20 ～ 40 毫升稀释后使用，每日 1 ～ 2 次。静脉滴注时每次 2 ～ 5 毫升，用 10% 葡萄糖注射液 250～500 毫升稀释后使用，每日 1～2 次。血栓通注射液的不良反应为偶见过敏性皮疹。大剂量使用血栓通注射液时，需观察血压变化，低血压者慎用。

32. 汤剂防治脑卒中有妙招

（1）山龙血藤汤：生地黄 10 克，女贞子 10 克，山茱萸 10 克，牛膝 10 克，川芎 10 克，红花 10 克，当归 10 克，地龙 10 克，山楂 15 克，桑寄生 20 克，鸡血藤 20 克。水煎取药汁。每日 1 剂，分 2 次服。阴虚津亏加石斛 15 克，麦冬 10 克，葛根 10 克，痰浊阻窍加鲜竹沥 60 克，石菖蒲 10 克，远志 6 克，眩晕血压高加钩藤 30 克，杭白菊 10 克，黄芩 10 克；偏身肿胀，加黄芪 15～30 克，茯苓 15 克，肢体活动屈伸见灵活加路路通、丝瓜络各 10 克，或豨莶草 20 克。具有滋补肝肾、活血通络的功效。主治脑卒中恢复期。

（2）脑卒中回春灵：熟地黄 20 克，山茱萸、巴戟天、肉苁蓉、石斛各 15 克，石菖蒲、郁金各 12 克，远志、茯苓、五味子各 15 克，僵蚕、全蝎各 10 克，胆南星、天竺黄各 12 克。水煎取药汁。每日 1 剂，分 2 次服。6 周为 1 个疗程。具有祛风化痰、开窍通络的功效。主治脑卒中后遗症。

（3）三虫一藤汤：黄芪 45～80 克，当归 18 克，川芎 15 克，桃仁 15 克，红花 15 克，全蝎 12 克，地龙 15 克，水蛭 9 克，郁金 12 克，丹参 24 克，川贝母 9 克，鸡血藤 30 克，桑枝 15 克。水煎取药汁。每日 1 剂，分 2 次服。具有益气活血、化痰通络的功效。主治脑卒中后遗症。

（4）仙龙寄生方：生黄芪 12～30 克，当归 12 克，桑寄生 30 克，地龙 12 克，豨莶草 12 克，鸡血藤 15 克，威灵仙 12 克，竹茹 12 克，木瓜 12 克，橘红 9 克，川芎 3 克，白花蛇 1～2 条。水煎取药汁。每日 1 剂，分 2 次服。具有益气养血、活血通络，佐以化痰的功效。主治脑卒中后遗症。

（5）参芪活血汤：黄芪 60～120 克，人参 10～20 克，丹参 20～30 克，三七 10～20 克，当归 15～30 克，赤芍 10～20 克，水蛭 15～20 克，甘草 6 克。每日 1 剂，分 2 次服。水煎取药汁。具有补气活血、破血除瘀的功效。主治脑卒中后遗症。

（6）补阳还五汤加减方：黄芪 30～120 克，桃仁 10 克，红花 10 克，川芎 10 克，赤芍 9 克，地龙 9 克。水煎取药汁。每日 1 剂，分 2 次服。具有益气养血、祛风通络的功效。主治脑卒中在恢复期及后遗症期的气虚血瘀型。

（7）芪连温胆汤：黄芪 30 克，黄连 12 克，半夏 15 克，茯苓 10 克，陈皮 12 克，枳实 10 克，胆南星 10 克，竹茹 10 克，郁金 20 克，厚朴 12 克，菖蒲 30 克。水煎取药汁。每日 1 剂，分 2 次服。兼有烦躁不安加莲子心 10 克，栀子 12 克以清心除烦；兼有大便秘结加大黄 6 克以泻下通便；兼有肢体胀痛加泽兰 30 克，防己 24 克以清热利湿通络，活血消肿。具有清热化痰祛瘀、调气通络的功效。主治脑卒中恢复期之痰热痹阻，络脉空虚者。

（8）三黄补阳还五汤：黄芪 30 克，当归尾 9 克，红花 9 克，桃仁 9 克，干地龙 12 克，石菖蒲 9 克，炙远志 5 克，炒赤芍 9 克，全瓜蒌 24 克，天竺黄 9 克，川黄连 3 克，生大黄 45 克（后下），丹参 15 克。水煎取药汁。每日 1 剂，分 2 次服。具有益气活血、化痰祛瘀通络的功效。主治重度脑出血，稳定恢复期。

（9）活血通脉汤：黄芪 30～60 克，当归 20 克，丹参 30 克，葛根 15 克，地龙 12 克，赤芍 10 克，川芎 10 克，石菖蒲 10 克。水煎取药汁。每日 1 剂，分 2 次服。具有活血化瘀、益气通脉的功效。主治脑梗死恢复期。

（10）益元活血汤：生黄芪 15～30 克，石斛 15 克，丹参 15 克，麦冬 10 克，当归 10 克，鸡血藤 10 克，红花 10 克，地龙 10 克，威灵仙 10

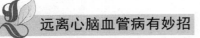
克，赤芍 2 克，川芎 6 克。水煎取药汁。每日 1 剂，分 2 次服。偏于气虚者加党参，黄芪增至 60 克。具有益气养阴、活血通络的功效。主治恢复期脑梗死。

（11）活瘀复遂汤：桑枝 30 ～ 40 克，红花、桃仁、半夏、赤芍、地龙各 10 克，皂角刺、土鳖虫各 6 ～ 9 克，橘红 12 克，茯苓、续断、怀牛膝各 15 克，蜈蚣 3 ～ 4 条，钩藤 30 克，炙穿山甲 9 克。水煎取药汁。每日 1 剂，分 2 次服。具有活血化瘀、通经活络的功效。主治脑卒中恢复期半身不遂者。

（12）愈风汤：生黄芪 50 ～ 60 克，丹参 30 ～ 40 克，当归 15 克，川芎 10 克，桃仁 10 克，赤芍 10 克，牡丹皮 10 克，牛膝 15 克，红花 6 克，血竭 5 克，地龙 20 克，鸡血藤 30 克，泽兰 30 克。上药加水 600 克，煎服 250 克，第 2、第 3 煎各加水 500 克，煎取药汁各 250 克，3 次药汁混合后装入暖瓶内为 1 日量，分 6 ～ 8 次服，15 天为 1 个疗程。每日 1 剂，分 2 次服。出血性脑血管疾病加黄芩 15 克，炒栀子 20 克，茜草 15 克，缺血性脑血管疾病加党参 30 ～ 50 克；肝阳上亢头痛加天麻 10 克，石决明 30 克（先煎）；口眼㖞斜者加白附子 10 克，全蝎 10 克；痰盛者加胆南星 10 克，半夏 10 克；心烦失眠加珍珠母 30 克（先煎），酸枣仁 15 克，大便秘结者加大黄 10 克（后下）；患侧手足肿甚后加茯苓皮 30 克，薏苡仁 30 克。具有益气活血、化瘀通络的功效。主治脑卒中后遗症。

（13）茜芍涤痰汤：姜半夏 10 克，橘红 10 克，茯苓 10 克，枳实 10 克，竹茹 10 克，胆南星 5 克，石菖蒲 5 克，全蝎 5 克，怀牛膝 10 克，桑寄生 10 克，酒白芍 10 克，生地黄 10 克，茜草 10 克，甘草 5 克。水煎取药汁。每日 1 剂，分 2 次服。具有涤痰导滞、活血通络的功效。主治脑卒中后遗症之痰浊阻滞，血瘀脉络。

（14）益气活血汤：当归 60 ～ 120 克，川芎 9 ～ 20 克，黄芪 15 克，

赤芍 10 ～ 15 克，水蛭 6 ～ 9 克，甘草 5 克。水煎取药汁。每日 1 剂，分 2 次服。具有益气活血的功效。主治脑卒中后遗症。

（15）补肾养血通络方：黄芪 50 克，党参 25 克，当归 20 克，生地黄 20 克，桑寄生 20 克，续断 20 克，狗脊 20 克，杜仲 15 克，枸杞子 20 克，牛膝 20 克，山龙 25 克，地龙 20 克，鸡血藤 50 克，丹参 25 克，焦山楂 20 克，甘草 10 克。水煎取药汁。每日 1 剂，分 2 次服。具有益气补肾、养血通络的功效。主治脑卒中后遗症。

（16）养血强筋煎：山药 25 克，何首乌 25 克，枸杞子 20 克，怀牛膝 20 克，当归 20 克，生地黄 20 克，川续断 20 克，桑寄生 20 克，杜仲 15 克，黄芪 50 克，党参 25 克，炙甘草 15 克。水煎取药汁。每日 1 剂，分 2 次服。具有补肾填精、强筋壮骨的功效。主治脑卒中后遗症。

（17）生脉汤：生黄芪 40 克，人参、酒大黄、川芎、当归尾各 10 克，白芍 12 克，水蛭 8 克。水煎 2 次，每次煎 200 ～ 300 克，早晚各服 1 次，20 天为 1 个疗程。具有益气活血、舒经通络的功效。主治脑卒中后遗症。

（18）五虎追风散：天麻 10 克，胆南星 10 克，僵蚕 15 克，蜈蚣 1 条，全蝎 6 克，水蛭 20 克，地龙 30 克，穿山甲 15 克，炙黄芪 60 克，鸡血藤 50 克。水煎取药汁。每日 1 剂，分 2 次服。具有补虚、开窍、祛风、破瘀、通脉的功效。主治脑卒中后遗症。

（19）柴牡三角汤：北柴胡 9 ～ 12 克，生牡蛎 30 ～ 40 克，山羊角 15 ～ 24 克，水牛角 15 ～ 24 克，生鹿角（代）6 ～ 9 克。水煎服。当脑出血尚未完全停止前，除遵守医嘱保持安静外，如见头面潮红，意识模糊者，可加用赭石 15 克；干生地黄 15 克，苎麻根 9 克。口噤不能服药者，可用鼻饲。当脑出血已经停止，仍须防其络创复裂，加用女贞子 9 克，墨旱莲 9 克，仙鹤草 15 克。云南白药亦可用。脑卒中后，血压仍偏高，头痛、头晕、泛恶，拘急者，可加用石决明 30 克，赭石 15 克，干地龙

9克，生牛膝9克。脑卒中后，口眼㖞斜、语言謇涩，半身不遂者，可加用明天麻9克，僵蚕9克，决明子9克，茺蔚子9克，郁金9克，菖蒲9克，钩藤12克，全蝎4.5克。脑卒中后，痰涎堕滞，时时撬搦，咳利不爽者，可加用陈胆南星6克，天竺黄9克，郁李仁9克，瓜蒌9克，淡竹沥1支（冲服）；大便闭结不下者，可加用生川大黄9克后下，以得下为度。脑卒中后余热不退，或有感染，汗出热不解，口干舌绛者，可加用土茯苓30克，忍冬藤24克，连翘9克，白薇9克，牡丹皮9克，栀子9克，合欢皮21～30克。

（20）镇肝熄风汤：怀牛膝30克，生赭石30克，生龙骨15克，生牡蛎15克，生龟甲15克，生杭芍15克，玄参15克，天冬15克，川楝子6克，生麦芽6克，茵陈6克，甘草4.5克。水煎服。适用于脑卒中苏醒后仍未脱险，或脑卒中苏醒后肢体废痿、偏枯者。

33. 中草药防治脑卒中有妙招

（1）制半夏：半夏辛，温；入脾、胃、肺经。具有燥湿化痰、降逆止呕、消痞散结之功。半夏辛开、温散，凡人体气机不利，致湿痰为患，胶结黏稠，流注经络，蒙闭清窍等，本品为其主药。治疗脑卒中半身不遂，口眼歪斜，语言謇涩，每于活血通络祛风药物中加入半夏等祛痰之药，则疗效更佳。研究表明，本品能抑制呕吐中枢，有止呕作用。此外，本品还有镇咳作用及糖皮质激素样作用。

（2）川贝：川贝苦、甘，微寒；入肺、心经。具有化痰止咳、清热散结之功。使用川贝治脑卒中，主要是取其化痰清热散结之功效，多用于治疗脑卒中之痰火壅盛证。现代医学研究表明，川贝含有多种生物碱，能扩张支气管平滑肌，减少分泌物，扩大瞳孔及降低血压等。

（3）竹沥：竹沥甘、苦，寒；入肺、大肠、心、胃经。具有清热化痰、镇惊利窍之功。竹沥甘寒，性极滑利，能清热利窍，逐痰醒脑。常用于治痰热蒙蔽清窍诸证，如脑卒中痰迷清窍，肺热痰壅及中暑或热病惊厥，神昏不语，惊痫癫狂等，且效果迅速，实为化痰之专品。《药性论》谓竹沥"治卒脑卒中失音不语"。本品尚能治痰串四肢皮里膜外，筋脉拘挛，屈伸不利，肢体麻木等。现代医学研究表明，本品有化痰解热作用。

（4）石菖蒲：石菖蒲苦、辛，温；入心、肝、脾、胃经。具有开窍醒神、豁痰理气、活血散风、化浊辟秽之功。临床常用于治疗脑卒中、湿温等病证而见神志模糊或昏迷、烦躁、气粗者。现代医学研究表明，石菖蒲的水、醇提取物对中枢神经系统有镇静作用，有安定、抗惊厥作用。石菖蒲还具有健脑益智、聪耳明目作用。

（5）瓜蒌：瓜蒌甘、苦，寒；入肺、胃、大肠经。具有清热化痰、宽中散结、润肠通便之功。临床常用于治疗脑卒中痰热郁闭证。本品属清润之品，虽善涤痰而无伤阴之弊。脑卒中痰热内闭而见神昏者宜之，无神昏症状者也宜之。本品善理膈上之痰，竹沥善祛行经络之痰，在脑卒中治疗中，二者合用，其效更佳。现代医学研究表明，瓜蒌有祛痰与降血脂作用。

（6）杏仁：杏仁苦，微寒，有小毒；入肺、大肠经。具有止咳平喘，润肠通便之功效。常用于治疗咳喘及便秘。因本品能舒展气机，降气除风，故亦用治脑卒中。古方小续命汤即用本品，盖缘脑卒中一证乃木胜风动，必由金衰不能制木之故。方取杏仁、麻黄之类宣肺以助金之意。这是古方治疗脑卒中使用杏仁的范例。此外本品能润肠通便，脑卒中恢复期及脑卒中后遗症者每多津枯血少，肠燥便秘之症，极宜用之。

（7）苏子：苏子辛，温；入肺经。具有止咳平喘、降气祛痰之功效。本品常用于治痰涎壅盛、咳逆气喘、胸膈满闷等症，又因其有润肠通便之功，故可用于治肠燥便秘。取本品治疗脑卒中，则是取其祛痰下气及

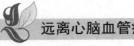

润肠通便之功效。使用苏子降气通便常获良效。现代医学研究发现，本品含挥发油及维生素 B_1 等。

（8）麝香：麝香辛，温。入心、脾、肝经。气味芳香，性善走窜，可启闭开窍，为开窍醒神之要药。临床常用于治温病高热昏迷、脑卒中昏迷等症。现代医学研究发现，麝香能兴奋呼吸中枢及血管运动中枢，促进神志复苏，改善机体应激能力。现代常用于治疗脑血管意外、冠心病、心绞痛等，疗效颇佳。本品还能扩张脑血管，改善血管反应性，治疗血管性头痛有显效。

（9）枳实：枳实苦、辛，微寒；入脾、胃、大肠经。具有下气消积，化痰除痞之力。治脑卒中取其行气消痰以通塞开窍之功。用于脑卒中痰迷心窍，舌强不能言等症。现代医学研究发现，枳实有明显的升压作用，其升压时冠状动脉、脑、肾血流量明显增加，血管阻力下降，有利于改善休克状态下重要器官的血液供应。

（10）橘络：橘络苦，平；入肝、肺经。具有通络化痰，顺气活血之功效。对脑梗死引起的半身不遂、肢体麻木等症有效。现代医学研究发现，本品能降低毛细血管的脆性，以防止微血管出血。

（11）红花：红花辛，温；入心、肝经。具有活血祛瘀、通经行滞之功。常用于治疗临床各科多种瘀血阻滞或血行不畅等症。如脑血栓形成之语言不利、口眼歪斜、半身麻木或半身不遂、冠心病、心绞痛等症。现代医学研究证实，红花对缺血性脑卒中有效，并可用于防治脑动脉硬化、脑血管意外等。对脑卒中后遗症的康复治疗也是常用之品。

（12）丹参：丹参苦，微寒；入心、心包、肝经。具有养血安神，活血祛瘀，凉血消痛之功。现代医学研究证实，本品具有扩张血管，改善微循环，降脂，降压的作用。能改善血液的"浓""黏""稠"现象，有较好的抗凝作用。早期使用丹参对缺血脑组织的水肿缺氧损伤都有一定效果。现代临床使用丹参注射液、复方丹参注射液对治疗出血性、缺血性脑卒中均取得显著疗效，并能解除脑卒中先兆。

（13）鸡血藤：鸡血藤苦、微甘，温；入肝经。具有行血补血、舒筋活络之功。常用于治疗脑卒中手足麻木、肢体瘫痪、口眼歪斜、头晕目眩等症。本品既能活血，又能补血，对于脑卒中无论血瘀、血虚皆可使用。现代医学研究证实，本品能降低血液黏稠度，抑制血小板聚集，增加血液流速，有抗血栓形成之作用，是防治脑血管疾病的良药。

（14）牛膝：牛膝辛、苦，微寒；入肝、肾、膀胱经。具有活血祛瘀、引血下行，补肝肾，利尿通淋之功。用治高血压病、脑卒中，取其引血下行之义，亦治脑卒中下肢瘫痪。现代医学研究证实，本品有降低血黏度、血细胞比容等作用。

（15）三七：三七甘、微苦，温；入肝、胃经。具有散瘀止血，消肿定痛之功效。本品止血作用良好，又能活血散瘀，有"止血不留瘀"的特点，故为止血要药。适用于人体内各种出血，用治脑卒中瘫痪，则专取其化瘀之功，故无论卒中之初，或偏枯不举皆有其效。现代医学研究证实，本品含有总皂苷、黄酮苷、生物碱类、多肽类、多糖类物质，有镇静、镇痛、抗炎、抗心律失常、抗动脉粥样硬化、降血脂、抗氧化与抗衰老、抗休克，以及促进生长等多种作用。除上述传统应用外，尚用于脑出血、蛛网膜下腔出血、脑梗死、冠心病、心绞痛、高血压病、高脂血症，以及各种外伤出血等症。

（16）藕节（藕汁）：藕节甘、涩，平；入肝、胃经。具有凉血止血、收敛之功。本品也可用于治疗脑卒中合并上消化道出血。

（17）沙参：沙参甘、微苦，微寒；入肺、肝经。具有润肺止咳、养胃生津之功。用于热病后或久病阴虚津亏所致口干舌燥、便结等症。脑卒中属肝肾阴虚者宜用之。现代医学研究证实，本品有祛痰作用。

（18）枸杞子：枸杞子甘、平，微寒；入肝、肾经。具有养阴补血、延寿明目、润肺之功效。常用于治疗年老精血亏损所致的脑萎缩、神经衰弱、记忆力下降等症。本品用治脑卒中之肝肾阴虚证。现代医学研究证实，枸杞子含胡萝卜素、核黄素、烟酸、抗坏血酸等，具有调节免疫功能的作用，能提高脑细胞的激活率，可用于治疗脑功能减退。

（19）石斛：石斛甘、淡、微咸，寒；入肺、胃、肾经。具有滋阴清热、养胃生津之功。凡热病伤阴或久病阴虚内热而见口干少食及虚热未退者，皆可用之。脑卒中之肾精亏虚而致失语、足弱无力者常选用之。现代医学研究证实，本品能促进胃液分泌而助消化，对肠管有兴奋作用。

（20）当归：当归甘、辛，温；入肝、心、脾经。具有补血调经，活血止痛，润肠通便之功。本品为理血之要药，用治脑卒中，取"治风先治血，血行风自灭"之意。本品为治脑卒中常用之品，可用于脑卒中各种证候。现代医学研究证实，当归含挥发油，有扩张冠状动脉，增加冠状动脉血流量，降低心脑细胞的耗氧量，扩张外周血管，增加循环血流量，降低血小板聚集，抗血栓形成，降低血脂，镇痛等作用。当归治疗缺血性脑卒中及脑卒中后遗症疗效肯定。

（21）白芍：白芍苦、酸，微寒；入肝经。本品具有平抑肝阳、敛阴养血的作用。适用于治肝阴不足，肝阳上亢所致的头痛、眩晕、耳鸣或烦躁易怒等症。脑卒中之肝肾阴虚，风火上扰之证尤宜使用。现代医学研究证实，本品具有解痉、镇痛、降压、扩张血管等作用。临床用治脑动脉硬化、脑血管痉挛、脑卒中，有良好的疗效。

（22）天麻：天麻甘、平，入肝经。具有息风止痉、平肝潜阳之功。常用于肝风内动之惊痫抽搐等症。为治肝风内动之要药，亦为多种药膳必备之上品。脑卒中各种证候均宜使用。现代医学研究证实，天麻具有镇静、抗惊厥作用，并有较强镇痛作用，还有改善脑血流灌注和脑微循环，促进脑细胞新陈代谢的作用。

（23）桑葚：桑葚甘，寒；入肝、肾经。具有滋阴、补血养脑、安神益智、延年益寿之功。治疗脑萎缩有良效，本品久服可治疗动脉硬化，高血压病等老年病，脑卒中之肝肾亏虚者可用本品调治。

（24）天花粉：天花粉苦、微甘、酸，寒；入肺、胃经。具有清热生津、消肿散结、排脓之功。本品长于清热生津，用于治疗热病伤津口渴及消渴等症。亦用于脑卒中痰火壅盛者。现代研究证实，天花粉含有多种氨基酸，有抗菌、降糖、抗癌等作用。

（25）鲜芦根：鲜芦根甘，寒；入肺、胃经。具有清热除烦、止呕生津、清利小便之功效。可以治疗脑卒中痰热内扰、口渴咽干等症。现代研究证实，本品含蛋白质、多糖类、维生素 C、维生素 B_1、维生素 B_2，氨基酸等，有镇静、清热、抗癌等作用。

（26）人参：人参甘、微苦，微温；入脾、肺、心经。具有大补元气、补脾益肺、生津安神之功。常用于挽救气虚欲脱、气息短促、脉微欲绝之危重症。本品善能鼓舞正气，增强抗病能力，有利于疾病好转。故脑卒中脱症常用本品治疗，此外，凡脑卒中病气虚、气血虚、气阴虚之证亦常用之。现代研究证实，本品含人参皂苷等，有抗疲劳、镇痛、镇静、降胆固醇，增强免疫力，保肝、抗癌等作用。对血压有双向调节作用。

（27）黄芪：黄芪甘、微温；入脾、肺经。具有补气，固表止汗，托里生肌，利水消肿之功效。黄芪为重要补气药，亦为药膳常用之品。本品可用于脑卒中气虚血滞之半身不遂症，取其补气益血以养筋脉。脑卒中后气虚多汗，四肢湿冷诸症用之效佳。现代研究证实，本品有降血脂、降血糖、降血压、抗菌消炎、强心利尿、促进细胞再生、扩张血管、增强肌体免疫力等作用。

（28）甘草：甘草甘，平；入心、肺、脾、胃等十二经。具有清热解毒、补脾益气、缓急止痛、调和诸药、润肺止咳等功效。本品用于治疗脑卒中气血亏虚证，取其补脾益气之功。现代研究证实，本品主要含甘草酸，有抗炎、消肿、止痛、强心、解痉等作用。另外还有类皮质激素样作用及解毒功效。

（29）杜仲：杜仲甘，温；入肝、肾经。具有补肝肾，强筋骨，安胎之功。能补肝肾而强筋骨，适用于治疗肝肾不足的腰膝酸痛、筋骨痿软之症。脑卒中之肝肾阴虚所致的肢体瘫痪者常用之。现代研究证实，杜仲能增强肾上腺皮质功能，激活机体的特异免疫功能反应。具有降血压，抗动脉硬化作用。

（30）益智仁：益智仁辛，温；入脾、肾经。具有补肾固精，缩尿，摄唾，温脾开胃止泻之功。脑卒中病因下元亏虚而致小便频数，或小便不禁者可用本品治疗。现代研究证实，本品有摄涎、唾，缩小便，升白细胞及血小板作用。

（31）芡实：芡实甘、涩，平；入脾、肾经。具有健脾止泻、固肾涩精、止带之效。可用于治脑卒中之肝肾亏虚证。

（32）山药：山药甘，平；归脾、肺、肾经。功能补脾胃，益肺肾。可用于治脑卒中之肝肾亏虚证。现代研究证实，本品含多巴胺、山药碱、鞣质及多种氨基酸等。

34. 食物防治脑卒中有妙招

（1）黄豆：现代科学研究表明，黄豆是一种健身防病佳品，具有很高的营养价值，素有"植物肉"的美称。据测定，每100克黄豆中，含有蛋白质39克，比鸡蛋高两倍半，含脂肪17克、糖30克、维生素A 320毫克，含微量元素钙320毫克、磷590毫克、铁6毫克，而这些元素对增进人的身体健康大有好处。黄豆中含有一种特殊的元素"氮"。氮是一种天然的镇定剂，具有利尿作用，且能分解体内多余的胆固醇，防止动脉硬化，有利于脑卒中的预防与康复治疗。

（2）黑米：黑米古称粳谷奴，历代都作为奉献皇家之贡品。经科学分析测定，黑米中含有丰富的氨基酸及硒、铁、钼、锌等微量元素，还有维生素 B_1、维生素 B_2，营养十分丰富，据《本草纲目》记载，黑米具有滋阴补肾、健脾暖肝、明目活血之功效。长期食用可治疗头昏、目眩、贫血、白发及腰腿酸软等症，对脑卒中患者说来，是一种理想的保健佳品。

（3）玉米：目前，世界上许多地方已把玉米列为保健长寿食品，其主要营养成分有：蛋白质、脂肪、糖、磷、铁、钙、胡萝卜素，维生素 B_1、维生素 B_2、维生素 E 等。玉米油中含有不饱和脂肪酸，是一种胆固醇吸收的抑制药，有利于人体内脂肪和胆固醇的正常新陈代谢，可降低血脂、防治动脉硬化、冠心病、脑梗死及血液循环障碍。常服还有降血压与降低血糖的作用，而这两者都是引发脑卒中的重要病因。

（4）绿豆：绿豆是清补佳品，含有丰富的蛋白质、碳水化合物和维生素 B_1、维生素 B_2、烟酸及矿物质等营养成分，历来深受人们喜爱。绿豆也是一味传统的中药，不仅历史悠久，而且验方很多。绿豆内服具有清热解毒、利水消肿、止消渴、止泻痢等功效。研究表明，绿豆还含有一种包含球蛋白的多糖，具有降血压与降血脂的作用，高血压病、高脂血症及脑血管意外患者经常吃些绿豆食品有辅助疗效。

（5）鱼类：我国流传着"吃鱼可使头脑聪明"的说法，日本科学家研究发现，吃鱼健脑是因为鱼体内有一种重要的营养物质——DHA。其化学名称为廿二碳六烯酸，这是一种大脑营养必不可少的不饱和脂肪酸，而其他食物中则几乎不含DHA。经研究表明，DHA不仅改善大脑功能，提高学习记忆能力，而且具有降低血中胆固醇浓度，防止血栓形成，减少动脉硬化等心脑血管病的发生。

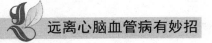

（6）海带：海带可入药，海带中含有的"藻氨酸"具有明显的降压作用。海带还有清除血脂、健脑补血的功效，因而常服海带对脑卒中病的康复具有一定疗效。

（7）牛奶：牛奶是人们熟悉的营养品，牛奶中含有丰富的钙质与蛋白质、脂肪，特别是牛奶中的钙与蛋白质是结合在一起的，两者极易被人体吸收，喝牛奶可以延缓衰老、预防疾病、增强体质，是价廉物美的佳品，脑卒中患者由于有半身不遂、口眼歪斜等症状，往往会影响进食，而喝牛奶却是比较方便的一种食品，特别适用于脑卒中患者服用。

（8）海蜇：常食海蜇具有降低血压、降脂减肥的功效，且能化痰消肿。进食海蜇易于消化，并且清淡可口，是佐餐上品，深受人们喜爱，对预防脑卒中及脑卒中后康复均具有辅助作用。

（9）甘薯：甘薯又称红薯、白薯、山芋、地瓜等，被视为最理想的减肥、益寿保健品，现已风靡全球。甘薯以淀粉等糖类物质为主要成分，含有多种氨基酸以及胡萝卜素、维生素 C 和钙。甘薯在营养上的最大特点是给人体大量胶体和黏液多糖类物质，它能保持人体动脉血管弹性，保持关节腔里关节面浆膜腔的滑润，所以经常食用甘薯可预防心脑血管病，防治动脉粥样硬化，减少皮下脂肪，并有利于脑卒中半身不遂肢体运动的康复。

（10）萝卜：萝卜是众所周知的蔬菜，含有大量的葡萄糖、果糖、蔗糖、多种维生素，富有营养。值得一提的是萝卜的维生素含量，比梨和苹果还高出 8 ～ 10 倍，并且有显著的药疗作用，能消食积、化痰喘、散瘀血、利五脏，对脑卒中病痰浊内壅者具有辅助疗效。

（11）胡萝卜：胡萝卜含有丰富的维生素、糖类，并且含有独特的胡萝卜素，据科学研究表明，天然胡萝卜素可以抑制自由基生长，因而长期食用能提高人体抗病机能，清除体内有害物质，从而可以预防心脑血管、糖尿病、肿瘤等多种慢性疾病，深受人们的喜爱。

（12）土豆：学名马铃薯，含有淀粉、糖、果胶、蛋白质、钾、柠檬酸、B族维生素、维生素C和膳食纤维，常食土豆健身益处多。近来经医药学研究和实践发现，土豆中的钾可防治高血压病，土豆中的维生素C，不仅对脑细胞具有保健作用，而且还能降低血中的胆固醇，使血管富有弹性，防治动脉硬化，对预防脑卒中发生和脑卒中康复都具有一定功效。

（13）枸杞头：枸杞头是一种很好的蔬菜，是营养丰富、延年益寿的保健食品。中医认为，枸杞头性平味甘，微苦，有补虚益精、清热止渴、祛风明目之功效，人们常喜用于预防高血压病、眩晕等病证。脑卒中眩晕耳鸣者亦可食用枸杞头来协助治疗。

（14）草莓：草莓不仅味美，其营养也很丰富，草莓中含有丰富的蛋白质、脂肪、糖类和各种维生素及钙、磷、钾等多种微量元素，较突出的是草莓含有大量维生素C，是西瓜、苹果、葡萄的10倍左右。经常食用可增进消化，有清肺化痰、补虚补血、润肠通便的功效，是防治心血管疾病，改善便秘的佳品，脑卒中便秘者食用甚效。

（15）蜂蜜：蜂蜜是工蜂采花蜜酿制而成，其对人的益处，早已为人们所认识。蜂蜜中含有大约35%葡萄糖、40%果糖，这两种糖都可以不经过消化直接被人体吸收，蜂蜜含有与人体血清相近似的多种无机盐，还含有一定量的维生素和矿物质，它是食物中含酶最多的食品之一，有淀粉酶、脂酶、转化酶等。酶是帮助人体消化吸收的促进派。蜂蜜如能长期服用，不但能增强体质，有助美容，还能益寿延年，在许多食疗方及药膳方中都要用蜂蜜调和。

（16）大枣：大枣又名红枣，人们一向把枣当作滋补保健品。大枣性温味甘，有补脾胃、益气血、养血安神、缓和药性的作用。研究证实，大枣中含有蛋白质、糖类、多种氨基酸、维生素及微量元素，被誉为"天然维生素丸"。其所含维生素 P 能健全人体的毛细血管，对高血压病及心脑血管病患者大有益处，也是食疗方与药膳中的常用佐品。

（17）山楂：山楂味酸甜可口，具有健脾消食的功效，经现代科学研究，山楂具有扩张血管、降低血压和胆固醇作用，经常服用降脂降压作用明显。

（18）苹果：苹果富有营养，含有多种维生素及果糖，常吃苹果可改善血管硬化，使血液胆固醇含量显著降低，脑卒中患者常食苹果很有裨益。

（19）大葱：大葱含蛋白质、脂肪、糖类、胡萝卜素、维生素 B_1、维生素 B_2、维生素 C、铁、钙、磷等。中医学认为，大葱具有祛风、发汗、解毒消肿的功效，常食有益健康。美国一研究机构在大葱中提炼出一种葱素，用来治疗血管硬化，取得良好效果。大葱中的有效物质，尚能降血脂、血压及血糖，是一种"绿色补品"。最新的科学实验还证实，吃大葱有使大脑保灵活的好处。

（20）生姜：生姜是一种人们常用的调味佐餐食品，具有温中健脾、化痰降逆、利水消肿等功效，常食生姜确实具有保健作用。而据科学研究发现，生姜里含有一种特殊物质，其化学结构与阿司匹林接近。提取这种物质，经稀释做成血液稀释剂可防治血液凝固，效果十分理想，对降血脂、降血压、防止血栓形成有特殊疗效。对防治脑梗死及脑卒中后遗症有一定作用。

（21）蔬菜类：脑卒中患者的食物总的说来既要富有营养，又要清淡易于消化，平时常食用蔬菜是非常有利于脑卒中患者康复的，因为蔬菜含有大量的维生素，具有促进消化和降低胆固醇的作用。如青菜、白菜、菠菜等，另外如旱芹、药芹等本身具有药疗作用，是脑卒中患者的理想食品。

35. 药茶防治脑卒中有妙招

（1）夏枯草茶：夏枯草 30 克，绿茶 2 克。先将夏枯草煎汤至沸，将绿茶放入瓷杯中，然后把煎沸之夏枯草汤冲入，加盖泡 5 ～ 10 分钟。当茶饮，常服。每日换 2 次茶叶。具有清肝明目，利水消肿的功效。适用于高血压病、高脂血症、脑卒中先兆及后遗症，其眩晕耳鸣者尤宜。

（2）菊花茶：白滁菊（或杭白菊）3 克，绿茶 2 克（或单用菊花亦可）。将菊花、绿茶置杯中，开水泡服。代茶饮用，夏日宜多饮。具有清肝息风明目的功效。适用于肝阳上亢，头晕、目眩、耳鸣。高血压病、脑卒中先兆及脑卒中后遗症宜服用。胃寒便泄者忌用，冬季不宜用。

（3）黄瓜藤茶：黄瓜藤 60 克，绿茶 2 克。用水煎煮。服汤代茶，每日 1 剂，分次服用，连用数日。具有清热化痰的功效。适用于脑卒中痰热内壅，胸闷不畅。

（4）苦丁桑叶茶：苦丁茶 6 克、菊花 6 克、桑叶 6 克、白茅根 6 克、钩藤 6 克。制成粗末备用。煎水代茶频饮。具有清热平肝的功效。适用于高血压病、脑卒中头胀头痛。

（5）双花茶：生槐花 10 克，凌霄花 10 克，绿茶 15 克。将槐花、凌霄花用温水略泡，洗净去蒂，与绿茶一起用沸水冲泡，加盖闷 10 分钟即可。代茶频饮，连用 1 周。具有清热凉血、止血的功效。适用于各种血证。有脑卒中先兆者宜服用。

（6）密蒙花茶：绿茶 1 克，密蒙花 5 克，蜂蜜 25 克。将绿茶、密蒙花共加水 350 毫升，煮沸 3 分钟，过滤后，加入蜂蜜再煮沸即可。每日 1 剂，分 3 次饭后代茶服。具有清肝明目、润肠通便的功效。适用于肝阳上亢、目赤便结、脑卒中后遗症。

（7）决明子茶：炒决明子 15 克，绿茶 3 克。将炒决明子与绿茶共加水适量煎沸 3 分钟，加盖待温后服。每日 1 次，代茶饮。具有清肝明目、泻火的功效。适用于脑卒中先兆、高血压病、高脂血症。

（8）三七茶：三七花 3 克，绿茶 2 克。夏末采取三七花若干，晒干切细，瓷瓶收藏。开水泡服。频频代茶饮，一日数次。具有清热平肝的功效。适用于肝火上逆之高血压病、头晕目眩等。

（9）白芷茶：白芷 75 克，川芎 30 克，甘草 30 克，川乌头（半生半熟）30 克，细茶、薄荷适量。沸水冲泡细茶、薄荷，上四味药共研细末备用。每服药末 3 克，细茶薄荷汤调服。具有活血祛风、和络止痛的功效。适用于偏正头痛，亦可用于脑卒中前后有头痛难忍者。

（10）明天麻茶：川芎 20 克，明天麻 6 克，雨前茶 6 克。上三味煎服。每日 1 剂当茶饮。具有平肝息风、祛风和络的功效。适用于头风、头痛。

36. 药粥防治脑卒中有妙招

（1）鲤鱼脑髓粥：鲤鱼脑髓 60 克，大米 60 克，调料适量。大米淘净，与鲤鱼脑髓同入锅，加水适量，慢火煮粥，调味后食用。每日服 1 碗，每日 2 次。具有补肾益精、益智开窍的功效。适用于精亏脑髓不足之脑转、耳鸣、健忘，腰腿酸软等症。亦用于脑卒中后记忆力减退、反应迟钝等。

（2）核桃仁粥：核桃仁 50 克，细大米适量。将核桃仁捣碎，大米淘净，同入锅加水适量煮成粥。经常佐餐食用。具有健脑补肾的功效。适用于神经衰弱、失眠健忘等症。大便常溏者不宜服用。

（3）何首乌粥：何首乌 30 ～ 60 克，大米 100 克，大枣 3 枚，冰糖适量。先用制何首乌入砂锅煎取浓汁，去渣，与大米、大枣、冰糖同煮为粥。可供早晚餐服食，或作点心。具有益肾补肝的功效。头晕目眩、高脂血症及脑卒中预防或康复期调补用。

（4）人参黄芪粥：人参 5 克，黄芪 20 克，大米 100 克，白糖 5 克，白术 10 克。人参、黄芪、白术去净灰渣加工成片，清水浸泡 40 分钟后，放入砂锅中加水煎开，再用小火慢煎成浓汁，取出药汁后，再加水煎开后取汁。早晚分别煮大米粥，加白糖调味。早晚顿服，每 5 天为 1 个疗程。

具有益气固本、健脾生津的功效。适用于各类虚损、自汗盗汗、气虚浮肿等症，对脑卒中病后康复有一定疗效。

（5）五加皮粥：五加皮粉 3 克，大米 30 克。以大米煮稀粥，粥成后调入五加皮粉，或再入白糖调味。每日分 2 次服用。具有补肝肾、健筋骨的功效。适用于脑卒中后遗症之肢体偏枯活动不利者，对肢麻抽掣亦有疗效。

（6）虾饼薤白粥：白参 5 克，薤白 12 克，鸡蛋（去黄 1 枚），白米 50 克。先将人参打碎，加水用文火煎汤，然后加入白米煮粥，将熟，下鸡蛋清与薤白，煮熟备用。早晚分次服用。具有益气通阳、豁痰祛风的功效。适用于脑卒中偏枯、气短多汗、乏力胸闷诸症。

（7）竹沥粥：淡竹沥、粟米各等份。先将粟米洗净煮粥，粥成后下竹沥，搅匀。每次服 1 碗，每日 2 次，连用 2 周为 1 个疗程。具有清热化痰、开窍的功效。适用于脑血管意外、脑卒中喉间痰多者。

（8）猪胆绿豆粉：猪胆汁 120 克，绿豆粉 80 克。将上两味拌匀，晾干、研末。每次服 6 克，每日 2 次，白开水送下，连用 2 周为 1 个疗程。具有清热泻火、解郁开闭的功效。适用于痰热内盛、气粗息高之脑卒中症。

（9）珍珠母粥：珍珠母 120 克，大米 50 克。先用清水 2000 毫升煮珍珠母，取汁加入大米煮粥。作早餐顿食，每日 1 剂。具有平肝潜阳、清热解痉的功效。适用于高血压病、脑卒中先兆及脑卒中后遗症，对眩晕昏聩者有良效。

（10）枸杞子粥：枸杞子 120 克，大米 100 克。枸杞子洗净，大米淘洗净，同入锅加水适量煮粥。早晚服，每次 1 碗。具有补益肝肾、明目、生津的功效。适用于脑卒中后遗症，症见头晕目眩、耳鸣耳聋、腰膝酸软者服之尤佳。

37. 汤羹防治脑卒中有妙招

（1）桑葚糖水：鲜桑葚（紫红色熟透者）60克，白糖（或冰糖）适量。将鲜桑葚加清水两碗煎至一碗，用白砂糖或冰糖适量调味，去渣饮用。每次1碗，每7天为1个疗程。具有补肝益肾、养阴润燥的功效。适用于脑卒中后遗症血虚肠燥、口渴便秘等症。另可用于失眠、心悸。

（2）双耳汤：银耳10克，黑木耳10克，冰糖30克。银耳、黑木耳用温开水泡发，并摘除蒂柄，除去杂质，洗净，放入碗内；将冰糖放入，加水适量。然后，将盛木耳的碗置锅中蒸1小时，待木耳熟透即成。每服1小碗，每日2次。具有滋阴补肾、润肺的功效。适用于肾阴虚的血管硬化、高血压病、眼底出血、脑卒中后调养等。

（3）葛粉羹：葛粉250克，荆芥穗50克，淡豆豉150克。将葛粉捣碎成细粉末，把荆芥穗和淡豆豉用水煮6～7沸，去渣取汁，再将葛粉做面条放入淡豆豉汁中煮熟。每晨空腹食之，其量适度。具有滋肝祛风、开窍的功效。适用于脑卒中见言语謇涩、神志昏聩、手足不遂等症，以及中老年脑血管硬化、预防脑卒中等。

（4）天麻猪脑羹：猪脑1对，天麻2克。将天麻研粉，和猪脑一起加水适量，以小火煮炖1小时成稠厚羹汤。喝汤吃猪脑，每日1剂，分次食完，可常食。具有补肾益脑、养血和络的功效。适用于老年痴呆症，脑卒中所致健忘、眩晕、耳鸣等症。对脑动脉硬化亦有疗效。

（5）补髓汤：鳖1只，猪脊髓200克，生姜、葱、胡椒面、精盐、味精各适量。将鳖用开水烫死，揭去鳖甲，除去内脏与头爪；猪脊髓洗净，放入碗内备用。鳖肉放在砂锅内，加生姜、葱、胡椒面，用武火烧沸，再用文火将鳖肉煮熟后，放入猪脊髓煮熟，调味后即成。吃肉喝汤，亦可佐餐食用。具有滋阴补肾、填精补髓的功效。适用于肾阴虚亏之脑卒中后遗症，如有健忘多梦、腰膝痿软等症为宜。

（6）四逆羊肉汤：羊腿肉 700 克，熟附子 30 克，干姜 15 克，炙甘草 10 克，黄酒 20 克，生姜 10 克，精盐 10 克，葱结 20 克，花椒 12 粒，陈皮 10 克。将羊肉、附子、干姜、炙草、陈皮、葱、生姜洗净。再把姜块、花椒、陈皮、炙甘草装入纱布袋中。羊肉入开水中煮几分钟，捞出入清水中漂净，切成条状。放清水于砂锅中，加羊肉烧开，撇去血沫，加入中药包、黄酒，烧煮 30 分钟，移至小火上炖烂，取出中药包，再加入调料即成。具有回阳救逆的功效。适用于脑卒中见四肢逆冷者。

38. 药膳防治脑卒中有妙招

（1）菠菜麻油拌芹菜：菠菜 250 克，嫩芹菜 250 克，麻油 6 克。将芹菜去根、叶，洗净切段，菠菜洗净切长段，分别入沸水中烫 3 分钟捞出，共放入盆中加拌麻油及调料。佐餐，每日 1 剂。具有平肝潜阳、润肠通便的功效。适用于高血压病、高脂血症。可预防脑卒中及治疗老年性便秘等症。

（2）清炒竹笋：鲜竹笋 250 克，精炼油、精盐适量。将鲜竹笋剥皮，去根，洗净，切成细条，用精炼油炒熟，调盐少许。佐餐用，每日 1 次，可常用。具有化痰通络的功效。适用于脑卒中后痰涎不止。

（3）蛤蟆鲍鱼：原汁鲍鱼 120 克，鸡肉泥 60 克，鸡蛋 2 枚，水发香菇 15 克，水发玉兰片 15 克，火腿 30 克，水发鱼肚 30 克，青豆 30 粒，发菜适量，清汤 180 克，味精少许，黄酒 15 克，熟猪油 15 克，鸡油 10 克，玉米粉 12 克，白面粉 3 克，精盐适量。将鸡蛋清抽出，同鸡肉泥、精盐、黄酒（6 克）、味精、玉米粉（3 克）、白面粉、熟猪油（3 克）搅成糊状。把水发香菇、水发玉兰片、火腿、鱼肚等切成片。把鲍鱼放在盘中，从底毛缺口处撕下一半，但切不可撕断，再从上下壳接合部用刀劈开一半，将鸡泥糊塞进其中，用青豆在两旁做眼睛，中间点一些发菜，上屉蒸熟。

把切好的四种片用开水汆一下，再用清汤 60 克煨一下，捞出放于盘中，把蒸好的鲍鱼嘴向外码在各种片上。灶上放一炒勺，放入清汤 120 克烧开，加入味精、黄酒、精盐少许，用玉米粉 9 克勾成稀汁，淋上鸡油 10 克，盖于菜上即成。佐餐用。具有滋补肝肾、润燥通便的功效。适用于肝肾阴虚的耳鸣、眩晕、高血压病及脑卒中病后康复。

（4）大枣鸭子：白鸭 1 只（约 1000 克），大枣 120 克，调料适量。选取老雄鸭宰杀后放尽血，去毛洗净，从鸭背尾部横开一口，取出内脏，去掉鸭骚，扯下鸭舌，宰去鸭脚，再洗净，入开水中汆一下捞起。擦干油水，用黄酒抹遍全身，放入七成热油锅内炸至淡黄色出锅。大枣洗净待用。锅置旺火上，掺清水 2500 毫升，用猪骨垫底，放入鸭子烧开，撇净泡沫，加入姜、葱、胡椒面、黄酒，改用中火烧 1 小时，移至小火上煨至七成熟，加入大枣、精盐，待鸭子熟透、枣香时，取出鸭子，鸭脯向上摆于盘中，拣去姜、葱、猪骨。另将原汁汤入锅，加入味精、湿淀粉入锅勾成芡汁，淋于鸭身即成。佐餐用，秋冬季为宜。具有健脾益胃、利水消肿的功效。适用于身体虚弱、心悸肢肿、脑卒中病后康复期甚佳。

（5）猪油炒苦瓜：苦瓜 250 克，猪油适量。将苦瓜洗净，去籽，切片。猪油爆炒，再调适量姜、葱、精盐、味精等。佐餐用，每日 1 次。具有清热养肝、明目、健脾补肾的功效。适用于预防脑卒中或脑卒中后纳呆口腻者。

（6）清蒸甲鱼：甲鱼（鳖）1 只（约 500 克），鸡脯肉 50 克，淡菜 30 克，调料适量。甲鱼宰去头，去内脏洗净，把鸡脯肉剁成泥状，同上述佐料和甲鱼、淡菜一并放入碗中，上笼蒸至熟烂为度。佐餐用，或当点心食之。具有补肝肾、益精血的功效。适用于各类阴虚之证。脑卒中半身不遂、肢体偏枯、肌肤甲错不荣等宜食之。脾虚便溏泄泻者不宜食用。

（7）溜炒黄花猪腰：猪腰 250 克，黄花菜 25 克，调料适量。将猪腰剖开，去除筋膜，洗净，切成腰花备用。黄花菜用温水泡发，撕成小条备用。炒锅内把素油烧热，先煸炒姜、葱等佐料，再爆炒腰花，至变色熟透时，加入黄花菜、精盐、糖煸炒片刻，加芡粉，汤汁透明即可。顿食或分顿佐餐食用。具有补肾壮腰的功效。适用于肾虚腰酸、耳鸣、脑卒中偏枯者宜长用。

（8）蒸白鱼干：白鱼干100克，胡萝卜2个，熟笋肉半个，蕈100克，调料适量。把鱼干洗净沥干；胡萝卜、笋肉、姜均切成丝。蕈去根蒂，切成碎片；葱料切段。把鱼干、胡萝卜、笋、蕈、姜混合，置碟上，用旺火蒸约5分钟，熄火即撒上葱丝，以余热焗之。然后加麻油、生抽、辣油调味。佐餐食用。具有强筋健骨的功效。适用于腰酸足软诸症、脑卒中偏枯、半身不遂者宜用。

39. 主食防治脑卒中有妙招

（1）芋艿糕：糯米粉350克，大米粉150克，芋艿500克，熟猪油、白糖各适量。糯米粉与大米粉混匀，加糖、水搅成厚糊。芋艿煮熟去皮切丁，拌入糊内。盛器内涂上一层猪油，将芋艿糊放入，上笼蒸20～25分钟。当点心食。具有软坚散结、化痰的功效。适用于风痰流窜入络、脑卒中半身不遂。

（2）黑芝麻蜜圆：黑芝麻300克，蜂蜜适量。将黑芝麻淘洗干净，重复蒸3次，晒干，炒熟，研细，炼蜜为圆，如山核桃大，约重6克。每次服1粒，每日服3次。具有润肠通便、濡养经脉的功效。适用于高血压病、高脂血症、脑卒中先兆及脑卒中后遗症，其大便秘结，筋脉挛急者。

（3）金针菜蒸肉饼：金针菜50克，猪瘦肉150克，调料适量。将二味洗净一起放在砧板上用刀剁成肉酱。加酱油、精盐、豆粉、味精调味，放碟上推平，隔水蒸熟备用。佐餐，每次食用 2～3 枚不等。具有补肾养血的功效，可用于防治高血脂及动脉硬化症。

（4）地龙桃花饼：干地龙 30 克，红花 20 克，赤芍 20 克，桃仁 20 克，当归 50 克，黄芪 100 克，川芎 10 克，玉米面 400 克，面粉 100 克，白糖适量。将干地龙以酒浸去其腥味，烘干研粉；红花、赤芍、当归、黄芪、川芎水煎二次，取汁；玉米粉、面粉、地龙粉、白糖混匀，用药调汁，制饼 20 个；桃仁去皮尖，打碎略炒，均匀撒于饼上，入笼蒸熟（或用烤箱烤熟）。每用 1 枚，当点心食用。具有益气活血、化瘀通络的功效。适用于脑卒中后遗症、口眼歪斜、肢体活动不利、语言謇涩等症。

（5）摄涎饼：炒白术 20～30 克，益智仁 20～30 克，鲜生姜 50 克，白糖 50 克，面粉适量。先将炒白术和益智仁一同放入碾槽内，研成细末；把鲜生姜洗净后捣烂绞汁，再把药末同面粉、白糖和匀，加入姜汁和清水，和匀做成小饼约 15～20 块；将小饼放入锅内，如常法烙熟，备用。每日早晚 2 次，每次 1 块，连用 7～10 天。具有益智开窍、健脾摄涎的功效。适用于脑卒中后口角流涎不止。对口腔溃疡、口疮所致的流涎忌用。

（6）蔓荆子面条：猪肉 200 克，面条适量，蔓荆子 15 克，绿豆芽、海带丝、调味品各适量。将蔓荆子加水煎取药汁 50 毫升，然后用猪肉、绿豆芽、海带丝等做成面卤，倒入蔓荆子汁搅匀。将下好之面条盛入碗内和匀，即可当主食吃，可经常食用。具有镇静、增强脑功能及视力、听力的功效。适用于脑卒中后视力、听力减退或头痛抽搐等症。

（7）淫羊藿面条：山药 40 克，淫羊藿 10 克，龙眼肉 50 克，面条及酱油等调料适量。将淫羊藿加水适量煎取药汁备用。在锅内加水适量，将山药捣成粉后加入，待熟后再加入淫羊藿汁和龙眼肉，以及酱油、葱等调料做成面卤。另锅下面条，浇上面卤食用。具有健脑安神、强精健脾的功效。适用于脑卒中后脑功能减退、畏寒肢冷等症。

（8）天麻米饭：天麻 10 克，大米 200 克，瘦猪肉 100 克，胡萝卜 10 克，香菇、酱油、黄酒等各适量。将天麻用适量水浸泡 2 小时后切成小片，浸泡用的水留作煮米饭。把洗好的米放入锅内，加入瘦肉片、胡萝卜块、香菇丝、天麻片及浸泡后的水和酱油、黄酒等，加入水的总量同煮米饭相同，待米饭煮熟后拌和着吃。作平时主食。具有健脑安神的功效。适用于各类眩晕症、头痛等，亦可用于脑卒中康复期患者。

40. 药酒防治脑卒中有妙招

（1）豨莶草药酒：豨莶草、海风藤、苍术、千年健、陈皮、威灵仙、杜仲、油松节、当归、川牛膝、伸筋草、续断、熟地黄、桑寄生、茜草、白术、防风、狗脊、木瓜、秦艽、玉竹、防己、独活、川芎、制没药、制乳香、红花、肉桂、麻黄、白酒。有市售供应。或由医师处方后浸制。将上药筛净去灰泥杂质，晒干备用，购上好烧酒 2500 毫升，将药浸入，封紧密闭，待 2 ～ 3 个月后服用。每服 15 毫升，每日 2 次。具有活血补肾、祛风除湿的功效，临床用于治疗骨痛膝弱、四肢麻木、手足无力及脑卒中后口眼歪斜、语言謇涩等症。

（2）史国公药酒：玉竹、鳖甲（炙酥）、白术、牛膝、桑寄生、蚕沙、川芎、防风、木瓜、当归、红花、甘草、羌活、独活、续断、鹿角胶、红曲、白酒。有市售供应。有 250 毫升或 500 毫升瓶装两种。或由医师处方后浸制，将上药晒干筛净泥灰杂质，购上好白酒 2500 毫升，将药浸入密封，待 15 ～ 30 日后开启服用。每次 15 毫升，每日 2 次。具有活血通络、祛风除湿的功效，临床多用于治疗风寒湿痹日久，手足麻木，骨节疼痛，屈伸不利；或脑卒中邪犯经络，口眼歪斜，半身不遂，日久肌痿无力等。

（3）枸杞浸酒：枸杞子、蚕沙、苍耳子、恶实、防风、大麻子、茄子根、牛膝、恶实根、桔梗、羌活、秦艽、石菖蒲、白酒等。将上药晒干筛净泥灰杂质，以双层纱布袋盛，装入罐，将上好白酒2500毫升倒入罐内，封固15～30日后，开启服用。每日1～2次，每次10毫升左右，亦可睡前送服。具有祛风和络、滋阴养血的功效，治脑卒中身如角弓反张，若久服悦泽颜色，滋润皮肤，益气强力。

（4）治瘫痪酒：灵仙、怀牛膝、苍术、桂枝、木通、黄酒。将上药加工成粗末，入净瓶内，注入黄酒2500毫升，密封浸泡7天，开封滤渣备用。每日2次，每次服15毫升。具有祛风除湿、温通经络的功效。适用于脑卒中后遗症、半身不遂等。

（5）白花蛇药酒：白花蛇肉30克，全蝎6克，当归、防风、羌活、白芷、天麻、赤芍、甘草、鸡血藤、乳香、颟筋、没药、红花、菊花、木瓜各15克，马钱子（炙）、血竭各9克，白酒2500毫升，白糖1000克。将一条蛇去头尾各10厘米（3寸），用白酒浸后去骨刺取净肉，再将17味药装入纱布袋里，与白酒、白糖共置罐内，密封后放入锅中煮沸3小时，待凉后去渣即成。每日早、晚各服1次，每次口服15～20毫升，温服。本药酒通经力强，且全蝎、马钱子有一定的毒性，不宜增量饮用。孕妇忌服。具有通经活络，祛风除湿的功效。适用于脑卒中后半身不遂、口眼歪邪、风湿寒痹有痉挛足痿、肢体不仁、关节疼痛等症状者、恶疮疥癞。

（6）复方淫羊藿酒：淫羊藿、巴戟天、鸡血藤各50克，白酒1000毫升。把药物一起研为粗末，纱布袋装，扎口，白酒浸泡。14日后取出药袋，压榨取液，并将药液与药酒混合，静置，过滤后即可服用，每次服20毫升，每日服2次。具有补肾强筋、活血通络的功效。适用于脑卒中偏瘫、肢体麻木拘挛、风湿久痹及陈旧性跌打损伤伤痛。

（7）复方黑豆酒：黑豆250克，丹参、桂枝、制川乌各150克，黄酒3000毫升。将黑豆炒熟趁热投入酒中。余3味粗碎，同黄酒置容器中，再入豆淋酒，密封，用灰火煨，常令热，待酒约减半，即去渣取酒。每次温服 20 ～ 30 毫升，每日早、中、晚及临睡时各服 1 次。具有活血祛瘀、利湿除痹、温经通络的功效。适用于脑卒中后半身不遂。

（8）全蝎酒：全蝎、僵蚕、白附子各 30 克，白酒 250 毫升。将前 3 味捣碎，置容器中，加入白酒，密封，浸泡 3 ～ 7 日，过滤去渣。每次口服 10 ～ 15 毫升，每日服 2 次。具有祛风通络、化痰止痉的功效。适用于脑卒中后口眼歪斜，兼治面瘫。

41. 针刺防治脑卒中有妙招

脑卒中患者针刺后可使脑动脉弹性和紧张度改善，血管扩张，血流量增加，以针刺 20 ～ 30 分钟时变化最大。兼有头痛的患者脑血流图上升时间延长，针刺翳风穴后头痛可缓解，血流图波幅下降趋于正常。艾灸对血流也有影响，如艾灸百会、天窗，脑血流图可明显改善，脑部血容量和循环血量增加，施灸侧改善明显优于未灸侧，血容量偏低部位的改善又较偏高部位明显。

（1）脑卒中半身不遂：脑卒中中经络时，可仅出现半身不遂而无神志改变，这表明邪入不深，仅因经络不通、气血郁滞或气虚血瘀所致。针刺的治疗原则为疏通经络，调和气血。其初起者可单独针刺患侧穴位，久病不愈者可刺灸双侧，初病宜用泻法，久病则宜补泻兼施。可选用肩髃、曲池、合谷、环跳、阳陵泉、足三里、解溪、昆仑诸穴。有些脑卒中半身不遂患者其肢体症状很难恢复，故应根据上、下肢经脉循行特点，分别加上一些穴位，以促使其恢复。上肢可选配肩髎、阳池、后溪等穴；下肢轮流选取风市、阴市、悬钟等穴。病程日久，上肢宜配大椎、肩外俞；下肢宜配取腰阳关、白环俞。

（2）脑卒中半身不遂兼症：①肌肉出现强直、拘挛。半身不遂迁延日久，往往由软瘫转变为硬瘫，患者肌肉出现强直和拘挛现象，西医称这种情况为肌张力增强。根据临床表现，又分为折刀样肌张力增强及齿轮样肌张力增强。针刺治疗除选用半身不遂所取穴位外，尚宜增加一些穴位，如肘部强直拘挛明显加曲泽；腕部强直拘挛明显加大陵；膝部拘挛明显加曲泉；踝部拘挛明显加太溪；手指拘挛加八邪穴；足趾拘挛加八风穴。②患肢出现无力下垂。脑卒中半身不遂，虽经两三个月的治疗，而肢体活动功能恢复非常缓慢，往往出现手腕和足踝部的下垂，表现为手腕及足踝部无力，手部活动和足部上翘动作不能完成，针灸治疗应在原来基础上，加强足踝部及手腕部穴位的作用，腕部可配合针刺阳谷、养老、阳池、阳溪、合谷等穴；踝部宜刺解溪、中封、商丘、丘墟等穴。并需较长时间坚持治疗，配合必要的功能锻炼，经常活动腕、踝关节，才能达到预期的治疗效果。③半身不遂兼下肢足内翻。脑卒中偏瘫日久，由于肌张力增强的原因，常出现足内翻，患足不能放平，脚踝部向内翻转。针刺治疗时可用"丘墟透照海"，针灸医师用左手将足内翻的脚部用力扭向内侧，同时用50～70毫米的毫针，从丘墟处进针躲开踝部骨头将针刺至照海穴，以在照海穴皮下能摸到针尖为度，施捻转泻法。④半身不遂兼有患侧肢体麻木。西医称半身不遂为运动功能障碍，而麻木为感觉功能障碍，脑卒中半身不遂患者往往同时兼有患侧肢体的麻木，即运动、感觉功能均不正常。遇到这种情况，除采取常规的针刺治疗方法以外，可配合皮肤针疗法。皮肤针又称七星针、梅花针，针具形状像一小锤，镶着5～7支短针，使用时手持针柄，用短针轻叩皮肤表面，以皮肤表面潮红充血为度。可从上、下肢的近端向远端沿着经脉或肌肉的纹理叩刺。用力要轻重适度，过轻治疗效果较差，过重则皮肤充血甚至出血，使患者有畏惧感。每日叩针1次，每次20～30分钟。

（3）脑卒中口眼语言诸症：针刺治疗脑卒中语言不利。脑卒中不语及语言謇涩是脑卒中的主要临床表现，针刺治疗取局部穴与远端穴配合应用，可取廉泉、下大迎（大迎穴下，下颌骨的下缘）及通里穴。虽然能语言，但舌根强硬吐字不清者，可用三棱针在舌下系带两侧的静脉（金津玉液穴）上点刺放血。针刺治疗脑卒中口歪。脑卒中出现口歪，属西医学中枢性面瘫范畴，多与半身不遂、语言謇涩同时出现，因此与单纯出现的口眼歪斜者的病因病理不同，治疗方法亦异。取穴应在治疗脑卒中的基础上，加地仓、颊车、合谷、内庭诸穴以达到疏导面部经脉之气及全身经气的作用，使气血调和，筋肉得以濡养，则不单纯治口歪而使口歪可愈。亦可轮流取用迎香、颧髎、下关诸穴。流涎者加取承浆穴；遇事善怒、情绪易于激动者加太冲、内关穴。

（4）耳针治脑卒中半身不遂：中医学理论认为，耳与全身经络、脏腑各个部位存在着多种直接或间接的关系，所以耳穴能够治疗多种疾病。近年来随着耳针在临床上的广泛应用和理论研究的不断深入，耳针不仅能够治疗许多常见病、多发病，而且能够治疗某些疑难病。脑卒中的各种类型都可选用相应的耳穴进行治疗，尤其是中经络半身不遂、语言不利、口眼歪斜等症状，或中脏腑神志清醒后遗留的肢体症状、语言障碍，则更是耳针的适应证。

取穴：肾上腺、神门、肾、脾、心、肝、眼、胆、脑点以及瘫痪相应部位的穴点，如上肢不遂可选取指、肘、腕、肩；下肢不遂酌选跟、踝、膝、髋等穴。兼高血压病患者，加入降压沟。以上穴位较多，每次选取3～5个穴，用双侧穴。病程时间较短者每日1次，病程时间较长的后遗症患者隔日1次，每治疗10天为1个疗程，休息5天，再做第2个疗程。疗程多少，应视病情而定。

人体在患病时，往往会在耳郭相应的区域出现反应，在临床上，常以肉眼观察的方法，寻找耳郭上的阳性反应点进行治疗，这种方法简便且易于掌握。

　　肉眼观察耳穴可以采取用直视法或借助放大镜观察耳郭上的外形、色泽等变化，具体方法如下：①最好在自然明亮的光线下进行，其顺序是对耳郭由上而下，由内而外，由前到后细心观察。②观察前不要洗擦和搓揉耳郭，以保持耳郭原有的形态和色泽，避免人为因素影响耳郭的阳性反应标志。③观察的内容主要有变色、变形、丘疹、皮屑等病理反应。变色，有点状或片状发白色、点状或片状充血红晕，圆圈形边缘红晕中间发白及暗灰色等。压之能褪色为阳性反应，反之若压之不褪色则不是阳性反应，而是表皮色素沉着所致。变形，如结节、棱形、条索状隆起，点状或针尖状凹陷。丘疹，呈红色或白色，如小疙瘩样，也可形成小疱疗。皮屑，糠皮样脱屑并不易擦掉，若一擦即脱掉为正常脱屑。

　　脑卒中后遗症患者，往往在耳郭表面出现压痛点，刺激这些压痛点就能起到治疗作用。寻找压痛点可用专用的探棒，一般木棒、金属棒、骨簪或火柴梗也可使用，只是要求接触耳郭皮肤的一头顶端应光整圆滑。并应注意以下几点：①做到轻、慢、匀。即用力要轻，所用力量在正常皮肤上按压应不出现疼痛或疼痛不甚，耳郭可留下轻度压痕；动作要慢，使患者有体会和比较的时间，以便找出比较痛的一点；压力要均匀，就是说压力要轻重一致。自上而下、自外而内对整个耳郭进行探察，切勿间距过大，以免遗漏阳性点，或因轻重不均匀而出现假阳性点。②阳性压痛点是一种难以忍受的、由里向外隐放性的刺痛、酸痛、胀痛、麻木或烧灼感，当探棒触及痛点时，患者常出现皱眉、躲闪、呼痛、拒按等现象，而正常的穴点一般为钝痛、浅表压痛、容易接受。③探测时压力轻重应根据患者的年龄、性别、职业等有所区别。视皮肤厚薄及感觉可适当调整。

　　耳针操作方法有多种，现介绍一种最常用的方法施用于脑卒中患者。

　　针具一般选择直径为0.30毫米、长15毫米的毫针，选好敏感点或耳穴，施术者用左手拇、示指固定耳郭，中指托起要刺的耳背，将针对准应刺的部位，利用指力和腕力配合，快速垂直捻转进针。将针刺入后，可连续或间断进行小幅度捻转，每穴 1～2 分钟，然后留针约半小时。此法刺激强度略大，相当于中等度刺激，一般脑卒中后遗半身不遂等症均可采用。

42. 温针灸法防治脑卒中有妙招

温针灸法是指在针刺法时配合艾灸的疗法。本法具有通经络、温中和胃、温里助阳等功效，对防治脑卒中有一定的疗效。

（1）脑卒中

主穴：神阙、关元、足三里、绝骨、肾俞、曲池、颊车等。

配穴：气海、风门、命门、风池、地仓、合谷、肩髃、风市等。肘关节不灵活者加曲池、天井、小海；腕关节不灵活加阳池、阳溪、阳谷、内关。

方法：每次取 3～6 穴，每穴灸 20～30 分钟，每日 1 次。

（2）脑卒中小便失禁

主穴：神阙、关元、中极、命门、三焦俞、三阴交。

配穴：百会、肾俞、小肠俞、膀胱俞、委阳、阴陵泉、至阴穴等。

方法：每次取 3～5 穴，每穴灸 15～20 分钟，每日 1 次。

43. 拔罐防治脑卒中有妙招

拔罐疗法民间俗称拔火罐，是以罐为医疗用具，借助热力排除罐内的空气，造成负压，使罐吸附在一定的腧穴或某些部位上，使之产生刺激，造成瘀血外流或局部充血，从而达到治疗疾病的目的。拔罐疗法具有行气活血、通络舒筋、止痛消肿、散风祛寒除湿等作用，因而适用于脑卒中后遗症半身不遂、肌肉挛缩疼痛、口眼歪斜诸症。运用得法可以收到针刺及其他疗法所不能比拟的良好效果。该法简便易行，且无副作用，在专职针灸医师指导下，患者家属也可操作。

脑卒中中经络出现半身不遂、口眼歪斜之症，或中脏腑昏迷清醒后，仅留下半身不遂等症，均可施以拔罐疗法。半身不遂患者，特别是患侧肌张力增高，形成拘挛性瘫痪者，可在患肢的一些重点穴位如肩髃、肩髎、臑俞、曲池、环跳、阳陵泉、丘墟穴拔罐或刺络拔罐。中枢性面瘫或口歪者，可于牵正、地仓、下关等穴处施以拔罐法。脑卒中后遗诸症均可随症选穴加减。

拔罐疗法的操作方法：

（1）用摄子夹 95% 酒精棉球，点燃后在罐内绕 1～3 圈，抽出棉球，并迅速将罐子叩在应拔的穴位上，这种方法比较安全，是各种疾病中常用的拔罐法。但需注意点燃的酒精棉球不要停留在罐内的某一部位，那样容易将罐口某一处烧热烫伤皮肤。近年有人研制出气压治疗罐，采用气泵原理，将罐内抽气至负压，使塑料制成的罐紧吸于皮肤表面，从而达到治疗的目的，这种治疗罐使拔罐法更加简便，且从根本上避免了烫伤，脑卒中患者也可以采用。

（2）对于痉挛性偏瘫，或偏瘫某一部位出现疼痛者，可用刺络拔罐法治疗，即将应拔罐部位的皮肤消毒，用三棱针点刺出血或用皮肤针叩刺该部位，然后将火罐拔吸于该穴上，使之出血，以加强其刺血的作用。一般刺络拔罐可将罐留置 10～15 分钟，秋冬季时间亦可稍长，然后将罐起下，揩净渗血，并用消毒棉球按压针孔，以防止感染。

拔罐治疗脑卒中虽属操作简便、相对安全的方法，但也有一定的禁忌证，治疗中要格外注意：①并非由脑卒中直接导致的肢体抽搐、痉挛等，而是由于脑卒中患者兼有全身发热性疾病所导致的头痛眩晕、抽搐、痉挛，不宜用拔罐疗法治疗。②虽有脑卒中半身不遂诸症，但同时存在各种皮肤病、皮肤溃疡、皮肤过敏者，不宜用拔罐疗法。③脑卒中患者呈恶病质，或兼有严重贫血者，不宜施以刺络拔罐法。④毛发部位及大的表浅动脉血管处不宜采用拔罐法。⑤脑卒中病兼有严重水肿者，不宜用。

44. 刮痧防治脑卒中有妙招

刮痧疗法可分两种：一种是直接刮痧疗法，另一种是间接刮痧疗法。所谓直接刮痧疗法就是用工具直接刮摩人体某个部位的皮肤，使皮肤发红、充血，而呈现出紫红色或暗黑色的斑点，这种方法多用于体质比较强壮而病症又属于实盛的证候。间接刮痧疗法是在施术时用一块毛巾或棉布之类隔于人体所需要刮摩的部位上，然后用工具在毛巾或棉布上进行刮摩，使皮肤发红、充血，呈现出斑点，由于有物所隔，间接作用于人体，所以其产生的刺激比直接刮痧疗法所产生的刺激弱一些，这种方法多用于婴幼儿、年老体弱者及患有某些皮肤病的患者。

刮痧疗法的刮摩方式有平刮、竖刮和角刮。所谓平刮，就是用刮痧板的平边着力于施刮部位上，按着一定的方向进行较大面积的平行刮摩。竖刮也是用刮痧板的平边着力于施刮部位上进行较大面积的平行刮摩，所不同的是方向为竖直上下。角刮是用刮痧板的边、角着力于施刮处，进行小面积的刮摩，如鼻沟处、神阙、听宫、听会（耳屏）处、肘窝处。

使用刮痧疗法，除了让皮肤上发红充血、出现斑痧点，刮痧能否应对疾病，还要看刮摩过程中能否"得气"，即刮摩过程中是否产生酸、胀、麻、重、沉等感觉反应，这种感觉和反应呈放射性、扩散性。能"得气"，说明刮摩后产生了应有的治疗效应，疾病可以好转或痊愈，反之则无用。能否"得气"是由刮摩方法、次数、时间长短等因素决定的。

脑卒中患者可取的穴位有头部、背部、面部、手足部。头部刮治整个区域，即以前发际为起点，后发际为终点，由前向后，从中间至两侧刮。背部刮夹脊穴；若口眼歪斜，加刮病侧面部，并用手指按揉阳白、太阳、四白、地仓、翳风穴位，可病侧与健侧每日交替按揉；半身不遂者，加刮手部肩髃、曲池、手三里、外关、合谷区域，足部环跳至阳陵泉、足三里、解溪、太冲穴；神志不清者，指压人中穴；正气外脱者，加刮气海、关元穴。患者取坐位或侧卧位，施术者以中等力度刮头部 5 ～ 10 分钟，继则在背部涂上刮痧介质，以中等力度刮至局部潮红。然后根据其属口眼歪斜，抑或半身不遂等选刮相应部位。刮治力度适中，刮至局部出现潮红为度。每日刮治 1 次，20 日为 1 个疗程。手足部可配用拍痧法。若属脑出血性脑卒中者，须待出血停止，病情稳定，方可进行刮治。

45. 推拿防治脑卒中有妙招

推拿又称按摩，属中医外治法之一。它是通过手法作用于人体体表的特定部位，以调节人体脏腑、经络及与脏腑相联系的器官组织的生理病理状态，从而达到治疗目的。推拿运用各种手法技巧，通过所产生的外力，直接作用于病伤部位，可起到舒筋通络、活血化瘀等作用。推拿的作用还表现在腹部与背部，以相应的手法作用于腹部和背部的特定部位或腧穴，可使手法的功效，经过经络系统输送到脏腑、器官、组织，起到调整脏腑气血作用。推拿虽作用于人体体表部位，但由于其手法的深透作用，加强了体内外的气血运行，改善了机体的内环境，从而达到治疗疾病的目的。脑卒中患者特别是脑卒中中经络所出现的半身不遂、口眼歪斜、语言不利等诸症，其病机存在着不同程度的经络不通，筋脉拘挛，气滞血瘀。而舒筋活络，活血化瘀，理筋整复，调整脏腑功能等正是推拿所能达到的治疗目的。故脑卒中患者完全可以采用推拿来进行治疗，达到康复的目的。

（1）气虚中经络半身不遂：患者平素气血衰少，经络空虚，手足麻木，时感眩晕，此时若再遭风邪侵袭，则会卒然发病，出现口眼歪斜、语言不利、口角流涎、半身不遂等症状。采用推拿疗法可取肩井、肩髃、肩贞、天宗、风池、环跳、殷门、委中、足三里、髀关、梁丘等穴。常用按、揉、捏、拿等手法。具体操作方法：①患者取仰卧位，施术者站在患者的病侧，用捏拿法在患侧下肢内侧反复施术1～2分钟，继而用拇指按揉法在足三里、髀关、梁丘穴上进行按揉，每穴揉法操作1分钟，按揉时患者的穴位周围出现酸麻胀的感觉效果才好。②患者转变体位，改为俯卧位，施术者站在患者的病侧，用捏拿法在患肢的外侧面反复施术1～2分钟，然后用拇指按揉患肢的环跳、委中、殷门、承山等穴，每穴持续约1分钟，按揉时患者觉得穴位周围出现酸麻感为佳。③患者改为坐位，施术者位于患者的病侧。用捏法或拿法在患侧上肢的阳面反复施术1～2分钟，继而用拇指在风池、肩贞、肩髃、天宗等穴上按揉，每穴约1分钟，至穴周围有酸麻感出现。④用拿法在肩井穴上反复捏拿3～5遍，以患者微微出汗为佳。

（2）脑卒中上肢活动不利：自我推拿仅适用于脑卒中病后遗症较轻者，半身不遂严重者仍应以中西药物或针灸治疗为主，自我保健推拿可作为康复辅助方法，其方法如下：①患者取仰卧位，用健侧手拇指分别按揉合谷、曲池、手三里等穴1分钟，以出现酸胀感为度。②用健侧手握住患手腕部，向健侧下方反复牵提30～40次，目的是通过牵提借以活动患侧的肩肘关节。③用健手从腕部至肩揉患臂，然后在患侧上肢用拿法3分钟，患肢有热感为佳。④患者取坐位，用健手向上方牵提患臂10次。通过治疗及功能锻炼，逐渐达到在不用帮助的情况下患臂能抬高数次，并努力将手指伸开，锻炼握拳，开始时可能很难做到，可以意念支配行动，坚持锻炼一定会收到效果。⑤用健手逐个推拿扳动搓捻患侧手指，并将患肢手指理直，然后用健手示指、中指夹住患指，用力向指尖端移动，在离开指端时要猛然用力，可听到健侧示、中指撞击发出之声，每次施术 3～5 分钟。

（3）脑卒中下肢不遂：对脑卒中偏瘫的下肢，患者也可进行自我推拿以协助其恢复功能。①扶着床边或桌子、椅背站立，并努力屈曲膝关节，然后伸直，如此反复进行 10～20 次。②坐于床边，努力抬腿，活动踝关节，先按顺时针方向活动 10 次，再按逆时针方向活动 10 次。如果尚无力做到，可以意念支配其活动，所谓意念支配，就是患者全神贯注到踝部，心想踝关节已经活动了，虽然最初可能效果不大，但只要坚持锻炼，其运动功能必能取得进步。③以健侧手由上向下，由内至外，反复揉搓患侧下肢 10 多遍，以有热感为佳。④患者坐于床上，患侧下肢屈曲，用健侧手搓脚心，然后逐个将患肢脚趾上提，并捏挤脚趾。⑤健手握拿住患侧足部，将下肢反复伸、屈数遍，以有酸胀感为度。⑥由上至下反复捶叩患侧下肢 1 分钟。可根据患者情况，每天进行 1～2 次。

（4）半身不遂兼患侧肩部疼痛：半身不遂日久，肩关节废用，极容易导致肩部软组织黏连，出现主动或被动运动时疼痛，活动受限，患者可用健侧上肢对患侧进行自我按摩。①患者取坐位，以健侧上肢施行手法。②用掌揉患侧肩部疼痛部位 1～2 分钟，力度由轻渐重，使局部觉有由外向内热度为佳。③捏拿患侧颈部肌肉（斜方肌）及腋窝前后的肌肉。④着重点揉患处各压痛点 1～2 分钟，使局部有酸胀感。⑤用拇指及其余四指指腹，沿上臂正面肌肉（肱二头肌）走行自上而下进行弹拨手法，力量以本人能耐受为度。⑥沿肩关节向前臂梳理十多次，中间加上捏拿手法。⑦用健侧各手指点按肩井、肩髃、臑俞及曲池穴各 1 分钟。⑧手虚握拳，在肩关节周围叩捶 1～2 分钟。

（5）上肢不遂兼患侧肩周炎：上肢不遂兼患侧肩关节疼痛，为失用所致肩关节软组织粘连，在自我按摩的同时，还应做好如下辅助治疗。①做患侧上肢的前臂大回环 5～10 次。②做患臂由前方扳向后背的动作。逐渐用力向后伸 10～15 次。③两手相握，由胸前徐徐上举越过头顶，上升至最大限度，坚持片刻然后放松，重复 5～10 次。④患侧手由患侧向健侧耳朵移动，并力求触及耳朵，应重复 5～7 次。若患侧上肢肌力很差，此法不必勉强进行。⑤患侧上肢充分放松，并不停抖动 1 分钟。此外，还要注意患肢及肩关节部位要保持温暖，特别是夜间要避免露肩着凉。同时要注意避免剧烈活动，不要故意负重。在进行自我按摩时可进行局部热敷，严重的患者还需辅以理疗、针灸、药物等治疗方法。

（6）脑卒中口眼歪斜：口眼歪斜是脑卒中始发症状及后遗症的主要表现，可以进行自我推拿，以协助医师加快治愈该病。①不兼半身不遂者，可用双手推拿，若同时兼有半身不遂，特别是上臂不遂者，可用健侧来推拿。②用双手或健侧手掩面，由前额向下按摩，由轻渐重，使面部略感发热，一般可施行 30～40 分钟。③用拇指指腹按揉印堂穴（两眉中间）、阳白穴（眼眉直上）、睛明穴、迎香穴、颊车、下关穴等。力度可视个人承受能力而定。④用中指轻按于患侧眼皮上，做顺、逆时针方向的指揉，10～20 圈。⑤口唇微闭，上、下牙齿相互叩击 50～100 次。⑥用拇指偏侧，沿患侧鼻翼纵向指推 10～20 次，以面部觉得发热为佳。⑦以手掌大鱼际部揉患侧面部，自上而下 20～30 遍。⑧用双手拇指或健侧拇指按揉风池，拿颈部 1 分钟，最后按压合谷穴。

（7）脑卒中后记忆力减退及眩晕：脑卒中后记忆减退多因脑萎缩、脑供血不足等所致，可用自我推拿法来辅助治疗。①健侧手由前至后反复搓摩头部 1 分钟。②健手五指分开，由前面头发边缘开始，向后推擦头部，然后改用拿法 1 分钟。③健手五指分开，以指腹叩打头皮片刻。④用健手点按风池、风府、太阳、肩井、曲池等穴，每穴半分钟至 1 分钟。

以上推拿疗法可根据患者情况每天多次进行。

（8）脑卒中兼失眠：脑卒中后，由于精神紧张或情绪低落，往往兼见失眠症状，经过自我推拿及精神开导多数患者均能安然入睡。其手法如下：①端坐于床上，双手五指伸开梳子状，以指腹着于头部由前面头发边向后头运行至风池穴，共梳摩30～40遍。若一侧上肢不遂可仅以健侧操作。②双手拇指指腹置于双侧太阳穴按揉1～2分钟，然后用拇指按揉耳尖直上的率谷穴1～2分钟。③用双手中指指腹按揉风池、风府穴2～3分钟。④用双手大、小鱼际处由鬓角向耳后行推法20～30次。⑤双手十指散开，用指腹叩打头皮1～2分钟。⑥双手交替揪提头发，牵动头皮，一揪一松，反复3～5遍。⑦然后患者取仰卧位，用双手按揉腹部2～4分钟，以觉得有温热感向腹内传导为度。⑧双手中指指腹按揉中脘、气海、关元穴各2分钟。以上所述均为双施术，若半身不遂患侧上肢不能运动或运动不灵活者，可仅用健侧，不必拘泥。

46. 中草药贴敷防治脑卒中有妙招

贴敷疗法是把适用于治疗脑卒中的中药材烤干研成极细末，用水、醋、油等调成膏糊状，或将药末撒于膏药上直接贴敷患者或腧穴，用以治疗脑卒中病各种症状。因此法可使药物直接作用于患处或腧穴，通过疏通气血，调节脏腑功能而发挥健脾益气、泻火解毒、活血化瘀、消肿定痛、舒筋和络、开窍定惊、化痰开塞之功效，对治疗脑卒中病有很好效果。

（1）脑卒中瘫痪膏：穿山甲60克，大川乌60克，红海蛤60克。上药为末，每用15克，捣葱白汁和成厚饼，直径1.5厘米左右，随左右贴脚心缚定。静室安坐，以贴药之脚浸热汤盆中，待身麻汗出，急去药膏，宜谨避风，隔半月再治，以图除根，并宜饮食调养之。具有活血化瘀、祛风和络的功效。适用于脑卒中瘫痪，手足不举。

（2）大臭牡丹膏：大臭牡丹茎叶 100 克，香油 100 克、桐油 100 克。以微热烘软膏药，贴于一侧的曲池穴、足三里穴、血海穴，每 3 日贴换另一侧，连续贴 7 次，以每月加强贴 2 次，每次间隔 5 天，坚持数月。具有凉血化瘀、清热开窍的功效。适用于高血压病、脑卒中先兆。

（3）万灵膏：甘遂 60 克，蓖麻子仁 120 克，樟脑 30 克。捣作饼状患处贴之。具有清热泻火、通络开窍的功效。适用于肢体麻木酸痛。

（4）木瓜除痛膏：宣木瓜数枚，以酒、水各半，将木瓜煮烂捣膏，乘热贴于患处，以绵裹之，冷即换，每日 3 ～ 5 次。具有祛风和络、温筋止痛的功效。适用于脑卒中后脚筋酸麻痛诸症。

（5）芥子贴痛膏：芥子适量，捣为末，调酒贴背部，其效显著。具有温筋通络、化瘀祛痰的功效。适用于脑卒中后腰脊胀痛。

（6）文殊兰叶膏：鲜文殊叶适量，将上药切碎调麻油，烘热贴患处，每日一换。具有凉血化瘀、祛风和络的功效。适用于脚手关节酸痛、脑卒中半身不遂。

（7）蓖麻仁膏：蓖麻仁适，捣膏，左侧歪贴右，右侧歪贴左。具有祛风和络的功效。适用于脑卒中口眼歪斜。

（8）星姜膏：天南星适量，生姜（取汁）酌量。上药研为细末，生姜自然汁调膏，摊纸上贴之，左歪贴右，右歪贴左，待干即洗。具有化痰开窍、温经散寒的功效。适用于脑卒中口眼歪斜。

47. 药浴防治脑卒中有妙招

药浴疗法是在中医学理论指导下，选用天然草药加工制成浴液，熏蒸洗浴人体外表，以达到养生治病的目的。药浴疗法与内服药物的给药方式、途径均不同，其作用机制也有其独到之处。药浴疗法的作用机制包括了刺激作用和药效作用两个方面。药浴能促进血液循环，调节机体新陈代谢，改善神经功能，调整神经、体液与内分泌之间的平衡。

（1）取生姜 60 克，醋 100 克，一同放入砂锅中共煎，以汁洗患肢，每日 1 次。备用。具有祛风活络的功效。适用于脑卒中后肢体麻木。

（2）取嫩桑皮 30 克，槐枝 60 克，艾叶 15 克，花椒 15 克，加水煎煮，去渣，趁热频洗面部，先洗歪的一面，再洗另一面，洗后避风寒。具有泻肺平喘、散寒除湿的功效。适用于脑卒中后口眼歪斜。

（3）取伸筋草 30 克，透骨草 30 克，红花 10 克，放入锅中，加水 2000 克，煮沸 10 分钟，去渣取药液，待药液温度 50 ～ 60℃时浸洗手足部 15 ～ 20 分钟，汤液温度降低后须加温，每日 3 次，30 天为一疗程。浸洗时，手指、足趾可在药液中进行自主伸屈活动。具有舒筋缓急、祛风除湿的功效。适用于脑卒中后手足拘挛者。

（4）取商陆 6 克，松树须 10 克，红蓖麻 10 克，放入锅中，加适量的水煎煮，去渣，用药液的热气熏蒸面部。具有泻水消肿的功效。适用于脑卒中后口眼歪斜。

（5）取鲜杨树皮 60 ～ 100 克，放入锅中，加水 1000 克煎煮至沸，去渣，趁热熏患侧面颊，在器皿下置一小炉，小火缓缓加温，使热气持续而均匀，每次 40 ～ 60 分钟。热熏 1 次未恢复正常者，隔 2 天再熏，3 次仍未恢复正常者，改用别法。此法具有祛风活络的功效。适用于面神经麻痹。

（6）取白芷 6 克，白附子 6 克，白菊花 6 克，防风 6 克，僵蚕 10 克，细辛 2 克，天麻 4.5 克，天南星 6 克，橘络 6 克，薄荷 3 克，放入锅中，加水煎煮，去渣，热熏，温洗患处。具有祛风活络的功效。适用于面神经麻痹。

（7）以生草乌、桂枝、红花、老鹳草、生姜、辣椒各 30 克，加水煮 1 小时，倒入浴缸，扶患者浸泡入浴，起浴时用温水冲洗干净，隔日洗浴 1 次。具有祛风活络的功效。适用于脑卒中患者。

48. 药枕防治脑卒中有妙招

治疗脑卒中病使用药枕疗法是民间常用的一种方法，因其制作、使用方便，疗效较好，故深受欢迎。一般选用具有芳香开窍、安神定志、疏通经络以及行气活血的中药材制作而成。常年使用对预防和治疗脑卒中都有益处。

（1）清肝枕：杭菊花、冬茶叶、野菊花、辛夷各 500 克，薄荷、红花各 100 克，冰片 50 克。上药除冰片外共研细末，要和入冰片，装入枕芯，做成药枕，令病者枕之。3 个月为 1 个疗程，每日使用不少于 6 小时。适用于脑卒中后遗症、高血压病、动脉硬化、眩晕头痛及鼻炎等症。

（2）磁石枕：磁石适量，打碎成末，装入枕芯，做成药枕，令患者使用，每日不少于 6 小时，常年使用效佳。适用于脑卒中后失眠、高血压病、心悸等症。

（3）菊丹芎芷枕：菊花 1000 克，牡丹皮、白芷各 200 克，川芎 400 克。上药烘干共研细末，装入枕芯，制成药枕，令病者使用。3 个月为 1 个疗程。体胖者牡丹皮可加至 300 克。适用于脑卒中后头痛不寐诸症。

（4）活络通经枕：当归、羌活、藁本、制川乌、黑附子、川芎、赤芍、红花、广地龙、广血竭、菖蒲、灯芯、细辛、桂枝、丹参、防风、莱菔子、威灵仙各 300 克，乳香、没药各 200 克，冰片 20 克。将上药除冰片外共研细末，和入冰片，令匀，装入枕芯，做成药枕，令病者使用。每日垫用 6 小时以上，3 个月为 1 个疗程。适用于脑卒中后半身不遂、口眼歪斜、颈椎病、肩周炎等病症。

（5）蚕沙枕：蚕沙适量。将蚕沙酒炒，装入枕芯，令患者枕之，隔日 1 次。适用于脑卒中瘫痪四肢不举及高血压病等。

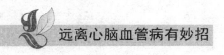

49. 散步防治脑卒中有妙招

散步运动有以下益处：①增加血管弹力、减少血管壁破裂的可能性，对防治脑出血非常有益。②增加肌肉的力量和促进血液循环，使人体更好地进行新陈代谢，有利于脑卒中后偏瘫等症的康复治疗。③增强对紧张的忍耐力，可使心情开朗愉快，而不易发生心悸、心慌。④减少甘油三酯和胆固醇在动脉壁上聚积的可能，并能降低血糖和减少血糖转化成甘油三酯的机会。⑤减少血凝块的形成，有利于防止脑血栓形成或脑梗死。适合脑卒中患者的 5 种散步运动方法如下。

（1）普通散步法：每分钟 60 ～ 90 步，每次 20 ～ 40 分钟。适合于冠心病、高血压病、脑卒中后遗症或患呼吸系统疾病的老人。

（2）快速散步法：每分钟 90 ～ 120 步，每次 30 ～ 60 分钟，适合于预防脑卒中和关节炎、高血压病的治疗。

（3）反臂背向散步法：行走时把手背在后腰命门穴，缓步背向走 100 步，然后再向前走 100 步，一倒一前反复走 5 ～ 10 次。适合于脑卒中肢体不利、行步蹒跚者的康复治疗。

（4）摆臂散步法：两臂前后做较大幅度的摆动，每分钟走 60 ～ 90 步，适用于半身麻木、偏枯。

（5）摩腹散步法：这是中医传统的养生法。散步时旋转按摩腹部，每分钟 30 ～ 60 步，每走一步按摩一周，正转和反转交替进行，每次散步时间为 3 ～ 5 分钟，适合于脑卒中后便秘患者。

50. 健身操防治脑卒中有妙招

（1）家务健身操

每天做点家务，是大多数人的习惯，但若将做家务与健身运动联系起来，可一举两得，脑卒中患者在力所能及的情况下，做家务保健操，既可以增强治疗信心与增加生活乐趣，又十分有益于康复。

①收拾床铺，作臂部运动。首先将臂部收紧，然后抖动臂部和大腿的肌肉，这个过程进行约 15 分钟。

②扫地、拖地板，作双臂和腰部运动。在扫地、拖地板时，用双手握住扫帚、拖把柄，并尽量将其伸远一点，这样一来，腰部弯动、转动的角度也自然增大，一张一弛，双臂和腰部关节得到了运动。

③抹桌椅、擦门窗，作手臂、胸部、腰部运动。抹与擦交替进行，同时作深呼吸，使胸部得到较大幅度的扩张，腰部予以配合，一同运动。

④掸灰、吸尘，作腿部、脚尖运动。手执鸡毛掸子或吸尘器柄，脚尖站立，尽量用手往高处伸动。这姿势如同在跳芭蕾舞一般，能使小腿和脚上的神经、肌肉得以收紧，从而达到下肢结实或壮实的结果。

⑤手腕运动。在用手收拾、洗涤餐具时，尽量将手腕转动得快一些，肘关节也随着不停地伸弯。

上述所谓"家务健身运动操"，是平时做家务形成的"土操"，但是做好这些"土操"，既消除了做家务的烦恼，又强健了身体，对脑卒中康复期要加强功能锻炼的患者尤其合适。

（2）拍打健身操

通过拍打可以促进血液循环，通经活络，强筋健骨，增强机体的抗病能力，提高免疫力，从而起到强身健体和疾病康复作用。

①拍打头颈部：自己站立或坐在椅子上，双目平视前方，周身松弛，然后举起双臂用手掌同时拍打头颈部，左手拍打左侧，右手拍打右侧，先从后颈部开始，逐渐向上拍打，一直拍打到前额部，再从前额部向后拍打，直到后颈部，如此反复 5 ～ 8 次。头颈部拍打可防治头痛、头晕。头部不适时，拍打后即感轻松，这是由于拍打促进头部血液循环，对中老年还有健脑和增强记忆的作用。

②拍打胸部：取站姿，全身自然放松，然后双手半握拳，先用左手拍打右胸，再用右手拍打左胸，先由上至下，再由下至上。左、右胸各拍打200次。拍打完胸部再拍打背部，手仍半握拳，然后用左手伸到头后去拍打左背部。每侧各拍打100次。

③拍打腰腹部：站立，全身放松，双手半握拳或手指平伸均可，然后腰部自然而然地左右转动，随着转腰动作，两上肢也跟着甩动，当腰向右转动时，带动左上肢的手掌向右腹部拍打。同时右上肢及手背向右腰部拍打，如此反复转动，手掌或拳有意识地拍打腰部、腹部；每侧拍打200多次。

④拍打肩部：正坐于椅上或站立，用左手拍打右肩，用右手拍打左肩，每次拍打100次。

⑤拍打肢体：用左手拍打右上肢，用右手拍打左上肢。拍打时要周到，上肢的四周都要拍打，一般每侧拍打100～120次。拍打下肢时宜采取坐位，坐在椅子上，先拍打左腿，左脚放在小矮凳上，使整个左腿放松，用双手从上到下，从里到外，再从上到下，从里到外，由大腿到小腿进行拍打。然后再换拍右腿。一般各拍打200次。

拍打时要注意全身要放松、自然，不要紧张，呼吸平稳，注意力集中。用力要均匀，可逐渐加大力量，拍打的次数视其身体条件，不要太轻。要循序、周到，不能东一下西一下地胡乱拍打。拍打时还可以慢慢走动，最好早晨起床后进行，拍打过后感到周身舒服，心旷神怡。

（3）椅上体操

脑卒中患者一般有肢体活动受限的后遗症，为促进康复，增强锻炼是不可缺少的，现介绍一组椅上体操，很适合于脑卒中患者。

①全身放松。两眼平视，注意力集中，平静地呼吸4～5次。

②身体挺直，做一次深呼吸，腹肌内收，保持这种姿势1～2秒钟，

重复 7 ～ 8 次。

③两脚用力撑地，保持 10 ～ 12 秒钟，重复 5 ～ 7 次。

④用力收缩臀大肌，借力把身体从椅子上微微抬起一点，保持这种姿势 4 ～ 6 秒钟，连续做 6 ～ 8 次。

⑤两手在身体两侧撑住坐椅面，尽量把身体抬起，保持这种姿势 4 ～ 6 秒钟，然后放松，重复 7 ～ 8 次。

⑥伸直身体，两肩尽量向后用力，使背肌紧张，保持这种姿势 3 ～ 4 秒钟，连做 3 ～ 5 次。

⑦把手放在桌上，用力压桌面，保持紧张状态 5 ～ 7 秒钟，重复 5 ～ 7 次。

⑧重复做第一节，此操每天上下午各做一次，只要持之以恒，定会大有益处。

51. 心理保健防治脑卒中有妙招

脑卒中病急性期患者精神上常表现为烦躁不安、焦虑、幻视，甚至产生生不如死的想法。此时应以说理开导的形式说理解疑。神志清醒的脑卒中患者，往往多恐惧绝望，烦躁焦虑，缺乏战胜疾病的信心，或者易于猜疑动怒。这就要求患者家属密切配合，晓之以理，动之以情，不急躁，不厌烦，精心对患者进行治疗及照顾其日常生活，并同时帮助患者进行适当的功能锻炼，鼓励他们参加娱乐活动，增加其对生活的乐趣，从而树立战胜疾病的信心，分散他们对疾病的不良情绪和注意力，积极配合治疗，以促其疾病早日康复。

（1）说理开导法：它是指借助多种非药物的方法，以控制、改善或调整患者的精神情感状态，从而治愈、缓解或控制疾病，使患者的心理趋于康复。通过交谈使患者了解自己的情志障碍所在,用浅显易懂的道理,说服患者，解释病情，使之发泄心中郁情，了解所患疾病的性质，从而积极主动地加以自我调节，控制情志，主动解除消极的心理状态，使不良的心理得以纠正。由于此类疗法多运用语言进行疏导，故又常称为语言疏导法。此法多适用于较为通情达理的心身疾病患者，而对昏蒙多疑者，可能反而增加其忧怨。语言和词汇是心理治疗最为有力的工具，语言是对大脑皮质发生影响，并通过大脑皮质作用于躯体的强有力的刺激信息。所以，医生在进行劝说开导时，应掌握语言的技巧，设法取得患者的信任，以便针对不同性格、不同病症的患者采取不同的疏导方法，其目的是争取获得最佳的治疗效果。疑虑较重、多犹豫者，由于疑虑和困惑导致心身疾病，而又因困惑、多疑，心绪不能自拔，常常造成沉重的精神负担，以致病情加重，若能采用针对性措施，解除其疑虑，消除精神负担，破疑释误，常可从根本上治愈其病症，对于此类患者既可采用语言开导为主，又可适当借助其他一些手段（如针刺、点穴、音乐以及暗示性药物治疗等）。如由于外界条件所限，患者过分压抑、胆怯、内向而愿望不遂，积日成疾者，常可采用顺从患者的某些愿望，满足其一定的要求，以改善其不良的情感状态，纠正心身异常，从而使心身疾患获愈。从古今验案来看，医家们常用此法及时满足患者某些合理的意愿。但对于某些不合理或者客观条件尚不允许的意愿，应进行疏导说服工作。

（2）以情胜情疗法：此法与具有一定主动性的畅情疗法有所不同。在临症治疗时用畅情之类的主动心理疗法治疗后，其效果不良，患者的不佳心理状态或消极情绪并未明显改善，而且患者难于从心理上主动配合治疗，此时就应采取某种方式对患者的心理上或情感上产生一定的强制作用，以纠正其不良心理和消除情志障碍。此类疗法在治疗过程中，患者的心理状态是被动地给予纠正，故有人称之为制情被动疗法。在运用此类疗法时，由于具有强制的性质，有一定的难度，应用时一定要慎重选择，不可过于草率。

（3）意念诱导疗法：意念诱导疗法是指采用含蓄、间接的方法，对患者的心理状态施加影响，诱导其不经理智考虑和判断，直观地自觉地接受医生的治疗意见，主动树立起某种信念，或改变其情绪和行为，从而达到治疗的目的。在实践中常用意念诱导，包括语言的示意和借物喻义等。语言示意不仅包括词句语言，而且还包括行为语言，例如医生的神态、表情、动作等都会给患者带来很深的影响。在治疗中，若巧妙运用语言，暗示其某些有关疾病的情况，可使患者无意中加深对病况的了解，从而消除其心理因素，树立起战胜疾病的信心，改善其不良的情感状态，而使心身疾病得以好转或痊愈。借物示意是指借助于一定的药物或物品，使患者得以相信，以此解除患者的心理症结，而达到治疗的效果，在临床上所应用的安慰剂就是通过这一途径而在某些患者身上起作用的。

进行心理治疗时，在情感上给予患者以支持同情，分担患者的忧虑和痛苦，可以帮助患者战胜病痛，树立信心。但也不能无原则地迁就，无休止地安慰。一边给予积极地治疗，一边帮助其进行一些基本生活的训练。适当地让患者做一些简单而不需限制时间和数量的家务活或一些轻微、程序简化的工作，对患者都是有益的，可使患者增强了战胜疾病的信心。

首先，应稳定患者的思想情绪，建立良好的康复环境。而对患者悲观绝望等心理障碍，家属应表现出极大的热情，经常与他们交谈，主动地帮助他们洗脸、喂饭、洗澡、处理大小便等。事事处处关心他们，不得有任何不耐烦的表现，不要说任何伤情感的话，使他们感到心情舒畅，不孤独，有继续生活的勇气。同时，还应保持家庭安静、整洁，采光照明充足，装修布置合理，营造一个清静舒适的生活环境，这样可有助于稳定情绪，促进心理康复。

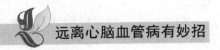

其次，要积极进行心理疏导，注意发挥药物效应。医师和家庭应根据病情的不同阶段，积极进行心理疏导工作。例如脑出血患者神志清醒后，即可告诉患者，其脑子里出了点血，经过治疗已好多了，待出血吸收后病就会好的。这种病多由高血压和动脉硬化引起，所以，不要急躁，要安心养病，按时服药，不要屏气用力，只要好好地配合治疗，病就会慢慢好起来的。通过心理疏导，多数患者都会面对现实，看到希望，争取好的结局，加速康复。另外，在病程的不同阶段，患者还会出现疼痛及其他不适，适时地给予药物治疗，发挥药物的生物效应，以解除患者的痛苦，也会增加患者战胜疾病的信心。

最后，鼓励患者加强功能锻炼，积极参加社会活动。脑卒中后遗症患者由于肢体功能障碍和心理功能障碍，其社会适应能力也存在一定程度的障碍。因此，对脑卒中后遗症患者进行心理康复治疗时，还应帮助患者恢复社会适应能力，鼓励他们下床活动进行锻炼，生活尽量自理。对患者在康复过程中的每一点进步都要给予鼓励。同时还应鼓励他们参加力所能及的学习活动、家务劳动、休闲娱乐活动和社会活动，增加其对生活的乐趣，分散他们的不良情绪，为重返工作岗位、重返社会作好准备。

当脑卒中恢复期患者出现智力障碍时，应该让患者的至亲好友诱导他回忆往事，并播放其病前喜爱的乐曲、歌曲或戏曲，以唤醒其记忆。恢复期患者还可通过力所能及的娱乐活动，例如弹琴、绘画、书法、养花、垂钓、遛鸟，愉悦其情怀，陶冶情操。

脑卒中患者除具有一般患者的心理变化外，还有因脑功能损伤而产生的较严重的心理障碍，它直接影响患者的整个恢复过程。疾病初期，患者常有侥幸心理，对自己的疾病抱有否定态度。一旦肯定后，立即失望甚至绝望。此时医护人员应使患者面对现实，承认本身疾病的后果，使患者设法从失望中解脱出来，转而与医师配合。这一时间越快越短，患者进行恢复的时间也就越快。治疗者在情感上给予支持同情，分担患者的忧虑和痛苦，可以帮助患者战胜病痛，树立信心。但也不能无原则地迁就，无休止地安慰。一边给予积极治疗，一边帮助其进行一些基本生活的训练。使其训练由被动逐渐过渡到主动，使患者逐渐脱离完全依赖他人照顾的过程。练习用患手提物、放下，逐步提放较大和较小的物件，如皮球、筷子、笔、纸等，用梳子自己梳头、刷牙，学会单手穿衣服，并逐渐用患手协助扣扣子。当患者康复到一定程度时，可适当选择一些有意义的家务活动让患者独立完成。一方面加强肢体、思维的恢复，在活动中也会产生新的刺激恢复语言；另一方面患者也会感到独立性，有助于整体全面康复。例如，用病手拾起掉在地上的短袜，双手穿上它，用双手提穿裤子，用双手解鞋带。拿抹布双手擦桌子以及拿菜刀双手切菜。总之，只要能用双手做的事情一定不要用单手做。如有条件可以养养花、鱼、鸟，适当地进行户外活动，生活起居规律化，但要避免过劳。这样，可以增强患者战胜疾病的信心。

恢复期后，面对严重的后遗症以及比较漫长的康复过程，患者多表现为失志悲伤。应通过谈心向患者说明本病的康复过程及正在采取或即将采取的康复措施的作用，鼓励患者坚定信心，并配合情志胜悲法，以喜胜悲，投其所好，设法使患者保持精神舒畅，充满希望。

52. 起居养生防治脑卒中有妙招

脑卒中患者的生活要有规律，应早睡晚起，保证足够的休息时间，按时作息，有规律地安排每天的起居饮食与各种活动。避免劳累，一般不宜房事。定时排便以保持通畅，发生便秘时要及时治疗，避免排便时用力过猛而导致脑卒中复发。居室应尽量宽敞舒适，即使居室狭小，也应保持整洁宁静、通风良好、光线充足、温暖湿润。有条件的室内放置适宜花草，以利患者养阴抑火，敛心神，疏肝气。行动要缓慢，不宜单身外出活动，变更体位及上下楼梯、汽车，跨越门槛等应注意安全，防止踩空、滑跌或绊倒。适当收看电视或听广播、收音机。但不宜连续收看时间太长，避免观看惊险、悲伤片种，音量要适中。长期卧床患者要注意局部保暖，注意翻身，褥子铺放平伏，保持干爽，防止压疮发生。夏天使用电风扇或空调时，不宜直接对着身体吹送凉风，且风力不宜过强。根据气候变化，及时增减衣服。

（1）春季起居

春季从立春开始，经过雨水、惊蛰、春分、清明、谷雨至立夏为止。春天是万物生发的季节，中医认为春天与人体的肝脏息息相关。而肝脏与脑卒中有直接关联，如高血压病中医称为肝阳上亢，多数脑卒中患者均属肝风内动等。因此脑卒中患者在春季中尤须注意精神调养，以防脑卒中加重或复发。

春季里脑卒中患者的精神调养要适应万物蓬勃的生机，要精神舒畅，心胸开阔，情绪乐观，向自己周围施以温暖与爱心。同时要戒暴怒以养性情，减少思虑以善养自己的精神。少说话来保养自己的真气。在春光明媚、风和日丽的日子里，凡属肢体运动能够自理的患者，都应该多做户外活动，并可去花园绿地散散步，以促使后遗症状康复。肢体运动功能尚未恢复的患者，也应该靠推车等代步工具由家属陪同在室外活动。总之，春季里的脑卒中患者务必要注意保持精神愉快，气血调畅，以使一身之阳气适应春气萌生、勃发的自然规律。

春季阳气升发，人体新陈代谢也开始旺盛，饮食宜选辛辣、甘甜及温性的食物，忌酸涩；宜清淡可口，忌油腻生冷之物。初春阳气初发，辛甘之品可助春阳之气，温性食品可利于保护阳气，如葱、姜、芫荽等均可多食,但不宜食大热及过度辛辣之食品。春季里尤提倡多食新鲜蔬菜,如胡萝卜、花菜、白菜、菜椒等,寒凉油腻之品易损脾阳,应少食。一般说来,也不主张在春季服用补药及服用过多的补品,清淡爽口的饮食更利于春季养生。

春天天气渐暖,阳气升发,人的气血趋向于体表,皮肤肌腠逐渐舒展,汗液增多。春季的气候环境又最有利于人体气血津液的化生,以充养组织器官。同时也容易引起人的身体困乏,民间俗称为"春困"。脑卒中患者在这一时期里要注意每天早些起床,衣着不要过紧,尽量穿一些宽松的衣服,到户外多做一些舒展身体的活动,这样对运动功能障碍的肢体恢复是很有好处的。

春季气候变化较大,经常出现乍暖还寒的天气,特别是初春阴寒未尽,北方冷空气仍较强烈,脑卒中患者摄生保健要注意防风御寒,以防止重感风邪再次发病。衣着方面既要宽松舒展,又要柔软保暖,以助人体阳气升发。冬令所穿衣服应逐渐减少,不可一下减得很单薄。也可以先酌减上衣,下半身的裤子和鞋宁可过暖不可骤减,这样对脑卒中病的恢复是有益的。同时注意要根据天气早中晚的变化,随时增减衣服,不要怕麻烦。"春捂秋冻"自古以来一直作为劳动人民防病健身的经验之谈,是符合养生原则的,对脑卒中患者说来,"春捂"对恢复肢体运动功能,防止疾病复发尤其重要。

春季里是进行运动养生的最佳时机,也是脑卒中患者运动功能恢复的最佳季节。在寒冷的冬季里,人们多在室内活动,运动、锻炼少,因而各脏腑器官的功能均有不同程度的下降。春季里可以根据脑卒中的恢复情况选择户外锻炼的项目,肢体运动功能明显障碍者,可在家属及护理人员的协助下,进行患肢的被动运动或慢慢蹒步等。肢体功能恢复较理想者,应作诸如太极拳、太极剑、体操、散步、慢跑乃至郊游、登山等活动项目。进行这些锻炼，可以使身体在春光下最大限度地吸取大自然的活力，有利于人体吐故纳新，采纳真气，强壮筋骨，充养脏腑。实践证明，坚持春季锻炼，能增强抗病能力，可避免呼吸道疾病和各种传染病的发生。

我国古代养生学家早就提出"闻鸡起舞"的早锻炼，主张清晨是一天中阳气始升之时，晨起锻炼，既运动身体，又可调神养性、纳气保精，是运动养生的一大原则。

脑卒中患者春季锻炼一般以简单易行又富有兴趣的活动为好，运动量也应循序渐进，不要进行高强度的剧烈运动，能够胜任高强度运动的人，在运动前一定要作好准备工作。还要注意在太阳出来前不要到绿树丛中锻炼，因为那里充满一夜间植物呼出的二氧化碳，对身体不利，运动锻炼之后，以出现肌腠开发通体微汗为宜，要随时擦干汗液。切忌汗出衣湿而当风。

（2）夏季起居

夏季是从立夏开始的，经过小满、芒种、夏至、小暑、大暑，到立秋为止。夏季是一年中阳气最盛、万物繁荣的季节，也是人体新陈代谢最旺盛的时期，人体的阳气外发，阴精伏于内，夏季起居应注意这些特点。

脑卒中是一种慢性病，一旦发病后肢体瘫痪及一些后遗症需经过一段时间才有可能治愈。患者不可避免地会产生急躁易怒、情绪低落等精神障碍。夏季里，暑气当令，烈日炎炎，腠理开泄，汗出臻臻，中医理论认为汗属心之液；多汗势必导致心气耗伤，而心气损伤又会影响到神气。因此在炎热的夏季里，脑卒中患者更应注意精神调养，只有神气充足，人体的功能才能旺盛协调；相反，神气涣散则人体的一切机能均会招致破坏。夏季神气调养要做到神清气和，快乐欢畅，使心神得养，气机宣通，呈现对外界事物的浓厚兴趣，这是适应夏季的养生之道，也是脑卒中患者精神调养的重要一环。

在夏季，温暖酷热气盛，脑卒中患者应该晚些睡，早些起，顺其自然，保养阳气。不要厌恶日长天热的客观事实，坚持锻炼病侧肢体及整个身体，使肌体能够积累充足的阳气，为适应冬季的严寒做好准备。由于夏天中午气温特别高，晚上睡眠时间又短，要适当增加午睡，以保持精力充沛。夏天暑热湿盛，脑卒中患者一定要注意防止曝晒，要适当降低室温，但不可只图一时之快过于避热喜凉，切不可在室外露宿或卧居潮湿之处及坐于石凉之地；睡眠时亦不可让电扇直吹，有空调设备的房间，要注意室内外温差不要过大，在树荫下、水亭中、过道里、凉台上乘凉的时间不宜太久。因为夏季暑热外蒸，汗液太泄，毛孔开放，肌体最容易受风寒湿邪侵袭，特别是曾经有过脑卒中的患者，人体本来气血虚弱，若不注意调摄，再遇外邪侵袭，很容易引起脑卒中复发或旧病加重。

在衣着方面，由于天热多汗，衣着要薄一些，衣衫应每天换洗，久穿湿衣、汗衣会刺激皮肤引起多种疾病，夏季刚晒过的衣服不要即穿，否则易引起汗斑。脑卒中偏瘫初起，尚以卧位为主的患者尤当注意皮肤护理，以防止褥疮的发生。

夏季阳气在外，人的消化功能较弱，食物的调养应着眼于清热消暑，健脾益气，因此，饮食宜选择清凉爽口，少油腻易消化的食物。我国古代养生家及医学家根据夏天的特点总结出夏季饮食宜多辛温、少苦寒、节冷饮。这一饮食宜忌规律不但适用于健康人，更适用于脑卒中后遗症患者。少吃苦寒食物能够避免伤阳气，对肢体运动功能的恢复及语言能力的提高均有益处。多食辛味食物可养肺气，以免心火过旺而制约肺气的宣发。饮食以温为宜，不可过用热食。酷暑盛夏，因出汗过多常觉口渴，适当用一些冷食，可帮助体内散发热量、补充水分、盐类及维生素，起到清热解暑的作用，如西瓜、绿豆汤、赤小豆汤、乌梅汤等，但切忌因贪凉而暴进冷饮，否则饮冷无度会使胃肠道受到寒滞而引起疾病，对肢体功能的恢复也很不利。

夏季的运动锻炼对康复起着重要作用。脑卒中患者的夏季运动调治，对其后遗症的恢复也有积极意义。俗话说："冬练三九，夏练三伏。"夏天经常参加锻炼的人其心脏功能、肺活量、消化功能比不坚持锻炼的人都好，而且脑血管及其他方面的发病率均较低。

夏天气候炎热，人体消耗也较大，脑卒中患者在锻炼中一定要注意活动量不宜过大。在阳光下锻炼不宜过久，以防中暑。最好在清晨或傍晚天气凉爽时，到庭院、公园、河岸等地方进行适当的锻炼，如保健操、太极拳、太极剑、广播操或散步以及慢跑等。夏季锻炼要做好必要的防护措施，有阳光时要戴上白色遮阳帽或草帽，避免阳光直接照射头部。衣服以松软、宽大、色浅，便于身体散热为好。运动后出汗较多，可适当饮一些盐开水，不要大量喝凉开水。不要用冷水冲头或冷水浴，这样不利于脑卒中后遗症患肢的恢复，而且易引起感冒。用热水淋浴，既可消除疲劳，又使人感到身体舒服。锻炼的运动量要适度，不要过于疲劳，否则反不利于病体的康复。

（3）秋季起居

秋季是从立秋开始的。经过处暑、白露、秋分、寒露、霜降到立冬为止。在秋季，自然界的阳气渐收，阴气渐长，万物成熟，果实累累，正是收获的季节。秋季的气候特点由热转凉，是阳消阴长的过渡阶段，初秋盛夏之余热来消，气温仍较高，加之时有阴雨连绵，湿气较重，天气以湿热并重为特点，故有"秋老虎"的说法。一般说来，秋季人的情绪不太稳定，心绪烦躁，也易于悲伤惆怅，尤其是脑卒中患者，活动不便，触景生情，极易勾起忧郁的心绪。因此脑卒中患者秋季养生首先要培养乐观情绪，保持内心的宁静，收敛神气，为阳气潜藏作好准备。我国古代有九月初九重阳节登高赏景的习俗，登高远眺，有心旷神怡的感觉，可使一切忧虑、惆怅顿然消失，因此身体条件较好的患者，应在注意冷暖的前提下，作短途旅游，使情绪渐趋稳定。

秋季，自然界的阳气由疏泄趋向收敛、闭藏，在起居方面要合理安排睡眠。脑卒中在秋季发病率较高，发病时间多在长时间睡眠后期，这是因为脑血管中血流速度越来越慢，血栓容易形成。秋季适当早起，可减少小血栓形成的机会，这对预防脑血栓形成有一定益处。

秋分之后气候干燥，而秋燥之气最容易伤肺，导致肠燥津伤，使人皮肤干裂，皱缩增多，口干咽燥。脑卒中患者还易出现大便秘结。这时应保持室内一定湿度，适当补充体内的水分，在进行肢体锻炼时避免过度运动而致大汗淋漓，使津气耗伤，水分丢失。秋季天气多变，所谓"一天有四季，十里不同天"，故衣服增减要适时。还须注意衣服不可增加过多，这不利于身体对气候转冷的适应力，也不利于活动，"春捂秋冻"就说明这个道理。

秋季的饮食要"少辛辣多酸味"，这是基于中医学理论"肺主辛""肝主酸"提出的。若多食辛辣刺激性物品，可使肺气太过伤害肝气，使肝气郁结。在膳食上要尽可能少吃葱、姜、蒜、韭菜、薤白、辣椒等辛辣食品，多食一些酸味的果品、蔬菜为好。

秋燥易伤津液，故饮食要注意保护阴液，滋阴润肺。中国古代养生家均主张多食芝麻、核桃、糯米、蜂蜜、乳品、甘蔗等食品，可以起到滋阴润肺、养血生津的作用。对年老胃弱的脑卒中患者，应坚持晨起食粥，以益胃生津，如百合粥、莲子粥、甜浆粥、牛乳粥等都是滋阴养胃之佳品。天气渐趋寒时，饮食还要适当多以温食为宜，少食寒凉之物，以护胃气。秋季水果品种繁多，脑卒中患者亦应根据自己体质、病情及口味嗜好选择适当的水果。

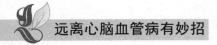

金秋季节，天高气爽，与酷暑季节动则汗出不同，是开展多项体育锻炼、恢复肢体运动功能的大好时机。可根据肢体运动功能恢复情况及年龄选择适当活动项目，如散步、打太极拳、慢跑、做早操等。随气候趋冷，运动量可逐渐增加，晨起锻炼以微微汗出为准。全身汗出后，勿急于脱掉衣服，在冷风中裸露身体不但极易感冒，对脑卒中恢复也是很不利的。

（4）冬季起居

冬季是从立冬开始，经过小雪、大雪、冬至、小寒、大寒，至立春为止。这是一年中最冷的季节，阴气极盛，万物收藏，自然界一切生物都处于冬眠状态，此时脑卒中患者应该固密心志，保养精神。使情绪安静自如，勿使情志过极，以免干扰人体相对减少的阳气，严冬腊月，已近年尾，枯木衰草，毫无生机，万物凋零，常会使人触景生情，抑郁不欢，令人身心处于低落状态，而多活动则是消除冬季烦闷的良药。脑卒中患者应多作室内活动，坚持锻炼身体，肢体条件较好的可学习书法、绘画、学作烹饪，欣赏音乐等。此外，亲朋好友之间相互往来，聊天闲谈，有利于患者的精神兴奋、充实和丰富日常生活。

冬季气候寒冷。由于寒性收引，脑卒中后遗症和肢体不遂的患者往往觉得筋肉发紧，运动不灵活，因而也就不愿意运动。这时患者的起居，应顺其自然，可以相对早睡晚起，使睡眠时间延长，对固守人体元阳之气是有益处的。当然也不是一味懒睡，当太阳升起后，患者应借天阳之气，抓紧机会锻炼身体。屋室内应较温暖，以避免严寒的侵袭。在衣着方面，应暖和轻柔，根据居室的气温变化及外出或归来，随时增减衣服。不要养成烤火取暖的习惯，否则，会使热郁于内，至春季即容易引起温热病。

在天寒地冻的冬季，饮食宜热，饭菜可适当味浓厚一些，应有一定量的肉类，同时注意多摄取蔬菜，如胡萝卜、油菜、菠菜、豆芽菜、大白菜等。冬季切忌黏硬、生冷食物，否则易内伤脾胃。但也不可过食燥热之食物，如各种烧烤，以免使内伏的阳气郁而化热。冬季饮食的基本原则是保阴潜阳，甲鱼、藕、白木耳、芝麻、核桃等物都是有益的食品。古代营养学家多提倡冬令晨起服热粥，晚餐宜适当控制饮食，食后宜按摩腹部以助消化。

冬季虽然气候寒冷，但也要根据患者的自身情况，选择适当的运动方式，积极参加体育锻炼，特别是脑卒中患者，患肢会因寒冷而活动不灵，更应克服困难，运动肢体。

适宜冬季锻炼的项目虽然很多，脑卒中患者还是应以运动量较小的为宜，冬季锻炼不要太早，一般在太阳出来后再进行锻炼为宜。尤其在冷高压影响下的早晨，低层空气多受污染，在这种情况下锻炼对身体是不利的。

此外，锻炼要注意感冒与冻伤。开始锻炼时衣服要多穿一些，待身上发暖时再脱去外衣，运动后要及时换衣服，不要穿湿衣着冷风，外出时要戴帽子与手套，以预防冻疮。